现代医学教育方法

罗玲丽 ◎著

ΙC 吉林科学技术出版社

图书在版编目(CIP)数据

现代医学教育方法 / 罗玲丽著. -- 长春 : 吉林科
学技术出版社,2022.8
ISBN 978-7-5578-9360-6

Ⅰ. ①现… Ⅱ. ①罗… Ⅲ. ①医学教育－教育方法－
研究 Ⅳ. ①R-4

中国版本图书馆 CIP 数据核字(2022)第 113565 号

现代医学教育方法

作　　者 罗玲丽
出 版 人 宛　霞
责任编辑 赵　兵
封面设计 北京万瑞铭图文化传媒有限公司
制　　版 北京万瑞铭图文化传媒有限公司
幅面尺寸 185mm×260mm　　1/16
字　　数 257 千字
页　　数 244
印　　张 15.75
印　　数 1-1500 册
版　　次 2022 年 8 月第 1 版
印　　次 2023 年 3 月第 1 次印刷

出　　版 吉林科学技术出版社
发　　行 吉林科学技术出版社
地　　址 长春市净月区福祉大路 5788 号
邮　　编 130118
发行部电话/传真　0431-81629529　81629530　81629531
　　　　　　　　　　81629532　81629533　81629534
印　　刷 三河市嵩川印刷有限公司

书　　号 ISBN 978-7-5578-9360-6
定　　价 128.00 元

前 言

现代教育方法是对学习过程和学习资源进行设计、开发、使用、管理和评价的理论与实践，是人类在教育活动中所采用的一切技术手段的总和，包括物化形态的技术和智能形态的技术两大类。作为一门优化教学过程和教学资源的技术学层次的科学，以计算机多媒体技术和数字化网络通信技术为代表的现代教育技术的普及与应用，极大地促进了教育观念和教育理论的更新，引发了教育制度、教育目标、教学内容、教学模式、教学方法等方面的一系列深刻变化。教育技术是教育现代化的重要方面，教学改革的制高点和突破口，这已是毋庸置疑的事实。

随着信息科学的日新月异和相关学科的迅速发展，现代医学教育步入了高质量的快速发展时期。在更大范围与其他学科走向融合的同时，现代医学教育方法自身在理论和实践领域都进行着全方位和更深层次的探索。各级各类学校的教师要紧跟技术发展的步伐，努力掌握和应用现代医学教育方法，提高自身素质，适应教学改革和信息化建设的需要，通过提高学生信息获取能力、加工能力、运用能力和创造能力，培养复合型、创造型人才，这是信息时代高校教师义不容辞的责任和使命。

作为教育技术的独特研究领域，现代医学教育在近年内积累了大量的理论研究和实践成果。将这些研究成果进行系统整合，构建医学教育技术的理论体系框架，总结和提升具有医学特色的教学设计、媒体制作、网络课程开发等技术，明确医学教育技术的研究方法和发展方向，全面体现"运用一切资源和智能技术优化现代医学教育过程"的本质意义，将对教育技术的整体发展起到不可忽视的推动作用。

目 录

第一章 现代医学与医学生教育

第一节 对现代医学的认识

一、医学的学科性质

医学，是旨在保护和加强人类健康、预防和治疗疾病的科学知识体系和实践活动。医学是伴随着人类同疾病长期斗争的社会需要而产生和发展起来的，但对于医学的学科性质并没有形成一个比较一致的看法。这是因为医学本身具有复杂性和综合性，不仅表现在疾病的复杂性和变化性，而且表现在医学的对象——人本身也是一个综合体，影响人类健康的不仅有生物因素，也有心理和社会因素。医学在发展中综合了各个时代科学技术的最新成果，多学科交叉融合，医学既有理论的要素，也有经验的要素，还有技术、艺术等人文要素，是一个多要素综合而成的学科体系。

医学首先是一门科学。从医学史的发展来看，经历了原始医学、古代经验医学、近代实验医学和现代医学几个阶段。由于原始人受制于智力尚未开化，对自然界的变化以及宇宙间的一切反常现象，心存恐惧，难以做科学、合理的解释，因而误以为有超自然的力量主宰。医学的科学性，也道出了它的实践性。现代医学是通过长期、大量、不间断的理论探索和实践检验，最终形成最可能适合人体保健、康复和各种疾病诊疗的知识体系。医学作为知识体系，是对生命现象的认识和对健康与疾病相互转化规律的一种把握。医学作为科学，在诊疗疾病时，要以医学科学技术为人民健康服务，应当有纯粹的科学精神和科学方法。

医学又不仅仅是科学，医学的本质是人学。医学研究的不仅是疾病本身，而且要研究疾病这种现象的载体——人。人，不仅是自然的人，更是社会的人，是有意识、有思想、有情感的具体的人。医学不仅高度重视疾病的普遍性东西，而且重视人体结构、功能及疾病的异质性。医学远比科学复杂，据经典医学书籍记载，现有病种已达4万种之多，加之不同疾病有不同的分期和分型，而且又发生在不同人群或不同个体身上，这就更为复杂。因此，我们认识医学不能千篇一律，对待病人更应因人、因时、因地而异。医学是人学，是对人的关注，对人的生命的珍视，对人的精神世界的诉求。德国伟大的哲学家康德认为人有三种生命：一种是动物的生命；一种是人的生命；一种是精神的生命。对于医学问题，不仅要从生物角度进行研究，也要从社会角度进行研究。医学要研究社会因素与健康之间的相互作用及其规律，进而制定社会措施（包括经济、教育、社会保障、环境保护、卫生服务等），保护和促进人们的身心健康和社会活动能力，保证人们积极地、全面地发展，提高生活质量，造福人类社会。

医学是科学、技术与人文的结合。没有技术，医学没有了躯干；没有人文，医学就没有了灵魂。就整个医学来说，医学具有自然科学性质和社会科学性质；就医学的每一个具体分支学科来说，它们各有特点，有的自然科学性强一些，甚至完全属于自然科学，有的不可忽视其社会科学性质，有的几乎纯粹属于社会科学。

二、医学的研究对象

医学研究的对象主要是人体以及与人的健康有关的各种因素，医学研究离不开人、疾病、健康这些关键词。

（一）人的生物属性、社会属性和个体差异

人是世界上最复杂的生命体。人既具有生物性，又具有社会性；既具有一般的生理活动，又具有特殊的心理活动。人的生命现象既不能简单地用一般的物理化学运动规律来解释，也不能简单地用一般的生物学规律来解释。医学研究除了考虑生物学因素外，还必须考虑心理因素、自然环境因素、社会环境因素对人体产生和可能产生的各种影响。

首先，人具有生物属性。人是通过生物遗传方式所获得的有生命的肉

体组织及其器官的结构与功能。从生物学意义上看，人起源于动物，由古猿进化而来，隶属于动物界、脊椎动物、灵长类、人科、人属。因此与其他生命有机体存在许多相似之处，如营养、新陈代谢、生长发育、生殖遗传等等。人作为有机存在体，天生注定其生存必须依赖自然界，必须不断同自然界进行物质、能量、信息的交换，以充实和更新自身生命活动所必需的要素，保持其内环境的稳态。内环境的稳态是细胞保持正常生理功能的必要条件，也是机体保持正常生命活动的必要条件，内环境的稳态失衡可致疾病。内环境稳定的维持有赖于各器官，尤其是内脏器官功能状态的稳定、机体各种调节机制的正常以及血液的纽带作用。

其次，人具有社会属性。人的生命、健康、长寿、疾病无不与复杂多变的社会息息相关。在社会环境中，政治制度的变革，社会经济的发展，文化教育的进步与人类的健康紧密相关。在现代社会中，随着物质技术的进步和社会的发展，人们的物质生活越来越好，但一部分人的精神生活却显空虚，社会压力加大，人们的脚步加快，有的人没有很好的渠道去化解这些压力而是用自杀或吸毒来结束或忘掉自己的存在，导致颓废病、疯狂病、网络综合征、耳塞机综合征等现代社会病的发生，有的也会影响到自己的身心健康。人是有意识的社会存在物，具有主观能动性。医学有很长一段时间过于强调主体医者的主动性而忽视了客体患者的能动性和参与意识，在医学领域出现了纯粹的技术理性主义。

最后，人具有个体差异。医学不仅重视疾病的高度普遍性，而且重视人体结构、功能及疾病的异质性。病人个体差异是复杂的生命现象，受到生物因子集、心理因子集和社会因子集的制约。生物因子集包括年龄、性别、种族、生理、生化、免疫、病史等差异；心理因子集包括个性、个体心理、病人心理的差异；社会因子集包括地区、职业、行为、文化、生活等差异。如病人心理，病人是求助于医学，需要医学给予医学技术帮助和医学人文关怀的人。病人在疾病过程的特定境遇中形成了具有病人角色特征的病人意识活动，表现为依赖性增强，被动性加重，对医生的话比较敏感，易发怒，情绪波动性大，恐惧与担忧，自卑感加重，等等。这些心理如果得不到及时疏导会影响到疾病的进程和转归。

（二）疾病与健康

　　健康与疾病是生命活动的两种基本状态，也是医学研究的永恒主题。健康是生命活动的常态，表现为机体机能、结构的完好，机体与环境关系的协调。疾病是一种特殊的生命过程，此时机体机能、结构出现障碍，机体与环境关系不协调。医学要研究人在什么条件下能处于常态，促进机体与环境关系协调，如果关系失衡或处于非常态下如何向常态转化。21世纪的医学不应该继续以疾病为主要研究内容，而应以人类的健康为主要研究领域。在生物医学模式下，人们认为健康和疾病史是完全对立的，非此即彼，把健康仅仅理解为生理上的没有疾病即健康。

　　医学要研究如何通过药物或手术来减轻或消除疾病恢复健康，这里有些共性可循。疾病的临床表现千变万化、错综复杂。疾病种类繁多，据统计疾病有24大类989个病种，具体的疾病名称有上万个，新的疾病还处在不断地被发现中。疾病的表象具有复杂性。有的疾病有特异性的临床表现，有的疾病没有特异性表现；有的疾病症状表现很典型，有的症状表现不典型；有的疾病症状与其他疾病症状很相似；有的疾病甚至无症状。疾病的发生有三大要素：致病因子、宿主和环境。从致病因子来说，有生物的，也有物理的和化学的，有的一因一果，也有的一因多果或多因一果。宿主是为寄生物提供生存环境的生物，包括人和其他生物。人的遗传因素、年龄、性别、职业、文化、种族、生理状态、免疫状况、既往病史、性格等都会影响到人的健康状况。所有这些都增加了医学研究的难度。

　　亚健康是指身体介于健康与疾病之间的边缘状态，又叫作"慢性疲劳综合征"，或称"第三状态"。导致人体处于亚健康状态的原因也是多样化的，如过度疲劳造成的精力体力透支；人体自然衰老，机体器官开始老化出现的体力不支；现代身心疾病，如心脑血管疾病、肿瘤等的潜临床或前临床状态；人体生命周期中的低潮导致维持生命的器官运行和新陈代谢等生物节律的紊乱；个人的不良生活方式；社会环境及人性需求产生的压力；环境污染的影响等。这种亚健康状态如果调理得当会向健康发展，否则将会导致疾病的发生。

　　21世纪的医学正从原来单纯生物医学模式，转变为生物—心理—社会的医学模式；从传统的"一个医生，一个病人，一个处方，一个手术"的纯医疗模式，转变为群体保健、预防和主动参与的新模式。从 20 世纪下半叶起，以保护环境和减少心脑疾病、恶性肿瘤、意外损伤等主要死因为主要目标的预防医学得到迅速发展。预防医学是以人群为主要研究对象，用预防为主的思想，针对人群中疾病的消长规律，采用基础科学和环境卫生科学方法探索自然和社会环境因素对健康和疾病的作用规律；应用卫生统计学和流行病学等原理和方法，分析环境中主要致病因素对人群健康的影响；利用现代科学技术和社会卫生措施，以达到预防疾病、增进健康、提高生活质量的一门学科。预防医学的发展使得医学研究由个体到群体，由治已病到防未病，由考察生物因素到心理、社会因素，大大拓宽了医学研究的领域和范围，促进了人类的健康。

三、医学的目的

传统医学的目的主要有治疗疾病、恢复健康、抢救和延长寿命、减少死亡、解除疼痛和疾苦。这样的医学目的导致人们为了治愈疾病而无限制地追求技术的进步；把治疗的点定在消除致病性，即治已病而不是防未病；强化生命的神圣观念，而不是重视生命质量。这样的医学目的导致了医疗危机的产生。发达国家出现医疗危机直接和医学观念与技术先进有关，随着医学科学的进步，疾病不仅没有被消灭反而愈治愈多；高技术带来高消费、高开支、高需求，虽然各国也采取了一些相应的措施，但无法从根本上解决。这些都引发了人们对传统医学目的的重新思考。医学目的有如下几方面。

（一）预防疾病和损伤，促进和维持健康

医学不仅治疗已病而且预防未病，这是上医。高明或远见的智者，往往是在疾病没有蔓延或症候的时候及早干预，防患于未然，提前做好防护，防治疾病的发生与蔓延。随着时代的发展，更应借助于高科技智能仪器及早对身体进行针对性筛查，发现潜病态，科学制订干预调理方案，以求将潜病态消灭在萌芽状态，争得健康最大化。

（二）解除由疾病引起的疼痛和痛苦

医学不仅要解除病人生理上的疼痛而且要关注疾病给病人带来的精神上和感情上的痛苦，医学是一种回应他人痛苦的努力。只有当医生在某种程度上了解患者的经历，医疗照护才能在谦卑、信任和尊重中进行。患者一旦患病，对病的近、远期危险程度，疾病的发展与转归，是否选择有创伤、效果又有限的手术，生活、工作如何安排？这些对疾病的不安所致的焦虑、抑郁、惊恐给他们带来的痛苦往往会远远超过疾病本身。

（三）对疾病的照料和治疗，对不治之症的照料

医学不是万能的，并不是所有的病都能治愈，照料是广义的治疗。除了技术的治疗，医护人员有时也需要给予病人生活护理。如果只依靠科学性，医学无法帮助患者在与疾病斗争时，找到疾病和死亡的意义。为此，缓和医疗应运而生。缓和医疗也叫姑息治疗，主要针对不能治愈的严重疾病和终末期慢病患者，要密切关注他们的情绪、精神、灵性需要，减轻病人的痛苦，提高生活质量，帮助病人和家属达成心愿。缓和医学的原则：维护生命，把濒死作为正常过程，不加速也不拖延死亡，提供疼痛的缓解服务。

（四）避免早死，追求安详死亡

现代医学对疾病的认识更加客观，认为医学本身和医学目的并非要消除疾病，而要减少疾病和预防疾病，公共卫生、营养、保健和良好的生活方式显得非常重要，避免早死仍是医学的重要目的。传统上，医生们或亲属常常为了挽救生命，不惜昂贵的花费，但常常换取的只是病人更大的痛苦和苦恼，这一点引发了人们对临终关怀更多的思考。临终关怀的伦理意义在于它有利于医学人道主义的升华，可以使病人在临终阶段活得有意义、有价值、有尊严，死得安享舒适，实现生命价值。现代医学不仅仅是单纯追求寿命的延长，而是更加重视生命质量的提高。把避免早死和追求安详死亡作为医学的目的之一，标志着人对自己的生老病死有更理智、科学的认识和选择。

通过现代医学目的可以看出新的医学：将促进和提高全体居民的健康状况作为主要目标，而不仅仅是医治患病的人群；新的健康目标包括生理、心理、社会适应性等全方位的良好状态，而不仅仅是没有疾病；医学的目的是减少疾病、预防疾病，而并非是消灭疾病；重视生命质量的提高，维护有意义的生命质量，有选择地阻止死亡，而不仅仅是单纯追求寿命的延长。医学活动体现了真理和价值、科学精神和人文精神的统一。

第二节 对医学生的解读

医学生是指在医学院校学习各类医学知识的人员。包括临床医学、护

理学、医学影像学、口腔医学、药学、医学检验学、预防医学等专业方向。在我国，医学生的教育，走的是理科教育的途径，但是现代医学实际上应是一门文理兼容的学科，医学治疗的是疾病，但接触的是人。我们的诊断和治疗皆以人为对象。所以医学在很大程度上又具有人文科学的特征。

一、医学生必备的基本素质

为能够跟上科学的发展来为病人服务，医学院校培养的专门人才首先要加强一般专业教育，具体目标是使医科大学学生获得作为一名医生所必需的基本品质和为毕业后继续接受教育做好准备，高等医学院校要确定未来医生所需要的基本知识和基本技能，还要关心这些在社会中处于独特地位的未来医生的人格、价值观和态度。可见，医学生要具备一定的理论知识、较强的能力和健全的人格，这是医学生成为真正医者的必备的基本素质。

（一）医学生的理论素养

医学生要掌握深厚的理论知识。这些理论知识存在于医学生意识之中，以医学生专业知识为主的多学科、多层次的知识相互联系构成的知识系统。

1. 基础知识要广博

随着科学技术和社会的发展，医学基础知识涉及的范围越来越广，不仅涉及自然科学、社会科学，还涉及人文科学。世界上的许多医学院校开展了通识教育。如美国，加强医学预科阶段的学习，通过均衡地学习自然科学、社会科学和人文科学，为接受专业教育做好广泛的准备；改革入学考试，鼓励具有社会科学和人文科学背景的学生报考医学院校，入学考试强调报考者的批判思维能力、解决问题能力和交际能力。英、法、德、俄、日、澳等发达国家都有为期一年或一年以上的医学预科，主要完成数学、物理、化学、生物学、心理学、伦理学和社会医学等方面的课程学习，不合格者不能继续医学阶段的学习。我国的医学院校对于这些课程是作为基础课或共同课在大学期间开设，有的学科是部分医学院校或部分专业开设，医学生需要从多种渠道扩充自己的知识面。

2. 专业知识要精深

作为一名医学生，将来从事治病救人的工作，事关生死，病家求医，寄以生死，必须要有较高的医术，这是为医之本。医学是一门博大精深、内容丰富、分支繁多的学科。要做到理论功底深厚，就要有勤奋、严谨求实的态度，要有创新精神，医学是在不断发现问题和解决问题的过程中发展的，要善于发现问题、分析问题和解决问题，要始终站在学科发展的前沿，对于自己的相关专业知识有独到的见解，对医学规律有正确的把握。要做到医术精湛，就要重视医学实践，多动手、多实践，练好基本功。医学的实践性非常突出，医疗检查、治疗、护理都要依靠许多技术操作来完成，操作技能不熟练不精确，轻者增加病人痛苦，重者威胁生命。

3. 要有一定的医学人文知识

医学人文是医学与人文的叠加，产生了知识的"交集效应"。医学人文包含三重意思，一是指人文知识（文、史、哲、艺术、法律、宗教等）和医学人文知识（医学伦理、医学心理、医患沟通学、社会医学、卫生事业管理等）。二是指医学人文方法（强调用系统、思辨的方法和批判精神去分析解决医学问题）。三是指医学人文精神（医者理想人格的养成、对患者的人文关怀）。医学的核心目的是满足人的健康需求，人作为有意识的类存在物是有各种需要的，需要的满足与否会影响到他的健康。对患者而言，精神的慰藉、情绪的稳定、希望的存在、人格的尊重、相关权利的确保等都是至关重要的，这些需要医者具备一定的医学人文知识，如语言的艺术、与患者沟通的技巧、相关的伦理、法律知识等。医学结构如一个"人"字，如果一撇是技术的医学，那么一捺就是人文的医学。只有技术与人文的协调，才能写出最美的"人"字。医者既要施以医术又要怀有仁心，要重视医学的人文价值，倡导医学的人文精神，这是医学发展的方向，离不开医学生对医学人文知识的认知。

（二）医学生需具备的主要能力

1. 语言沟通能力

语言是人们用来与自己或他人沟通思想、传递信息的方式。医者的语言既能治病也能致病。语言在输入大脑皮层后，经过边缘系统，影响内分泌系统和自主神经系统，对组织器官产生作用，导致机能改变。患者由于身体处于异样境况下会产生特殊心理，如易怒、不安、焦虑甚至恐惧心理，对医者的依赖性增强、期望值提高。医者一句安慰的话语、一句暖心话可能会增加患者抵御疾病的信心，使病情有所好转；也可能由于医者一句不当的话语使患者更加焦虑、恐惧，使病情恶化；医者语言过于强烈也有可能使患者产生对抗情绪，医患关系激化，对双方都不利。医学生要熟悉医务语言（规范），掌握与患者沟通的语言技巧（艺术），了解患者群体的特点，注意与患者沟通的一些礼仪要求（称呼、接待、服饰等）。

2. 团队合作能力

现代医学在不断发展变化，各种新病、各种疑难杂症不断呈现，医学的复杂性需要医务工作者发挥团队合作精神，共同攻克医学难关。如果说传统的医疗活动多是医者的个人行为，而今天医疗机构中的医疗行为是团队合作的结果，如一台手术需要有主刀、助手、麻醉师、器械护士等，重症患者治疗方案的确定也需要团队共同协商讨论决定。医学生团队合作能力的强弱，直接影响到他们在未来职业生涯中参与医疗工作的质量，与患者的健康和利益息息相关。医学生要增强自己的团队合作能力就要培养自己宽容与合作的品质；培养表达和与人沟通的能力；培养自己的大局观念；培养奉献和敬业精神；学会尊重、欣赏、信任他人。

3. 终身学习能力

医生不仅是一个很辛苦的职业，而且是一个需要终身学习的职业，医学学习贯穿人生的全过程。在知识经济时代，医学知识在不断更新有时甚至是颠覆性的改变，医疗技术在不断发展，医学生在医学院校的本科学习中所获得的知识和技能不能满足其职业发展的需求，医学生必须把学习当作生活的一种常态，不断地探索和学习医学领域中的新知识、新理论、新技术和新方法，及时更新自己的知识体系和职业能力，并将其有效地运用到实际临床工作中去。医学生要树立终身学习的意识，养成自主学习习惯，培养创新学习能力，主动去获取医学新知识和新信息，善于发现新问题，积极主动分析问题，并大胆尝试解决问题，只有这样才能适应医学事业不断发展的需求。医生持续学习也是对病人的健康负责任的一种表现。

4. 学术研究能力

随着社会不断发展，我国的医学模式和疾病谱已发生了显著的变化，需要医学深入系统地总结以往临床经验，加深对人的生命和疾病现象及其发生、发展规律的认识，获得医学新理论，开拓医学研究新领域，不断寻求维护人类健康和防治疾病的最佳途径和方法。学术研究能力是今天医学生必备的一种能力。如何提高医学生的学术科研能力？首先，医学生要夯实自己的专业基础，这是开展学术研究的前提。医学生除了课堂学习的医学知识外，要充分利用好图书馆和网络资源查找老师课上提到的或书本上涉及的医学前沿知识，做好知识储备。其次，医学生可以在在校期间组建学术团队或科研小组，对一些医学问题开展初步的研究，尝试撰写有新意的文章，并可以请求老师给予指导。最后，医学生要培养自己批判性思维能力。既然是学术研究就要解决未解决的问题，探索未知领域，所以医学生要善于质疑，大胆推测和假设，并尝试去验证。

5. 观察力和记忆力

医学是一门实践性很强的学科，医学知识一部分来自书本，还有相当大的一部分来自科学实验和临床经验积累，这些都离不开医学生细致的观察。在临床诊治中，正确的诊断源于医生对疾病的严密认真的观察，疾病是作为一个过程展开的，在不同阶段呈现出不同的症状；疾病也存在个体差异，同一种疾病在每一个个体身上表现不同；疾病的因果关系比较复杂，可能是同因异果，也可能是异因同果。这些都需要医生去斟酌，利用眼睛、鼻子、耳朵和双手去认真观察体征，聆听患者主述或他人代述，去触诊，才不会放过任何细微的变化，从而做出正确的诊断，医学生要注意培养自己的观察力，把它作为自己的一种职业习惯，勤于观察、善于思考、持之以恒。医学上，病种病名繁多，临床表现不一，面对着成千上万的药物名称、使用方法、不良反应等都需要记忆。医学生如果没有一个良好的记忆力是很难胜任以后的工作的。医学生要培养自己的记忆力，一是靠学生，二是要掌握记忆的技巧和方法。

6. 临床技能与医疗服务能力

临床技能是医学生的基本功，是医学生内化知识的一个外在表现。具有一定临床技能的医学生，才能在未来的工作中以不变应万变，以自己的实际能力来应对医务工作中遇到的各种各样的问题和挑战。临床技能主要包括三个方面的内容：临床操作能力、临床思维能力、人文关爱及沟通技巧。为了提高自己的临床技能，医学生在临床实习中或临床技能课上，要增强自己的主动意识，多动手，在模型上多练习，多向带教老师请教，目的就是提高自己的操作能力。多看以往的病例及分析，多思考，多比较，积累经验，为以后临床中能独立诊断并做出医疗决策奠定基础。医学生要树立以病人为中心的理念，学会换位思考、注意细节、微笑服务，把关爱贯穿于医疗、服务的全过程。

7. 信息与管理能力

信息社会，医学生作为国家医疗领域的后备军，其信息素养水平直接关系到国家医疗服务水平的高低。在医学教育的 7 个领域的 60 项能力要求中，特别强调了信息管理方面的能力。"基本要求"中对医学生信息能力方面的具体要求：①从不同数据库和数据源中检索、搜集、组织和分析有关卫生和生物医学信息。②从临床医学数据库中检索特定病人的信息。③运用信息和通信技术帮助诊断、治疗和预防，以及对健康状况的调查和监控。④懂得信息技术的运用及其局限性。⑤保存医疗工作的记录，以便进行分析和改进。⑥懂得从不同信息源获得信息，在确定疾病的病因、治疗和预防中进行科学思维的重要性和局限性。⑦应用个人判断来分析和评论问题，主动寻求信息而不是等待别人提供信息。⑧根据从不同来源获得的相关信息，运用科学思维去识别、阐明和解决病人的问题。医学生要增强获取和利用信息的自觉性和主动性，以适应 21 世纪社会对高素质医学人才的需要。

（三）医学生的健康人格

人格这个概念来源于希腊语 persona，也称个性，原来主要是指演员在舞台上戴的面具，类似于中国京剧中的脸谱，后来心理学借用这个术语用来说明：在人生的大舞台上人也会根据社会角色的不同来换面具，这些面具就是人格的外在表现。

学术界对人格概念的界定不一：有的把它定义为一个人独特而稳定的思维方式和行为风格；有的把它界定为人的整体精神风貌，是一个人比较稳定的心理特征的总和；也有的把它定义为法律上做人的资格。

健康人格具有以下六个特点：①自我扩展的能力。健康成人参加活动的范围极广。②密切的人际交往能力。健康成人与他人的关系是亲密的，富有同情心，无占有感和嫉妒心，能宽容自己与别人在价值观上的差异。③情绪上有安全感和自我认同感。健康成人能忍受生活中不可避免的冲突和挫折，经得起不幸，保持良好的形象和乐观态度。④体现知觉的现实性。健康成人根据事物的实在情况看待事物。⑤体现自我客观化。健康成人十分清楚自己的所有和所缺，理解真实自我和理想自我的差距。⑥体现定向一致的人生观。健康成人为一定的目的而生活，有一种主观的愿望，能对自己的行动产生创造性的推动力。

医学职业人格是指从事医学职业的人们在医疗工作中所具备的基本品质和心理特征。医学生的健康人格主要包括以下两方面的内容。①良好的职业品格。医学生由于其将来从事的特殊职业——医学具有服务性、实践性、风险性等特征决定了其具有的品质,突出地表现为:情绪的自控力、行为的目的性、决策的果断性和意志的坚韧性。情绪的自控力就是控制自我、约束自我的一种自我调节能力。医学生要有比较强的自控力,在遇到某些意外如医患矛盾甚至冲突时,要能够理智控制自己的情绪,以冷静的态度处置。行为的目的性是指人的思想和行为的统一协调。医学生要有强烈的事业心和责任感,明确自己行为的目的,做事有条不紊。决策的果断性是指一个人在必要时能当机立断地做出正确决定并贯彻执行,这在医务行业是非常重要的,特别是对急症患者的处理上。意志的坚韧性,这是个体主观能动性发挥到极致的表现,它使个体为实现目标而坚韧不拔。医务行业工作一般难度较大,面临的急重患者和疑难杂症较多,工作风险较大,医患矛盾和纠纷也多,对医学生来说都是巨大的困难和挑战。医学生要勇于面对各种困难,具有坚持不懈迎接挑战,永不退缩的意志品质。②正确的职业心理。医学生对医学工作有着执着的追求和热爱,能够以满腔的热情对待病人、对待同事、对待自己,能够以平和心态对待工作中的各种困难,有爱心、细心、热心、耐心、诚心,能够冷静地分析工作中的得与失,有正确的义利观、价值观、荣誉观,能够不断克服自己的不足,促进人格的完善和医疗技术水平的提高。

二、医学生的职业道德与职业精神

(一)职业道德与职业精神的内涵

职业道德是从业人员在职业活动中应当遵循的符合自身职业特点的职业行为规范,是职业品德、职业纪律、专业胜任能力及职业责任等的总称。职业精神是从业人员在对其职业规范和要求深刻认识的基础上,表现出的行为特征和思想成果,并进一步升华为一种高品位的职业风范和精神境界。道德是客观存在的,要遵守的东西;精神是主观的,是自己追求的东西。人的行为受人的大脑或思想的支配,职业道德是从业群体的道德认知,要内化为个人一定的道德情感或职业精神,在外化为一定的职业行为。职业精神是职业道德的内化,要为从业个体主观接受或认可。职业道德的一般内容为:爱岗敬业、诚实守信、办事公道、服务群众、奉献社会。

（二）医学生的职业道德

医学生的职业道德也就是我们通常所说的医德，是医务工作者必须遵守的职业道德，它同医务人员的职业生活紧密联系，是在医务实践中形成的，并依靠社会舆论和良心指导的，用以调整医务人员和服务对象之间、医务人员之间以及社会之间相互关系的行为规范的总和。

我国古代传统医德思想博大精深，对今天提高医学生个人修养、改善医患关系仍具有深远意义。中国传统医德受儒家思想影响很深，儒医称医学为"仁术"，"仁"即爱人，仁爱救人是医学的重要目标。

中华人民共和国《医务人员医德规范及实施办法》对从业者提出了如下要求：①救死扶伤，实行社会主义的人道主义。时刻为病人着想，千方百计为病人解除病痛。②尊重病人的人格与权利，对待病人，不分民族、性别、职业、地位、财产状况，都应一视同仁。③文明礼貌服务。举止端庄，语言文明，态度和蔼，同情、关心和体贴病人。④廉洁奉公，自觉遵纪守法，不以医谋私。⑤为病人保守医密，实行保护性医疗，不泄露病人隐私与秘密。⑥互学互尊，团结协作。正确处理同行、同事间关系。⑦严谨求实，奋发进取，钻研医术，精益求精，不断更新知识，提高技术水平。

《中华人民共和国执业医师法》对执业医师的义务做出如下规定：①遵守法律、法规，遵守技术操作规范；②树立敬业精神，遵守职业道德，履行医师职责，尽职尽责为患者服务；③关心、爱护、尊重患者，保护患者的隐私；④努力钻研业务，更新知识，提高专业技术水平；⑤宣传卫生保健知识，对患者进行健康教育。在社会主义条件下，广大医务工作者对以往传统的医德有继承、有发展。它的宗旨是全心全意为人民服务，救死扶伤，实行革命的人道主义。

（三）医学生的职业精神

医学生的职业精神是医学生职业道德的强化状态，将对职业的热爱上升为一种理想和信仰。将医师职业精神概括为四个方面：患者利益至上、医学诚信第一、提高业务能力、促进社会公平。可见，医学的职业精神是科学精神与人文精神的统一。人类实践活动要遵循两大原则：真理原则和价值原则。科学精神体现了这种真理原则，求真务实、推崇理性、意识创新。人文精神体现了价值原则，求美向善、非功利化、以人为本。

今天要培养医学生的职业精神，关键是处理好各种利益关系，树立正确的价值观、功利观，弘扬利他主义精神。

所谓利他主义，就是一个个体在特定的时间和空间条件下，以牺牲自己的适应性来增加、促进和提高另一个个体适应性的表现。伦理学上，一般泛指把社会利益放在第一位，为了社会利益而牺牲个人利益的生活态度和行为的原则。从人类社会的演进过程看，利益追求是人类社会属性的核心。所以，利他主义的实质在于主体间的利益博弈，并且应是长期利益博弈的一种均衡，医者为什么缺乏职业精神？有学者认为主要原因是部分医者在个人利益与社会利益之间的游移。今天，医患之间实际上是一个利益共同体。只有发扬利他主义精神，医者才能真正做到将患者利益放在首位；才能爱岗敬业、恪尽职守；才能把救死扶伤、服务健康作为第一要职。

第二章 现代医学人文素质教育

第一节 人文素质教育的概述

一、素质教育的内涵

"素质"从一开始提出就不是指狭义的先天生理禀赋，而是具有丰富内涵，包括生理层面、心理层面和社会文化层面的广义概念。从字面上来看，素质教育是指一种以提高受教育者诸方面素质为目标的教育模式，它重视人的思想道德素质、能力培养、个性发展、身体健康和心理健康教育。真正的素质教育，目的在于让学生能发挥个人潜能，各展所长，并培养良好的品格，并不局限于学术上的才能。通常所说的科技素质教育和人文素质教育均包含其中。

在高等教育领域，素质教育是作为纠正大学生文化素质薄弱、专业面窄、适应性弱等弊端，探索新型与社会发展相适应的高级人才培养内容。在基础教育领域，素质教育是作为改革"应试教育"和学习负担过重而提出来的，是为了解决应试教育中的"一切为了考试"和"分数决定一切"的弊端，促进学生在德、智、体、美、劳等各方面得到全面发展。

高等教育与基础教育相比，教育对象的身心特点以及教学任务和人才培养要求等方面有着很大的不同，这就决定了大学生素质教育与基础教育中的素质教育在教育内容上有一定的差别。从理论上来讲，高等教育是一种专业教育，融入素质教育的理念，现代大学中的专业教育应该是一 种以专业教育为载体、以培养适应社会经济发展高级人才为目标的素质教育。

在改革和发展的过程中，一些现有的素质教育模式由于引自国外的教育模式，与中国国情和国内教育实际并不完全相适应。同时，一些自己建立的素质教育模式又没有摆脱应试教育的影子。在培养的过程中，也应该按照所属学科和专业的特色和需求来培养人才，一方面肯定素质教育是人才培养的必由之路，另一方面，不同的教育层次和不同的学科专业，都应当探索适应自身人才培养的不同的素质教育模式，高等医学教育尤当如此。

二、人文素质教育

（一）人文素质的内涵

人文，泛指人类社会的各种文化现象。可以将"人文"理解为包括启迪人的智慧、开发人的潜能、调动人的精神、激扬人的意志、规范人的行为，以及维护人的健康、控制社会稳定，乃至发展社会经济、协调人际关系等各种学问，即被称作为"化成天下"的学问，是人类文明的成果与结晶。

人文素质并不仅仅是"人文"和"素质"两个词的简单叠加，可以将人文素质理解为由人文知识、健康心理、文化修养、道德情操等方面综合而形成的一个人内在的、稳定的特质，外在表现为一个人的人格。

从现代教育学的角度来看，人文素质相对于科学素质而存在，它赋予了一个人内在的精神表现，可以说人文素质是判断一个人是否是人才的一个必要条件。如同中医理论中的形神关系一样，如果可以把一个人的生理基础和专业技能看作"形"的话，人文素质则是一个人的"神"。

人文素质不仅仅表现在一个人的人文知识，更多地表现在每个人不同的气质、思想、道德、精神、个性等方面，这些一方面是与生俱来的基本素质（如人格等），但更多的方面来自后天的人文素质教育，人文素质一般外在体现在一个人的思想、语言、仪态、思维、情感、意志、知识等各个方面。

马斯洛需求层次理论，该理论将需求分为五种，像阶梯一样从低到高，按层次逐级递升，分别为：生理上的需求，安全上的需求，情感和归属的需求，尊重的需求，自我实现的需求。另外求知需要和审美需要未被列入他的需求层次排列中，他认为这二者应居于尊重需求与自我实现需求之间。

事实上，所谓的人文素质根据其形成的过程来看，同样也可以分为多个层次。第一个层次是与生俱来的，包括对生命的珍惜、对情感和归宿的认同等。第二个层次是社会初级教育的结果，包括基本的人文知识，对于国家和民族的认识，对于母语的使用，对于生命的珍惜，拥有一定的理想、目标，遵循普适的社会道德等。第三个层次是通过深层次的教育获得，不仅拥有丰富的人文知识，还在思考问题、处理问题等方面能够使用较好的方法。同时，拥有对美的鉴别能力，对于道德有较深的认识，并能够付诸实践。值得一提的是，这三个层次并不是随着年龄的增长而不断深入的，而是通过个体与社会之间的不断互动学习而得来的。

由此看出，人文素质内涵丰富，不仅仅只是包含思想道德品质，或者仅仅提及人文知识等，更多的是在一个人的社会活动中。

（二）人文素质教育的内容

一般而言，现代人文素质教育包括历史文化教育、个人品格教育、心理健康教育、创新意识教育以及社会责任感教育等人文素质教育就其基本内容来说，就是通过各种教育方法，将人类一切自然科学和社会科学的优秀成果传递给个人，这些教育方法包括知识传授、环境熏陶、自我领悟等方式。促使受教育者通过自身发展和内化，培养出独特的个人素养，并将其外化到具体的行为当中的一种教育过程。具体说来人文素质教育就是传递人文知识、塑造人文精神、外化人文行为的教育过程。目的是使受教育者能够正确处理人与自然、人与社会、人与人的关系，并加强自身的理性、情感、意志等方面的修养，使被教育者既有学识又懂得如何做人。

人文素质教育可以概括为人文学科教育和艺术教育两大类。人文学科知识领域包括哲学、历史、语言学、文学、心理学、艺术、宗教、考古等。艺术教育包括诗词歌赋的阅读与欣赏、音乐和戏剧的欣赏等。因此，人文素质教育需要以人文学科教育与艺术教育相关知识的传递为基石。

人文素质教育强调"素质"而不仅仅是知识，其鲜明地揭示了知识传递基础上的"精神"塑造的重要性。如果仅仅具有丰富的人文知识，但无法形成人文素养，那么在知识和行为之间就永远无法达到"知行合一"，两者始终处于分离状态；也就是说知识无法内化为内心的认同，无法达到人文素质教育的基本目标。因此，人文素质教育必然包含塑造人文精神的内容在其中。一些学者将塑造人文精神看作是人文素质教育的重要内容，提出人文教育即培养人文精神的教育，以强调人性教育、完善人格为宗旨，以注重实现和促进个体身心和谐发展为培养目的。它通过把人类积累的智慧精神、心性精粹与阅历经验传授给下一代，以期使人能洞察人生，完善心智，净化灵魂，理解人生的意义与目的，找到正确的生活方式。

作为人文素质教育的重要内容的人文知识的传递、人文精神的塑造和人文行为的外化三者之间的关系是内在关联的：只有人文知识的积累才能有助于人文精神的确立，也只有人文精神的确立才能有效地产生获取更多人文知识的内在动力；只有确立人文精神才能外化为人们自觉的人文行为，人文行为的实行需要内在的人文精神的指引。可见这一系列教育过程，是一个实施人文素质教育的系统过程。特别是在当代有中国特色社会主义建设过程当中，"以人为本"的理念的提出，将人文素质教育与人的全面发展的发展目标紧密联系在一起，人文素质教育构成了现代人才培养的重要组成部分。

第二节 现代医学人文素质教育的目标与内容

一、明确人文素质教育目标

人文素质教育的目的，主要是引导学生如何做人，包括如何处理人与自然、人与社会、人与人的关系，以及自身的理性、情感、意志等方面的问题。人文素质教育的最终目的也就是使学生在人类文化熏陶下，正确认识自我，把握社会脉搏，关注人类的现实和未来的前途，从而促进人类文化向学生个体心理品质的内化，进而提高综合素质。

人文素质在广义上指人文学科所创造出来的精神财富及其应用的规模和程度，它包括对生命本身的深切思考以及个体所形成的较为稳定的文化气质、社会修养和行为方式，具体体现在一个人的思想品质、道德水平和文化品味，以及世界观、人生观和价值观。因此，人文素质包括的内容十分广泛，主要有思想道德素质、人文知识素质、心理素质等。

其中，拥有良好的思想道德素质是大学生健康成才的根本保证。当代大学生是祖国的未来和希望，是新世纪社会主义现代化的建设者和接班人，只有加强大学生思想政治教育，帮助他们在人生的最关键时期树立正确的世界观、人生观、价值观，才能使他们沿着正确的方向健康成才。作为医学生，未来从业岗位的特殊性和岗位责任的重要性都要求其必须具备崇高的理想情操和良好的职业道德。因此，思想道德教育不仅仅是人文素质教育的内容之一，更是推进医学生人文素质教育的基础工程。

同时，培养学生的法律意识、树立学生的道德责任也是人文素质教育的任务之一。人文素质教育中，法律意识的教育是培养学生具有遵从法律、维护法律和依法办事的毅力和勇气，法律意识的教育既是一个民族法制化进程不断推进、现代化进程不断实现的过程，也可以以此凝练民族文化，促进民主和法制的和谐发展，是发展现代化的重要精髓。

人文素质教育当中的法制教育应包含以下几个方面的任务：首先是形成法律信仰。法律信仰是法律在人们精神层面上的贯彻，它是在物质层面上的法律制度、法律规定内化为人们精神上的认同而形成的心理需求和行为准则。如同宗教信仰和其他的信仰方式一样，法律一旦上升到信仰的层面就会与人们的个体体验相互融合，成为人们原有知识结构当中的方法论原则，自觉成为人们的行为指南和生活习惯。其次是培养法律素质。法律素质是法律知识的集中体现，它自身又是自觉选择依法、守法行为的法律行为的内在决定性因素，因此法律素质是法律内在精神和外在行为相互统一的关键。由于社会主义市场经济和现代社会观念的影响，公平和正义等观念已经为人们普遍接受，在面对一些问题时也能够做出相对理智的选择。但具体到行为的过程中，观念的选择和行为的选择之间仍然存在一定的差距，特别是当涉及自身的利益时，这一选择就需要更高的法律素养予以支撑。再次是提升应用法律的能力。高校的法制教育不能仅仅停留在理论层面，更为关键的在于如何使理论的能力真正上升到学生的实践能力，能够为其在社会生活当中提供法律武器。法律精神的培养作为高校人文素质教育的重要任务和目标，不仅要让学生学法、懂法、知法，更应让这些知识转化为信仰、素养和能力，如此才能够真正承担起为国家和社会培养出法治公民和法治英才的重任。

道德教育被看作是医学人才人文素质教育更为重要的内容。道德教育从内容到实施都需要以某种"道"的引导予以实现，所以相对于法制教育，德育教育更为艰难，也更为必要。人格予以三分，即"知""情""志"三个方面，但目前高校学生所呈现出来的状态是知识储备丰富，而在德情和志向方面却没有体现出高等教育所应实现的目标。作为一名优秀的医生，不光要有精湛的医疗技术，更要拥有良好的医德。对于在医学院校开展的道德教育，本书认为有必要从以下三个方面着手。

首先，是让学生学会关爱生命。针对中医药人才的人文素质教育，不仅仅是以帮助学生更好地生活为目的，而是要帮助学生更好地理解生命、尊重生命，应该让学生明白何谓好的生活、幸福的生活和完善的生活，真正的幸福和完善的生活绝不是恣意挥霍的生活，也不是任意践踏自己和他人甚至是其他物种的生命。自身的生命是宝贵的，生命对于每个人来说只有一次，对于如此宝贵的生命应该珍视和善待，一些大学生拒绝生活、毁灭生命的行为本身就是对自身生命的不负责任。同时，应善待他人的生命，尊重他人的生命与自我的生命都是同等意义上的生命体，尊重自身的生存权和发展权也要以尊重他人的生存权和发展权为前提。只有在对自己生命的尊重的基础上，才能够更好地去尊重别人的生命，更好地理解并救治患者的病痛。

其次，是要让学生懂得与人为善。善可归于中国传统文化当中高尚的伦理道德范畴，中国哲学所讲究的仁、义、理、智、信五德从根本上来说都是善。对亲人、朋友、陌生人的关心和善待，这是一种高尚的道德观、人生观和价值观。中医讲究"医者仁心"，这其中包含着诸多层面的内容，如仁即仁者爱人，爱人包含爱自己的亲人，而孝悌是中华民族的传统美德。"老吾老以及人之老，幼吾幼以及人之幼"，亲人之间的孝悌也应传递给他人，爱人也包括爱朋友，朋友之义是一种高贵的情感；爱人也包含爱陌生人，"己欲立而立人，己欲达而达人，己所不欲勿施于人"，这是道德教育的重要内容。

再次，是要帮助学生培养个人利益与社会利益结合的责任感。培养大学生对自己负责、对他人负责、对社会负责、对民族负责、对国家负责、对未来负责的态度，一直是医德教育中的重要内容。包括将自身自觉与所处集体的社会利益结合起来，让学生通过学会集体生活，以及班级、年级、学校等团体活动树立集体主义的价值观；同时更要坚持爱国主义传统，让学生将自身的利益放在民族、国家的大视野当中去看待，自觉实现自身与国家利益之间的同呼吸、共命运，在面对国家利益与个人利益冲突时，能够自觉以国家利益和民族利益为重，而不计较个人得失；更应自觉将自身的短暂需要与社会未来发展的长远需要关联起来，以面向未来的发展理念处理两者之间的矛盾。例如，在医生与患者的交流过程中，如何在利益诱惑下进行选择等。

人与人之间进行交流首先是以知识的形态呈现的，因此，在知识的基础上才可能体现一定的素质。构成文化素质教育的基础知识包括本民族所特有的语言、文字、传统文化、疆域、历史发展等内容，这些内容都是具有强大思想力的前人学者的生活阅历、人生智慧和思想体验的结晶，对这些内容的把握不仅有助于当代学生形成对于真、善、美的历史体验，更使其具备对一些事件进行分析和理论研究的基础，进而能够提高其对社会现实的理解。这也是文化素质教育所要达到的目的之一。

人文素质教育还有另外四个目的。

第一，将文化知识转化为一种文化素养。知识并不是素养，而只是材料，是当需要使用的时候能够从头脑当中拿出来的现成结论。知识相对于一个人的思维和行动来说，如果不能转化为素养或素质，那么只能是外在的东西，只有知识转化为素养才能成为一种内在的自觉选择。在获得各种文化知识的前提之下，如何帮助青年学生实现从知识到素养的转换也是文化素质教育的重要目标，这就需要通过教育的方式达到某种内化和同化的过程。因此，知识性的灌输不是目的，如何达到价值上和思想上的认同才是真正的目标。

第二，要求受教育者具有相对合理的智力结构。文化素质教育不仅包括社会科学教育也包括自然科学教育，也就是说帮助学生形成对自然、社会、人生的正确而科学的认识，在此基础上形成较好的语言表达能力、身体感受能力、运用感觉能力和审美能力等都是文化素质教育的重要目标。

第三，要求受教育者拥有实践能力和实践意识。文化作为一种精神气质层面的内容，需要通过社会实践活动才能影响现实的行为，真正的文化素质要在社会生活的实践活动当中才能加以检验。在实践当中，学生才知道什么是美、什么是善、什么是探索、什么是前进，现实的实践活动使学生们的文化知识转化成为文化气质和文化素养，现实的实践活动也才能检验学生们在学习过程当中所形成的知识、文化、素养和心理状态。

第四，希望受教育者具备良好的思维能力。文化素质教育在获取文化知识、形成文化素养的同时，还以训练人的思维能力为目标。思维方式和思维能力是在不断学习和实践活动当中形成的。思维能力包括逻辑思维能力、形象思维能力和辩证思维能力。逻辑思维能力需要在自然科学知识和社会科学知识学习的基础上，从中把握事物变化发展背后的不变规律，通过抽象把握事物的本质；形象思维能力更多来自于对外界的经验观察和对艺术等审美体验当中所形成的对事物状况的形象揭示；辩证思维能力是能够运用运动、变化和发展的思维来认识世界，在变化中、系统中和过程中把握世界的本来面貌。这一系列思维方式的培养是文化素质教育的重要目标。

总的来说，中医药人才的人文素质教育目标可以确定为：树立正确的中医药价值观，认识中医与社会的关系，培养职业道德情感和规范道德行为；依靠人文的知识和方法，拓展职业技能，培养协作精神、创新能力和社区管理能力。最直接的目标是培养和塑造中医药人才的医学人文素质。除了表现为热爱祖国、品位高雅、科学审美、乐于合作和关注社会等普遍意义上的目标外，更主要表现为对患者及每个人的生命价值、医疗权利和健康利益、人格尊严和人生需求予以关注、关怀和关爱的思想情感和价值观念。领悟到在将来的临床医疗、科学研究、制定卫生政策时都必须弘扬和践行医学的人文精神。在临床医疗中，不能以疾病为中心，而要以患者为中心。不仅要帮助解决人的"病"，更要重视在病痛中的"人"。

二、深化人文素质教育内容

结合前面提到的人文素质教育的目标，中医药人才的人文素质教育内容可以概括为思想道德教育、文化艺术教育、身心健康教育、职业规划教育四个方面。

（一）人文素质教育的核心：思想道德教育

新时期的高等中医药教育要培养高素质的中医药人才，这是一项长期而艰巨的任务，其中最为关键的是学生的思想道德素质培养。思想道德素质决定人的发展方向，是人文素质教育的灵魂，它不仅是一种信念，也是一种做人的准则，更是一种支持中医药学生为中医药事业奋斗的强大动力。

长期以来，中医药人才的思想道德教育一直以思想政治理论课为基础开展，其内容多是中学思想政治课的简单重复，缺乏适应性、前瞻性，许多观点老化，偏重于对社会主义德育共性的阐述，而忽视了针对医学特别是中医学的特殊性内容，抽象的理论阐述较多，生动、有趣、新鲜的内容较少。随着教育理念的不断进步，目前中医药人才的思想道德教育已经开始逐步脱离单一的思想政治理论课程教学的模式，教育内容也由以前单一的政治教育深化为思想道德理念的教育。逐渐重视医学生的特殊性，把培养医学生关爱生命、救死扶伤的人道主义精神，以及高尚医德等内容与思想政治教育融为一体。

1. 树立社会主义核心价值观

社会主义核心价值观，是对社会主义价值的性质、构成、标准和评价的根本看法和态度，是从主体需要和客体能否满足主体需要以及如何满足主体需要的角度，考察和评价各种物质的、精神的现象，及主体的行为对个人、无产阶级、社会主义社会的意义。

通过对社会主义核心价值体系基本内涵的深刻认识，采取积极措施，可提高当代中医药人才的马克思主义理论水平，增强他们的中国特色社会主义理想信念、民族精神和时代精神，提升他们的思想境界和道德水平，更好地促进其健康成长与成才。因此，中医药人才思想道德教育与社会主义核心价值观教育中最基本的内容要相契合。

2. 弘扬人道主义精神

医学技术的进步不是荒漠上开出的花，它缘于公众社会将医学作为一项公益事业的巨大支持，本质上是公众对生命的珍爱与敬畏。因此，中医药人才必须要大力弘扬人道主义精神，唤起对一切生命体的敬畏。只有立足于对生命的敬畏，医学生才能倾其所爱与这个世界的其他生命建立起一种灵性的、人性的关系，才能真正体会到作为医生的使命，才能唤起他们对救死扶伤的人道主义精神的执守，唤起他们给人类的生活带来幸福和尊严的向善动力。由此可见，培植医学生的职业价值、态度、行为和伦理，培养他们对生命的敬畏感和救死扶伤的人道主义精神，是思想道德教育的重要内容。

3. 形成高尚的道德情操

人们总说知识就是力量，而在一定情况下，道德品格更是力量，因为道德品格与价值观念的传递在教育和社会教化中的极端重要性是不言而喻的。道德品格与情操的养成是一个世界性的问题。从古至今人们对此做了大量的探索，特别是在当今社会全球化、网络化发展迅速的情况下，道德教育的重要性和难度都加大、加重了。

当前，学者们认为新的道德教育应当培养学生正视人与社会、自然，人与历史、世界的关系，不仅重视对他人、对民族、对国家的责任感，也重视对世界、对人类的责任感。而解决这个问题的关键不在于增设课程、增加课时；更不在于空喊道德口号，跟潮追风，搞一阵子，刮一阵风，掀一次高潮，朝令夕改；而在于如何改革内容、改进方法，使之联系社会实际，贴近学生生活；在于以道德情感为中介，沟通道德认知和道德行为，创设环境，促进发展，用更丰富的指标评价学生，引导学生在原有基础上不断进步，把德育过程认识水平的提高、情感态度的培养和行为习惯的养成结合起来，把德育的全面性、系统性和切入点结合起来；更为重要之处还在于要把德育的关键点放在师德、校风与形成学校特色紧密结合上。总之，道德教育绝不仅仅是政治思想品德课的责任，而是各科教学和实践活动都应承担的责任；不仅要重视正式课程的作用，也要重视非正式课程即隐性课程潜移默化的作用，进而形成学校、社会、家庭和学生自我四位一体的道德教育局面。

4.培养仁爱之心和社会责任感

医学乃仁学，这是古今中外医家、政府和社会都认同的，医学研究和服务的对象是人，医学的宗旨是治病救人、增进人类的健康。因此，医学更强调对医疗技术的热爱与对患者的热爱两者的统一，一方面用医术去解除患者的痛苦，或者减轻患者的痛苦；另一方面因缺乏更为有效的治疗和缓解病痛的手段，更注重对待患者的态度和行为方式，通过对患者的同情、关心、安慰等，给予患者情感的关照，即施"仁爱"于患者，舒缓患者的精神压力以达到有益于躯体疾病康复之目的。社会责任感对医务人员的行为具有很强的约束作用。一旦意识到自己的行为违背医德要求时，就会产生一种责任感，一种发自内心的要求，对符合道德要求的动机予以肯定，对不符合道德要求的加以否定。人们常说的"良心责备"、感到"内疚"，当然也包括"问心无愧"等，就是这种内在的精神力量起作用的表现，它促使医务人员改正医德行为中的缺点和错误，积极挽回不良影响，不断提高医德水平和道德修养。

针对医学生的思想政治教育，应当增加医学史、医学伦理学的内容，汲取古今中外医学丰厚的"仁学"素养，特别是创造性地继承和发展中国传统医学中的"仁学"精神，发挥更加务实、高效的作用。人文主义思想渊源在中国已有了将近三千年的历史。继承和发展中国传统文化中的人文精神，既要精心吸取和利用其与时代合拍的内容和内涵，同时也要推进传统文化精髓与时俱进。将得到创新、发展和升华的人文精神不断引入医学教育中，用充足和富有时代意义的人文精神去抚养和孕育新的医学教育模式，从而填充缺失人文的空间，改变困境，使人文学成为现代医学中不可分离的有机组成部分。

（二）人文素质教育的基石：文化艺术教育

很多医学院校都将全面系统地学习中医文化看作是医学院校实施人文素质教育不可忽视的重要方面。究其原因，主要是由于中医来源于中国传统文化，中国古代的哲学、地理、天文、数学等人文、自然、社会科学的优秀成果，共同孕育了中医文化。同时，中医文化的包容性及其丰富的内涵也为医学人才的人文素质教育提供了天然的沃土。

中医文化是融合了多元素知识而形成的综合知识体，是中国古代哲学、人文科学、古代天文、气象和早期人体科学等方面知识的有机结合。中医药学科的发展过程，就是一个不断吸收哲学、人文科学和自然科学成果的过程。在中国各个历史发展时期，中医学都深刻地反映了当时社会哲学、人文社会科学以及自然科学的发展水平。传统中医文化的内涵极为深奥，儒、道、释的珠联璧合，天人合一的整体观，阴阳五行的思维方法……在几千年的中华文明发展长河中，正是勤劳智慧的我国古代先哲以及孜孜以求的医药学家，为孕育、创造和发展中医文化做出了巨大的贡献。

当然，中医文化有广义和狭义之分。广义的中医文化涵盖了整个中医学学科体系及与之密切相关的各种文化形式和文化活动。狭义的中医文化仅指与中医学学科相关的知识、理论、技能和医疗实践活动。中医药文化的含义：中医药文化是中华民族优秀传统文化中体现中医药本质与特色的精神文明和物质文明的总和。

中医文化贯通古今，兼容并蓄。融合了中国传统儒、释、道等经典论述，同时吸收了诸子百家的合理要素，借鉴了天文、数学、自然、历法等自然社会科学知识，兼有自然、人文等多重属性，植根于民族文化发展大环境的沃土之中，汲取养分，逐渐枝繁叶茂。

我国哲学强调自然界是一个普遍联系着的整体，提出天人相应、天人感应等思想。中医理论认为天人合一，人与自然和谐统一，在预防保健，以及防病治病方面，需注意调整阴阳的平衡观，把人当作核心，注重以人为本。

中国古代教育体系中，诗、书、礼、易、乐、春秋这"六经"中，便有《乐》经。人才是需要懂音律等艺术的。现代著名教育家蔡元培先生也认为，艺术教育除了直接的审美功能外，还具有"辅德""益智""健体"的功能，对促进学生的全面发展具有重要作用。当今社会，艺术教育观念发生着深刻的变化，关注人本身的存在价值已重于单纯的技术之道，其终极目的则是倡导在完整的教育制度下塑造完整而健康的人。艺术及其教育可以培养人们树立正确的审美观念，提高审美能力，激发其对美的爱好与追求，塑造健全的人格和健康的个性，并能有效地调节人体自身的生理功能，促进大脑协调发展。美育不仅是人类认识世界、改造世界的重要手段，也是实现人类自身美化、完善人格塑造的重要途径。美育有着独特的功能和作用，这是其他教育所无法替代的。培养人、提高人的素质，最根本的问题是要提升人的精神境界。美育的最终意义，就在于使人的情感得到陶冶，思想得到净化，品格得到完善，从而使身心得到和谐发展，精神境界得到升华，自身得到美化。音乐、美术等艺术教育，能使医学生的审美能力得到提高，促使学生在认知、情感、意志等方面全面、和谐、健康地发展，并且有利于医学生发展感悟力、想象力、创造力和形成不断获取新观念的能力，为医学生的成才奠定良好的基础。

针对中医药人才实施文化素质教育，就应当形成以中国哲学、文学、史学为基础，以中医典籍、中医名家、中医文化、艺术和美学素质教育为主要内容的教育体系，提升学生的文化素质。

（三）人文素质教育的重点：身心健康教育

在高等中医药教育中，身心健康教育不仅是要强调学生加强身体锻炼，提高身心素质，更应该有针对性地开展传统体育教育。在中医药院校，以传统健身功法为核心，开展身心健康教育有着得天独厚的优势。中国的传统健身功法不仅有强身健体的作用，更强调身心和谐。将传统体育教育融入人文素质教育中，不仅能够提升身体素质，还能够起到促进身心和谐的作用。将传统养身功法与现代体育有机结合，使民族传统养身功法融于学校体育教育中，不仅能为学校体育的发展增添活力，而且还为广大学生了解中国传统文化打开了一扇窗。

除了具备良好的身体素质，良好的心理素质也是内化科学文化知识的必要条件。众多学者对大学生的心理健康状况研究结果表明，大学生的心理健康状况要远远低于同年龄阶段的其他群体。医学院校的大学生，由于课程专业性强，分科细，学习要求严格，课余生活单调，其心理健康状态更有一定的特殊性。

教育提供给学生的文化知识，只有通过个体的选择、内化，才能渗透于个体的人格特质中，促进个体从幼稚走向成熟。中医院校学生的心理特点，促使教育者要不断地对心理素质教育进行探索和实践，摸索出符合中医院校实际的、切实可行的心理素质教育模式，帮助中医院校学生树立心理健康意识，优化心理品质，增强心理调适能力和适应社会的能力，进而使其能够更为积极地面对学习、生活中的各种困难，顺利完成学业，成长为具有创新精神和实践能力的高素质医学人才，实现自身价值。

国内高校的心理健康教育逐渐形成了符合国情的教育模式。例如，做好心理委员、心理社团等骨干队伍的建设。通过对学生骨干的培训和培养，依靠他们在同学们中的影响，开展更多形式多样、内容丰富的心理宣教活动，使更多的同学掌握心理调适的技术，提高自身的心理素质。并通过定期进行学生心理普查，建立学生心理档案，根据学生在校读书期间的心理和行为发展变化情况，不断进行跟踪调查，经常进行分析研究，从而使该模式不断充实和完善。

不可否认，大学生心理素质教育是一项专业性很强的工作，需要具有一定心理学专业知识的教师完成。为了使这项工作顺利开展，很多高校都配备了具有心理学专业素养和实践经验的专职教师，或者选送教师接受规范、系统的培训，有的还积极拓展心理素质辅导兼职队伍，择优吸纳素质好的优秀辅导员进行相关培训，充实到心理咨询员和心理宣教工作队伍中来，从基层落实心理素质教育工作，形成了我国的高校心理健康教育工作格局。

中医学对于心理健康的理解有其独特之处，中医学经典提示人们，世间万物有一种最理想的状态，那就是"中和"的状态，人的心态也是如此。因而，中医心理学要人们注意防止过激的情绪，提倡"中和"的心态，并提出了情志相胜等理论。传统的易筋经、五禽戏、太极拳、八卦掌等对于精神调摄也很有成效，中医的"治未病"理论更是与心理危机的预防有异曲同工之处。东西方在文化上的巨大差异决定了在某些应用心理学方面，西方较为成熟的心理学理论和方法，并不一定完全适用于东方人。这是由于各个种族在不同的生态环境和文化环境中长期生活、演变，经历了各种灾难和痛苦，历史的进化和遗传促使各民族保留了不同的环境适应模式和习惯行为方式造成的。中医心理学思想和治疗方法均来自中医学思想，同时也与中国历史文化发展密切相关，中医心理学结合了中医理论体系和中国传统文化思想，在心理健康教育方面拥有着很好的"本土契合性"。北京中医药大学在心理健康教育中，就将中医心理学的思想，以及中国特色的心理健康教育和心理干预方法融入其中，起到了较好的效果。心理健康的一个重要守则：从课堂中的中医文化教育，到第二课堂中开展传统文化节；从编制有中医特色的中华传统健身操，到对心理亚健康人群开展中医心理干预，均将中医心理学的思想贯穿其中。在中医院校学习的学生，大都掌握一些中医学的基本知识，这也有助于学生利用所学进行自我调整和自我教育，促进成长。因此，在日常的心理宣教、心理课程、团体辅导中，发挥中医心理学的治疗优势，使学生在专业精进的同时，也受益于中医心理学调适润物细无声的方法。

（四）人文素质教育的外延：职业规划教育

从我国各级各类学校教育的培养方案中，基本看不到关于职业与职业发展的相关课程，关于大学生职业规划、职业发展方面的课程，近年来在很大程度上是迫于就业的压力才开始进入高校统一的课程设置中。

引进"职前教育"理念，是素质教育中的一个重要组成部分。近几年，医学生就业问题也逐渐成为社会的焦点、难点和热点问题，医学生的就业去向直接关系到人民群众的切身利益，是构建和谐社会的重要因素之一。就业是民生之本，做好高校毕业生就业工作，是加快推进以改善民生为重点的社会建设的具体体现，是构建社会主义和谐社会的重要内容，是建设人力资源强国和建设创新型国家的必然要求。新形势下对医学生就业工作提出了更高的要求，医学院校不能再单纯地关注学生的知识体系和临床技能的培养，而是应当系统、科学地通过职业生涯规划和就业指导等工作来提升医学生的整体就业能力，从而实现全面提高医学人才资源的合理配置。

随着我国医学高等教育改革的不断深入，医学生的就业形式发生了巨大变化，主要体现在由以医院为主的临床工作，逐渐扩展为社区医生、保健医生、营养师、销售人员等多种职业。医学生职业生涯规划与就业能力的培养，需要以学生为中心，树立一切为学生成才和发展的工作理念，予以专业化高水平的职业指导；以市场为导向，按照市场经济和现代社会对人才的要求，对医学生进行职业生涯规划指导。具体可通过课堂教学、社团活动、校园文化及咨询工作为载体，结合就业服务与指导工作，使医学生为未来的职业生涯做好准备，帮助大学生在象牙塔中完成社会熟化过程，同时将职业生涯发展作为医学生人生指导的重要组成部分贯穿于大学教育的始终。

关注自身职业发展是在校大学生的必修课程。中国的教育体制长期偏重于专业教育，对学生的成长教育则在一定程度上有所忽视，而使中国大学生普遍存在职业意识淡薄的现象。当今校园中，许多学生或迷茫彷徨，或沉溺于网络游戏，或出现种种心理障碍，其中最主要的往往是来自对未来职业的困惑。相当多的学生对未来职业选择与职业发展的基本问题普遍缺少明确的认知。除此以外，学生在自身职业发展的问题上还缺少主动性。虽然大多数的学生都为自己毕业后的就业问题有所思考，但是积极采取相应行动、主动谋划者并不多见，能坚持不懈努力者更是少之又少。大学作为学生走向职场前的最后一站，对即将走出校门的大学生在这个阶段补上关于自身职业发展的重要一课是十分必要的。

引导大学生增强职业发展意识是高校的重要责任。有很多调查均显示，大学生对于大学毕业后去向的种种考虑，大多依赖于父母的安排或受同学、师兄、师姐的影响，很少有来自学校正规教育渠道的信息，他们在碰到职业选择的一些困惑时也很少向学校从事就业或学生管理工作的专业人士求助。面对这样一群在职业意识教育方面先天不足的大学生，高校必须承担起对大学生进行职业意识、职业发展教育的历史重任。高校将大学生职业发展与就业指导的课程纳入学校人才培养的总体方案中，利用第一课堂的主渠道作用，积极开展大学生职业发展教育，更有效地引导大学生主动关注社会经济社会发展带来的关于职业领域的新变化，了解国家发展战略、宏观经济环境对人才需求状况的变化，增强职业发展意识，明确自身定位，进而适应社会需要。

很多高校也在积极创造条件，开展大学生职业发展教育，帮助学生树立职业发展理念，学习职业生涯发展规划的原则与方法，增强自我认知与环境认知，主动寻找并弥补自身能力素质与职业要求之间的差距，积极加强求职技能训练，帮助学生主动就业、顺利就业。

第三节 现代医学人文素质教育的方法

中国高校的人文素质教育相对于西方高校来说仍然处于探索和起步阶段，但在这一系列探索的过程当中，中国教育界同人已经对高校人文教育有了一定的认识，高校人文素质教育是以课程为载体，以显性教育和隐性教育为方式的综合性教育方式，其内容是社会性的，但实质是精神性、智慧性的，它建立在人文精神的建构基础上，力图实现精神财富和精神力量的传递。因此它的基本内容就有两层：其一是通过人文素质教育继承精神财富，包括爱国主义教育、中国传统文化教育、人类文化精髓的教育，通过这些内容将先人所探索的精神财富继承下来，并在未来的发展当中将其发扬光大；其二是通过人文素质教育获得精神力量，这些精神力量包括面对问题、解决问题的思维方式，如何与人进行社会交往，保持良好的社会心理，形成健全的人格的问题，不但要使得学生"成为人"，更应该成为高智商、高情商两者兼备的人，成为身心全面发展、社会性、道德性和个性全面发展的健全人。因此，中国高校的人文素质教育有较为明确的目标体系和内容特点，对这一系列因素加以总结，对于进一步推动中国高校人文素质教育是十分必要的。在当前情况下，加强中医药人才的人文素质教育的主要方法有以下六种。

一、调整培养方案，将文化素质教育课程纳入课程体系

人才培养方案是高等学校实现人才培养目标和质量规格要求的总体计划实施方案，是学校组织和管理教学过程的法律文本，对人才培养质量的提高具有重要导向作用，而将文化素质教育课程纳入课程体系，构建科学、合理的课程体系是全面推进文化素质教育的必要条件和前提。文化素质教育的内容应被视为高等教育课程体系的有机组成部分，与专业教育融为一体。只有使素质教育以适当方式进入第一课堂，才能达到既定的目标。虽然知识积累不等于素质提高，但有关知识的传授毕竟是素质教育的重要载体，因此，设置相关的必修或选修课程是完全必要的。

根据高校及医学生的特点，高校医学人文课程体系的设计应根据高等医学教育的总体目标及医学人文课程功能的要求，结合医学模式转变和医学

生的学习需要，开设一些主干课程。主干课程的设置，应体现重点、综合、全面的具体要求，在课程设置中主次分明，以点带面，要按照课程的不同内容、不同规格来设置。不能认为设置医学人文课程仅仅是为了拓展医学生的人文知识面，医学人文课程的设置要形成体系，按照课程的内在特点，符合课程认知规律，由浅入深，循序渐进地设置课程，并按照医学生人文素质发展状况和学校教育目标要求，科学合理设置医学人文课程，并贯穿于教育的全过程。医学人文课程的设置既要依靠课堂教学，也应该发挥潜性课程的作用。因为医学生的人文素质包括认知、情感、态度等各方面。单一的教育形式，不能起到医学人文素质教育的效果。因此，在抓医学人文课堂教学时，要发挥潜性课程的作用，补充和延伸医学人文课程的作用，实现显性课程与潜性课程相结合，使医学生的人文素质在校园文化环境中得到全面的发展。

二、整合专业资源，将素质教育融入专业教学中

这是素质教育进入第一课堂的另一种形式。专业教育与素质教育的融合是素质教育的有效途径。要充分发掘专业课程教学中的人文因素，充分发挥其素质教育功能。例如，医学本身就蕴含着丰厚的人文资源，因此，在专业教育中融入素质教育功能，可以说是医学院校得天独厚的优越条件。

从医学生人文素质的实际情况出发，应科学调整和构建医学人文课程体系。在课程体系构建中，应通过对医学人文课程进行分类、筛选、整合，加强医学人文课程与医学课程之间的内在联系，构建出新的医学人文课程体系。医学人文核心课程体系，即"两课"课程体系。培养医学生的思想道德素质，及医学思维、分析和判断能力，为培养医学科研能力奠定基础。

整合医学与人文结合的边缘课程体系，包括文化与科学素质课程等。用医学人文的思维特点研究医学心理、社会和环境等问题，完善和补充医学教育的不足。如中国传统文化、医学史、医院人际关系、临床思维科学、医学心理学、社会医学、大学语文、方法论等课程均属于此范围之内。通过此类课程教学，可以培养医学生的科学文化素质、艺术欣赏和评价能力。

三、营造素质教育氛围，强化"以文化人""环境育人"的功能

高等院校应对环境育人在素质教育中的作用给予充分重视，注重在校园生活中营造浓厚的人文教育氛围，使其发挥潜移默化的育人功能，特别要

充分利用第二课堂开展素质教育。这不仅是因为第一课堂的时间有限，而且因为第二课堂本身具有灵活多样、便于参与的特点，可以作为第一课堂的有益补充，开展丰富多彩的校园文化活动。尽管课堂教学在素质教育中具有重要作用，但是并非唯一重要的途径。

素质教育是一个长期的、渐进的过程，除了要保证一定的教学时数外，还应通过学生社团、校园文化活动等形式，使素质教育更加贴近学生的生活，从而更加深入人心。人才的成长需要良好的环境，文化环境的好坏对学生文化素质的培养具有重要影响。校园文化氛围包括学校的物质环境和精神环境的综合表现，代表着学校的文化品位和格调，而学校文化品位和格调的高低也会影响到学生素质的水平。

从校园文化内涵来讲，不具有学术主导性，它不直接指向医学内容，也不直接决定医学生的学习成绩，它更多的是属于非实体性的医学人文精神文化，如学校制度、医德规范、行为准则等。有人认为，校园文化是学校正规文化之外学习和获得的所有知识和体会，是学校中隐蔽的、无意识的或未被完全认可的那部分学校医学人文精神经验。校园文化是学校通过医学人文素质教育环境，包括物质的、文化的或社会关系结构的，有意或无意中传递给医学生的非公开性医学人文素质教育经验。即大学的历史传统、人文精神、教育模式以及各种讲座、社团活动、文化氛围、课外阅读、校园环境、教师人格影响、诚信教育等。

事实上，校园文化是与学校教学计划规定的学习活动，与医学生通过课堂教学获得的学校经验相对存在的一个概念。学校规定的、有计划的课堂教学为学校主体文化，除此之外，学校的一切文化活动均为校园文化。校园文化活动如管理制度、师生交往、校风班风、生活习惯等，都对医学生人文素质的形成产生一定影响。校园文化作为医学人文素质教育的主要载体，既体现着医学人文素质教育范围内自然影响的属性，也体现着医学人文素质教育范围内社会影响的属性，即医学人文素质教育本身所固有的属性。校园文化对医学生的影响，通常在自然状态下发挥作用，医学生在不知不觉的情况下受到潜移默化的影响，但是，校园文化也是有一定方向、有一定规划、有一些意识对医学生的成长成才加以影响，医学生也会有意识有目的从学校环境中受到教育和启发，校园文化总是处在一种倾向性和预期性的发展变化的情境中，这就是"以文化人"和"环境育人"。

四、加强体验教育，引导学生广泛开展社会实践活动

素质教育带有很强的实践性。要使受教育者把接受的教育信息内化为自身的素质，只有经过切身的体验和躬行实践才可能实现。社会实践为学生提供了通过真实体验提高自身素质的良好机会。通过社会实践，学生能够在接触社会、体验生活中，校正自己的世界观、人生观和价值观。医学所具有的社会性、实践性和服务性特点，则为医学院校通过社会实践开展素质教育提供了便利的条件。

实践可以分为调研型、服务型、专业型。调研型实践主要让医学生针对社会实际问题，亲自了解社会改革和发展现状，对医学生进行医学实践教育，在实践中认识社会，了解医学发展状况和卫生国情。一般分为调研类和考察类等。医学改革主要有医学教育体制改革、医院内部管理改革、社会医疗保健和服务等。医学实践主要围绕医学生学习过程中遇到的主要问题，通过深入实践，并在社会调查、医疗服务、医学知识普及、预防保健等过程中，为社会服务，并解决一些实际问题和学习中遇到的难题。服务型医学实践是通过参加一些医学劳务型的社会服务活动，使医学生在医学服务中磨炼意志，学会坚强，唤起爱心，从而与社会要求趋于一致。医学服务主要到农村为老乡送医送药，到部队与社区为孤寡老人和战士看病体检，到临床工作第一线志愿服务，学会与病人沟通。医学挂职主要是到实习单位、校内各单位挂职锻炼，协助老师做一些医疗管理工作，及在社会一些服务单位挂职锻炼，学一些社会工作，了解社会，服务民众。专业型医学实践是医学生把自己的专业知识与社会需要结合起来，为社会和老百姓做一些实实在在的事情，热心为患者解除病痛。对医学生进行业务训练，重点在学会医疗技术，在医疗实践中为患者服务。例如对社区居民进行卫生宣传教育、常见病的预防和治疗讲座等。如北京中医药大学岐黄志愿服务队，到农村、社区，直接进行医疗知识宣传普及工作，一方面通过健康体检，主要为老百姓量血压、查视力、测体重等，另一方面提供医学知识咨询，如健康饮食、疾病预防等问题。

在这些实践活动中，通过理论指导与解决实际问题相结合，可以提高医学生思想、政治、道德素质；通过集中训练与分散实践相结合，可以培养医学生爱国主义情感和集体主义精神；通过组织引导和实践基地建设相结

合,可以培养医学生科研思维和实践能力;通过医学实践与医疗服务相结合,可以使医学生树立高尚医德,学会沟通和人文关怀;通过阶段总结与理论研讨相结合,可以培养和提高医学生综合素质。

五、提倡学生自主学习,进行自我教育、自我塑造

人文精神的培养,关键在于内化,形成个体稳定的心理品质和素质。在素质教育过程中,学生的主观能动性扮演着十分重要的角色。因此,必须大力提倡学生充分发挥自身的主动性,开展自我教育。大学生在成长过程中,一方面需要接受关于基本价值观念和生活模式的教化,更重要的一方面是自己在成长中"慎独""克己""持志""内省""体验""反思""启悟"。以上这种人之自我建构的实践活动,就是自我教育。

医学生人文素质教育也要在"化"上下功夫。内化是一种主体性活动,内化需要通过实践和感悟,把所学的知识融入自己的文化生命之中。有人文知识,并不一定就有人文精神,推进人文素质教育,绝不能只抓知识传授,要坚持内化的原则,实践锻炼、生活体验、文化熏陶等都是促进内化的重要环节。

在方法上,积极倡导自主式学习,让学生根据教学大纲和教学指导,借助教材和其他工具书、文献资料,结合临床,自主学习。特别要加强对选修课的自主学习。教学内容以学生自学为主,带教老师帮助学生巩固知识,以加深理解。教学组织形式由过去单一大班授课形式改革为以大班课、小组课、床边教学和病例讨论为主体,讲座、科研训练等为补充。学生边当"医生"边学习,由理论到实践或由实践到理论,充分利用临床条件自主学习,并接触社会,提高素质。

六、注重发挥教师在素质教育中的作用

在素质教育的各种形式中,都须注重发挥教师的示范和引导作用。第一课堂的课程教育,是使素质教育得以扎实开展的重要阵地,因此,教师在教学工作中,应明确其实施素质教育的职责和途径。首先,要转变教育思想和教育观念,自觉地将素质教育渗透于教学过程中。同时,更要注重发挥教师人格魅力的教育功能,将素质教育扩展至非教学关系中。

人文素质教育的成功与否,关键在于高校的人文素质水准。首先要切

实提高高校教职员工的人文素质，才能够学高为师、德高为范、言传身教、传道授业。身教胜于言传，应该重视以人为本的理念，狠抓学校的管理与服务，通过教学、管理、服务等，深刻影响大学生人文精神的形成。要积极引导教职员工转变观念，人人把大学生人文素质教育视为己任，全员育人，把人文素质教育渗透到办学活动的各个环节。在教学中教师要启发学生从自身存在的问题出发去完善自我，学会引导学生从哲理的高度去总结、体验、认识、反省自己，人文精神是以追求真善美等崇高的价值理想为核心，以人的自由和全面发展为终极目的的，教师要把学习的主动权交给学生，让学生成为学习的主人；要尊重学生的主体性，引导学生自我完善；要重视个性差异，不能一刀切；要重视人格影响，多渠道提升学生的高尚人格；在管理中要有为学生服务的意识，管理就是服务，管理的本质就是为人才培养服务，在制定政策，做各项工作时要做到人性化，要树立"学生事无小事"的意识，尊重学生的独立人格，尊重学生的想法，尊重学生的爱好和志趣，尊重学生的追求和创造。倡导爱心教育，在严格管理中既严肃执纪，又体现人文关怀。只有牢固树立教书育人、管理育人、服务育人的理念，使学生在校期间就能够感受和体验到"以人为本"的思想，这样当他走上社会才可能更好地贯彻"以人为本"的思想。

第四节 现代医学人文素质教育的创新与未来

多年来，高等院校人文素质教育研究逐渐成为人才培养和素质教育的主导，理论研究与实践探索方兴未艾。高等中医药院校在中医药人才培养当中，不断探索自身发展的同时，也逐步建立了各具特色的体系模式，各个高校都进行了许多有益的尝试，也取得了一些可喜的成绩。

欣慰之余，冷静反思，还有必要研究如何才能将文化素质教育提到一个新的水平。从理论研究上看，对人文素质教育这一新的教育思想的研究有待深化。不少研究是对一个或几个学校人文素质经验的总结，理论还不能完全回答现实所提的问题，还有待上升到理性思维的高度，还需要从规律的角度去探讨人文素质教育的实施和运行。从实践上看，人文精神和科学精神的有效融合，文化素质教育和思想政治教育的有机结合，校园文化建设的深入发展，教师队伍文化素养的提高，文化素质教育的制度建设等，还都有待于在实践中解决并使之完善。

高等中医药院校发展人文素质教育是一个系统工程，不可能一蹴而就，也不是朝夕之功。既要解放思想、转变观念，又要立足实践、谋求发展。在进一步展望中医药人才人文素质教育时，有以下几点值得思考。

一、营造氛围，校园文化与中医文化的结合

中医药文化建设是中医药事业发展的原动力。一所大学的文化特色是学校的品牌和形象，它充分体现了学校的办学理念和宗旨，更是高校办学的重要的内容。作为培养高层次、创新型中医药人才的高等学校，应通过举办人文学术讲座、艺术选修课、社会实践、文艺晚会、营造教室寝室餐厅文化等丰富多彩的校园文化活动来提高中医大学生的人文素质。以北京中医药大学为例，多年来，学校坚持开展"中医大讲堂"系列讲座活动，邀请校内外名老中医、教授与在校学生面对面交流。此项活动不仅加强了校园文化建设，弘扬了经典，而且为培育人文精神，传承大师医德，展示名医风范，营造充满活力和创新思想的学术氛围搭建了良好的平台。中医药院校应充分利用源远流长的中医药文化来构建校园文化特色，突出体现中医人文精神；通过弘扬博大精深的中医药文化，使大学生潜移默化地接受传统人文精神的熏陶，增强对中医药事业的归属感和使命感，更好地营造中医文化氛围。

二、综合发展，专业知识与文化素养的结合

高等中医药教育作为中医药事业的重要组成部分，也是我国教育体系的一个重要组成部分，既具有普通专业教育的共性，又具有自身的人文特点与文化品质。对学生进行文本的经典阅读、文化典范的熏陶、文化礼仪的传承，是时代的呼唤。要培养具有中医思维方式的中医药人才，应当加强中国传统文化的学习，强化中医人文精神的培养，让学生学会辩证思维、整体思维、中和思维、逻辑与非逻辑思维、意象思维、哲学思维等，这样学生才能真正理解中医理论的深刻内涵。在课程设置上应增设中国古代哲学、自然辩证法、中国传统文化概论、中国古代历史和古典文学等传统文化课程，使医学专业教育与传统文化教育相互渗透，全面提升学生的中医传统文化素质，养成独特的中医思维方式，从而把握中医理论精髓，提高研习中医的兴趣。

在课程体系中还应适当增加中医药经典著作的授课比例。

三、德艺以馨，医德修养与医书水平的结合

医德是中医药院校人文素质教育的重要内容之一。医学的人文性是医学的内在本质的规定。许多年来，在医学技术上花费了大量的精力。但是相对而言，医学的人文教育仍显不足，以至于培养出来的许多年轻医生，可能会忘记了医学的宗旨是为了病人，不了解自己肩上的责任。

进行医学人文精神的教育，自古就有，但在当代似乎又成为提高中医学生医德修养的一个新思路。古人说"医出于儒"就是很好的佐证。我国传统医学中对医德有很好的阐述。医德实践在中医大学生的学习生涯中有着举足轻重的地位。只有经过长期、大量、频繁的医德实践，才能形成良好而稳定的医德品质。中医大学生应该早期接触临床和社会，在时间和空间上拓宽医德教育领域。自入学起，就要通过参观医院、见习，社会调查，组织对外医学咨询、义诊、送医送药三下乡等活动，使学生能够在多渠道、多角度、多层次上接触社会、医院和服务对象，接受医德的熏陶和感染。

四、融会贯通，科学精神与人文精神的结合

作为先进教育理念的素质教育，理应是以培养和提高大学生的人文素质和科学素质为目的的，科学教育的有机结合，其根本目的是培养适应知识经济时代的高素质人才，偏重任何一方面而忽视另一方面的教育，都背离了素质教育的本意，都不能够称之为完全的素质教育。深化素质教育就需要努力实现人文科学与教育的融合。

实现人文教育与科学教育的融合，需要从多方面入手，建立合理的人文社会科学课程体系。加强人文教育，首先要将其纳入学校教育的课程体系之中，而且还要使其适合国情、校情，有自己的特色。提高教师的人文素养。提高学生的文化素质关键在于提高教师的文化素养。教师的文化素养提高了，才能有效地在专业教育中渗透人文教育，而没有高素质的教师队伍就不可能培养出高素质的人才。提高教师的人文素养，重要的是要在制定有效措施和建立长效机制上下功夫。只有教师的人文素养提高了，才能以自己的人格魅力影响和感染学生。探索结合专业教育进行人文教育的方法，在专业课教学中促进人文精神和科学精神相融合是文化素质教育有待解决的难题。

第五节 医学技术与人文相结合的现代医疗模式

一、社会和医学的发展呼唤人文精神的回归

纵观高等医学教育，其特殊性是显而易见的，医学是一门关系到每个病人和全体人群生命健康的科学，研究对象、服务对象均以人为中心。因此，高等医学教育应该有高素质、高文化、高能力、强责任感的师资和学生作为保障，应该始终具有精英教育的特征。

医学不是一门纯科学，而是深深扎根于众多学科之中，负有用其为民造福之责的博学职业。大部分医学院校均意识到医学生拥有渊博的文理科学知识是培养有发展潜力、有持续后劲、有创造能力的医生的充分条件，拥有精湛的临床医学技能则是培养称职医生的必要条件。

由于医学教育缺乏人文社会科学基础教育，会使医学大学生在医科大学生涯中丧失应付挑战的智力和能力弱化，发展医学教育中人文社会科学课程的教学，应当作为医学教育改革的主要目标之一。

很多医学组织、医学科学家、医学会议对 21 世纪医生的标准在不同的场合都有过十分精辟的描述，这些描述虽然不尽相同，但是都会提到作为 21 世纪的合格的医生，都应该具备相当的人文素质，具体表现在具有科学的世界观、人生观和价值观，具有健康的人格和鲜明的个性，具有庄严的道德感，具有强烈的使命感和社会责任感，具有开拓创新的人生态度和追求。

"五星级医生"的概念：①医疗保健提供者：提供高质量、综合的、持续的和个体化的保健；②保健方案决策者：要能够选择经费效益比好的措施；③健康知识传播者：通过有效的解释和劝告，开展健康教育；④社区健康倡导者：满足个体和社区的卫生需求，并代表社区倡导健康促进活动；⑤健康资源管理者：利用卫生资料，在卫生系统内外与个体或组织一起工作，满足病人和社区的要求。不难看出，在"五星级医生"的概念中，十分强调医生的人文素质和科学素质的并重，这一概念已经得到了广泛的认可。

全球医学教育最低基本要求，即世界各地医学院校培养的医生都必须具备的基本素质，包括医学知识、临床技能、职业态度、行为和职业道德等。

该要求包含 7 个领域 60 项指标，其中除了医学科学专业知识、临床技能、信息管理外，职业价值、态度、行为和伦理、沟通技能、群体健康和卫生系统、批判性思维和研究这 4 个领域均可归类到人文素质教育中。

国际上众多医学专门委员会和医科大学也呼吁，要加强医学大学生、住院医师和执业医师的人文素质训练。美国内科学委员会（ABIM）成为带头的倡导者。美国国家执业医师认证机构也开始要求通过适当的评估手段来考查医生的人文素质和能力，如果不胜任，将取消执业医师资格。可见，医生的人文素质也引起了医生和医学团体自身的关注和重视。

事实上，发达国家的医学教育对人文素质教育是十分重视的。医学院校的人文课程与自然科学、医学相互渗透，人文素质教育与专业教育紧密结合，以医学与人文相交叉的课程为核心，并且开设大量综合课程，在课程中体现人文学科与医学学科的交叉、渗透，使人文素质教育呈现了医学的特性。

国外医科院校通过医学生人文素质教育使医学生成为优秀的卫生管理人才、病人和社区的代言人、出色的交际家、有创建的思想家、信息专家、掌握社会科学和行为科学知识并能终身学习的学者，所以，西方对医学人才的人文素质教育已贯穿于专业教育的全过程，并紧密结合医学的人文社会科学问题为特征。

加强文化素质教育，提高大学生综合素质，是现代社会经济和科技文化发展的客观要求，在今天人文科学和社会科学相互渗透、交叉、融合的趋势下，要克服重理轻文、重业务轻思想的时弊，为高层次人才培养创出一条新路。

深化医学教育改革，推动医学教育发展，全面推进素质教育，培养高质量的医药卫生人才。医学教育改革与发展的方针是：优化结构，深化改革，稳步发展，提高质量。提高质量的含义是：根据医学的特点，加强医学生全面素质、创新精神和实践能力的培养，加强并完善毕业后教育与继续教育，不断提高卫生技术队伍的整体素质。上述都把推进全面素质教育提到了改革和发展中国医学教育事业的高度。

医学生的人文素质如何，不仅意味着我国医学事业的发展水平，而且能折射出整个民族的文明程度。如何加强我国高等医学教育改革中的人文素质教育，是当前高等医学教育教学研究和改革亟待探索和解决的重大课题。

医学人才不同于普通人才，他们有着职业的特殊性，这就要求医学人才在所具备的素质上有了更加特殊的要求。关于医学人才所具备的素质构成，各领域的专家从不同的角度提出了多种见解，在国内教育界，最通行的说法有两种：一种是把素质划分为思想道德素质、文化、业务素质和身体心理素质。另一种则把素质划分为身体素质和心理素质两大类，本书认为，为了尽可能实现理论严谨与操作方便的统一，应把这两种分类方法适当综合起来。

人文素质包括人文学科和艺术方面的修养、政治思想品质、道德品质等；智能素质包括知识、智力、技能等；其他个性品质则是指气质、性格等其他个性心理特征。在这样的分类体系中，通常所说的"思想道德素质"是广义的人文素质的一部分，而"业务素质"则渗透在人文素质、智能素质及其他个性品质之中，不成为一个独立的类别。

在构成素质的诸要素中，身体素质是其他素质的"硬件"基础。在心理素质范畴中，文化素质是基础性的素质，在综合素质的结构中占有突出重要的地位。

中医药人才应当是具备良好的身体素质和心理素质，精通中医理论，能把握中医自身发展规律而不断创新的人。中医的先锋对中医有执着的爱，掌握中医的系统理论，能用中医药为人民解除痛苦，有科学的头脑，有广博的知识，决心利用技术以发展中医学，并在发展中反过来发展新技术。本书认为，中医药人才是指在一定历史时期和范围内，能够遵循中医临床思维，具备中医系统理论知识，正确把握中医发展规律并不断创新，从事中医教学研究、理论创新、临床救治等工作，推动中医事业发展的所有人的总称。结合中医药行业的特点，本书认为需要做到以下几个方面。

（一）品德高尚

德，即品德、道德，具体地说，"德"由四个方面构成：一是政治品德，指辩证唯物主义与历史唯物主义的世界观，社会主义的核心价值观与人生观等，具体表现为善良正直、真诚友爱、廉洁奉公、办事公道、品德高尚等方面；二是伦理道德，指在处理个人与社会之间关系，在处理人与人之间关系时所表现出的思想品德，包括大公无私、牺牲精神、包容性等；三是心理品德，指个性心理倾向、志趣爱好等方面；四是职业道德，指在从事职业活动中，用高尚的道德指导本职岗位职业活动的具体实践，包括职业上的原则性、事业心、责任感、政策性等，医德就是一种职业道德。

（二）技能过硬

即能力或才能、才干、本领。通常是指完成一定活动的本领。能力决定了一个人是否承担得起某项工作任务的工作能力。实践证明，能力具有以下特点：能力具有潜在性，也就是说能力只有在工作中才能表现出来，能力不能离开一定的社会环境和社会实践而孤立存在；能力具有变化性，能力是不断发展变化的；能力具有综合性的特征。

（三）爱岗敬业

即工作尽力尽责，勤奋不怠，甘于奉献。勤奋的工作可以弥补能力上的不足。勤是工作态度的基本体现。

（四）业绩突出

即工作实绩，是综合反映个人工作能力、水平和努力程度的一个标志。

（五）视野开阔

21世纪的医学正从原来单纯生物医学模式，转变为生物—心理—社会的医学模式；从传统的"一个医生，一个病人，一个处方，一个手术"的纯医疗模式，转变为群体保健、预防和主动参与的新模式。中医学从诞生起就具有人文科学和自然科学的双重属性。在适应医学模式的转变中，中医既要根植于中国传统文化，着眼于历史的发展和传承，还要从整个科学及其发展的视角，从生命科学本身规律来审视中医，进而充实培养目标内涵。因此，新形势下的中医药人才不仅要具有较深厚的专业基本理论和基本知识，还要具有较强的实践能力，才能承担起发展中医药事业和运用中医药造福人类的重任。随着中医药迈向国际化的步伐不断加快，中医药的人才更需要具备国际化的素质，既要具备良好的创新意识和较强的创新能力，具有坚实的中医药专业知识和现代医疗知识，掌握现代医疗技能，能用中医药理论进行辨证论治，又要具备较深厚的外语功底，有丰富的外语语言知识和外语运用能力，具有双语甚至多语能力。同时，还要有一定的国际视野，了解、适应和接纳异国文化，尤其是异国的医疗风俗习惯，树立文化差异意识。只有这样，才能更好地促进中医药的发展。

二、人文素质教育是医学教育的永恒追求

中医药学相对于西医来说，更加具有文化底蕴，中医有着人文科学和自然科学的双重属性，这也对中医药人才有着更高的人文素质要求。因此，在中医药人才的培养过程中，人文素质教育的重要性不言而喻。

中医药学是中华民族优秀文化的重要组成部分，有着丰富的文化背景，根植于博大精深的中国传统文化之中。中医学是以古代哲学为基础，其中阴阳五行、精气学说、古代朴素辩证唯物主义思想对中医有极大的影响，这些无疑都蕴含于中国传统文化之中。只有将中医学理论放到中医传统文化的背景下加以认真研究解析，全面阐发中医学理论的思想文化基础，探索中医学理论起源和发展规律，才能真正领略中医学内涵。

发掘传承，培养真正的中医药人才，使中医药文化经典植根于师生的思想，传承中医的哲学观点，建立中医的思维模式。同时要创新，勇于接受来自世界各地的新技术和新方法，不能墨守成规、故步自封，要借助现代科技推动中医药事业的发展。因此，中医药的现代教育改革当务之急是加强人文素质教育。

当前强调去学习医学思想、观念的演化历史和去思考医学所传承的精神、价值遗产，去关注医学理论。源于古典人文精神和宗教的博爱精神具有现实意义，医学人道主义的意识有所淡化。人文精神的失落，其直接的后果就是削弱了大学生对真善美终极价值和对人类社会主体与终极价值意义的热情关注与执着追求。

我国传统中医学教育其实非常注重人文素质的培养，然而，现代的医学教育比较注重学生的专业知识教育而忽视人文素质教育，突出知识的积累，忽视综合能力的培养。加之中医药院校招收的主要是理科学生，造成了中医药院校学生人文素质的根基薄弱。进入医学院校学习后，又局限于医学专业、自然科学以及外语等方面知识的学习，使得中医药院校学生的人文素质教育出现空白。中医药院校的学生本应该是具备扎实文字功底的，在临床教学实践过程中，常发现不少学生语言文字表达能力较差，一般日常应用文、病历书写乃至论文，经常内容杂乱无章、文句不通、缺乏规范。有的学生缺乏基本的社会知识、行为规范和人际交往能力，性格怪异，处理不好人际关系。

随着我国长期以来医学教育模式的转变，相继开设了有关人文和社会科学类的课程，并开设了传统文化、文学艺术欣赏以及人生观、价值观等讲座和课程。但是，人文教育课程还不够完善，这些课程作为必修课的少，作为选修课的多，学科设置存在着很大的随意性，很少兼顾学生的求知需求。中医药院校的人文社会科学课程的比重小，学时分配少，学生人文素质的教育仍游离于医学教育之外，人文传统教育被削弱，医学科技教育取代了人文教育，专业教育基本取代了人格教育。

现有的医学教育方式，在某种程度上沿用了中学生的应试教育方式，专业教师在教学中偏重名词概念的解释、基本原理的灌输，注重对学生技能的训练，强调对学生进行专业知识的传授。

忽略了医学专业课程中蕴藏的大量人文科学内涵，不能有效地利用医学知识中的人文素质教育资源，不能使两方面的知识有机结合起来。同时中医药院校的专业教师多是在当代医学教育模式下培养出来的，其学科结构中也存在人文素质知识的缺失问题，因此，专业教师的人文素养也应进一步加强。

现代医学发展的人文转向使得传统文化的人文资源不断受到关注，在构建社会主义和谐社会的实践中，传统文化更加显示出当代价值。首先是传统文化的生命观，对"健康所系、性命相托"的医学誓言来说，儒道文化的生命敬畏与终极关怀都是珍贵的文化资源。其次是传统文化的和谐观，儒家的"和为贵"都是其具体的表述，这些不仅是今天构建社会主义和谐社会的思想资源，也是现代医学人文回归的价值理想。高等中医药教育是实现这一目标的重要渠道之一，要让医学生逐步培养医学发展的和谐意识。如医学与社会的和谐，医学模式的转变都是基于对人的理解的变化，从生物学的人到社会学的人，医学关怀是以人为目的的。传统文化中丰富的医德思想资源，也是医学生人文素质培养的重要方面。在传统文化教育方面，可以通过开设传统文化选修课程、专题讲座使之成为人文素质教育的重要渠道。

目前，全国的中医药高等教育均十分重视人文素质教育，大致从以下几个方面入手。

其一，重新树立了适应现代医学模式的教育观。现代医学模式的转变，将人文精神提升到了非常重要的地位。人文精神是高等中医药教育学科不可分割的部分。医学又是一个人文系统，它的研究对象是人、人的生命、人的健康，人与其存在的社会因素、人的生命与其存在的自然因素、人的健康与其存在的自然、社会因素之间都有直接或间接的联系。因此，从事这一职业的人还必须具备人文态度、人文知识与人文精神。要加强医学人文精神教育，推动生物医学模式向生物—心理—社会医学模式转变，就必须树立科学教育与人文教育并重的现代医学教育观。

其二，深化人文素质教学内容和课程体系改革。积极探索人文素质教学内容与专业课关联性、连续性和实用性的途径，实现人文课程与自然科学、医学、社会医学相互渗透。加大高等中医药教育在教学内容和课程设置上应对人文素质教育的比重，强化"两课"的作用，即进一步加强政治理论和思想品德教育课，特别是对科学发展观，构建和谐社会主义社会为核心的价值观和道德观教育，树立正确的人生观、价值观。适应现代医学模式的转变，调整课程体系，注重人文社会科学课程、医学前沿课程以及医学与其他人文社会科学交叉的课程，通过必修、选修以及系列讲座、专题报告等形式完善人文素质教育。发挥第二课堂的更要作用，广泛开展高品位、多色彩的学术活动、文化艺术活动和社会实践活动，逐步建立第二课程体系。发挥学生社团的主力军作用，开展各种学科竞赛活动，如法律知识竞赛、文明礼仪知识竞赛、基本功大赛等活动，营造良好的校园文化氛围。

其三，将人文素质列入学生的教育测评体系。目前，大部分中医药院校对医学生素质的评估主要采取量化的手段，而学生的人文素质是无法用量化指标来衡量的。虽然，人文社会科学体系的知识面以用量化考评的方式来考查，但无法显示其内化的程度。学生的人文素质必须通过行为能力展现出来，这需要通过教育过程的积累，潜移默化为人的素质，通过素质的修养促进品格的提高。因此，建立，中医药院校学生人文素质的测评体系，将定性指标与定量评分相结合，尽可能全面、客观地反映学生的综合素质，转变教育观念，构建医学生人文素质评估标准体系，有助于把医学生人文精神的重建落到实处。高等中医药教育要帮助学生在专业知识的学习中，获得人文精神力量的支撑，使之化为献身中医药事业的高尚道德情操，这是中医药教育事业的使命使然。

其四，大力加强古典医著的教学。中医古典著作不但富含最有价值的中医药学基础理论与应用知识，而且具有无与伦比的中医药文化素质教育的价值。中医古典医著具有很强的综合性特点，完全对应中医药学的综合特性。加强古典医著学习有利于提高学生的综合能力，而这一能力正是构成中医药文化素质的要素。古典医著有着丰富的方法论内容，构成了中医药学形成、发展的轨迹，是中医药学继承的基础，为此，必须采用强化、回归、不断线等方式全面加强古典医著教学。

对于以上几个方面的工作，不仅仅是中医药院校，国内诸多高校都进行了许多有益的尝试，举措不同，但理念是相近的。

第三章 现代医学信息素质教育

第一节 现代医学信息素质教育的内涵

全面推进素质教育，培养适应 21 世纪现代化建设需要的社会主义新人。高等教育要重视培养大学生的创新能力、实践能力和创业精神，普遍提高大学生的人文素质和科学素质。信息素质教育已经成为高等学校素质教育的一项重要组成部分。

一、信息素质的概念

信息素质又称"信息文化""信息能力"或"信息素养"，是一个动态发展的概念，在不同的发展阶段有着不同的内涵与外延。

信息素质是独立学习和终身学习的核心和基础，其概念也随着时代的发展而不断更新与完善。信息素质对所有学科、所有学习环境，以及所有教育层次都是共同的。信息素质作为人的整体素质的重要组成部分，是人们在信息化、学习化社会中生存和发展的基本条件。

信息素质是围绕对信息的反思性发现，对信息如何产生和评价的理解，及利用信息创造新知识并合理参与学习团体的一组综合能力。新概念更注重对知识的学习与发现以及学生间的合作学习和终身学习能力的培养。

信息素质教育是 21 世纪图书馆的重要职能之一，其主要目的是指导用户提高信息意识，提升信息能力，了解可用的资源和服务，学会信息获取的途径与方法。培养指导用户了解何时（When）需要信息，何地（Where）

定位信息及利用何种（How）方式能及时、全面、高效地获取信息，并对所得到的信息进行科学的评价、管理、交流和利用，最终形成自己的创新知识。

二、信息素质的要素

"信息素质"可以广义地理解为在信息化社会中个体成员所具有的信息品质，它包括信息意识、信息知识、信息能力和信息道德等诸多要素。

（一）信息意识

信息意识是信息素质的灵魂，是指人们对信息需求的自我感悟，是人们利用信息系统获取所需信息的内在动因，是对信息敏锐的感受力、判断力和洞察力。信息意识决定着人们捕捉、判断和利用信息的敏感程度和自觉程度。通俗地讲，当遇到不懂的事物或问题，能积极主动地去寻找答案，并知道到哪里以及用什么方法去寻求答案，这就是信息意识。

信息意识包括信息认知、信息情感和信息行为倾向三个层面。信息认知是指人们对信息、信息环境和信息活动的了解，以及对信息知识的掌握和看法，其最重要的是评价性的认识和看法；信息情感是指人们多次从多方面感受信息的过程中，逐渐形成的某种持久、稳定、反映本质的需求关系的内心体验，这种体验相对持久、相对稳定，而不是那种即时产生的情绪；信息行为倾向是指个人在信息活动中表现出来的行为趋向，是信息行为的心理准备状态，是驱使人们采取信息行为的一种动力。

信息意识包括信息主体意识、信息获取意识、信息传播意识、信息安全意识、信息守法意识、信息更新意识等多种意识因素，它们都是个体适应环境、实现自我发展的重要基础，是信息素质的最重要组成部分。在树立"信息是资源""信息是财富""信息是商品"等基本的信息价值观念基础上，培养和加强人们对信息敏锐的感受力、持久的注意力和对信息价值的洞察力和判断力，使其潜在的信息需求转化为能表达出来的信息需求，并实施具体的信息行为。加强信息意识教育，一方面要培养受教育者对信息应有的科学、全面、深入的认识，比如信息的内涵、特征、结构、功能以及在社会、经济发展中的作用，信息源的类型、特点，信息交流的形式、类型、模式，信息整序的理论和基本方法等；另一方面要培养主体信息需求的自我意识，即作为行为主体，能意识到自身的潜在信息需求，并随时转化为明确的信息需求，进而充分、正确地表达出来。

（二）信息知识

信息知识是信息素质的基础和重要组成部分，是一切与信息有关的各个方面的理论、知识和方法，包括信息的特点与类型、信息交流和传播的基本规律与方式、信息的功用及效应、信息检索与利用等方面的知识。信息知识可以有效地改变人才的知识结构，激活原有的学科专业知识，使文化知识和专业知识发挥更大的作用。

（三）信息能力

信息能力是信息素质的核心，是人们获取、处理、利用和创造信息的能力，是信息素质与相应社会能力的有机结合。信息能力包括直接信息能力和相关信息能力两大类型。直接信息能力是从事信息活动直接需要的基本能力。直接信息能力是从事信息活动所需要的基本能力，可分为职业信息能力和普通信息能力。职业信息能力是专门从事信息工作的人们所应具备的各种能力，例如，信息采集能力、信息加工能力和信息研究能力等等。

普通信息能力是非职业信息工作者参与信息活动所应具备的各种能力，涉及信息识别能力、信息检索能力、信息获取能力、信息利用能力和信息交流能力等等。相关信息能力是与信息相关联的从事其他各项活动的一般能力，包括语言能力、思维能力、观察能力、判断能力、公关能力等。

信息能力教育是要培养和训练人们熟练应用信息技术，在大量无序的信息中辨别出自己所需的信息，根据所掌握的信息知识、信息技能和信息检索工具，迅速有效地获取、组织、评价、分析、利用和表达信息，并创造出新信息的能力。

在医学信息素质教育的信息能力教育中，主要为直接信息能力中的普通信息能力培养，即培养学生对信息的认识、检索、评价、组织、利用等方面的能力。在大学本科教育阶段，信息能力教育主要强调的是对信息收集能力的培养。信息需求者要想在繁杂的文献中迅速、准确地获取所需要的信息，就必须具备广泛的文献信息检索知识，了解各类型数据库的特点，并掌握网络及计算机文献检索的基本原理、检索功能、检索步骤与检索方法等。而对于研究生阶段的学生以及教学科研人员的信息能力教育，则应该在加强文献获取能力培养的基础上，进一步加强对信息的评价、组织、利用，进而创造新信息的能力培养。

（四）信息道德

信息道德是在组织和利用信息的过程中，树立法制观念，用良好的道德规范约束自己的信息行为，增强信息安全意识和守法意识。提高对信息的判断和评价能力，自觉抵制不良信息的侵袭，准确合理地使用信息资源。

综上，信息素质教育并不是单纯的信息收集或信息检索能力的培养，而是通过对信息的获取、评价、组织、交流和分析能力的培养，以提高理解、发现、利用并创造信息的能力，其实质性要素是提高应用信息和信息技术处理实际问题的能力，这种能力能够引发、保持和延伸终身学习。

第二节 现代医学信息素质教育的现状与未来

一、信息素质教育的现状

世界各国为了争取在日趋激烈的国际竞争中占据主动地位，都十分注重其公民的信息素质培养，把现代信息技术教育列入国家的可持续发展计划。

信息素质教育是文献信息检索与利用课程的扩展与延伸。进入 21 世纪，国内已经有部分重点大学开设信息素质教育选修课或培训活动，但多处于尝试阶段，在医学院校系统开展的还不多，而且在教学计划、教学内容、评价标准等方面还缺乏统一的规范。

二、信息素质教育的必要性和紧迫性

（一）信息用户的信息素质状况要求加强信息素质教育

随着信息时代的到来，科学研究和终身学习为信息素质提出了更新更高的要求。在高等学校开展信息素质教育是由目前信息用户的信息意识状况和获取与利用信息的能力所决定的。各类信息用户包括教师和学生的信息意识不强，对专业信息的获取与利用技术方面的知识还比较缺乏。

（二）信息服务特点的转变决定了信息素质教育的紧迫性

1.可提供服务的信息产品和资源丰富

虽然信息服务部门收藏传统印刷书的数量相对减少，但包括各类文献、专利、药品、疾病知识等专业数据库，以及集文献、病案、工具书、学术著作、临床经验等于一体的知识性数据库等虚拟馆藏量却急剧增加，信息市场上的信息产品以及信息服务部门为其读者提供服务的信息资源种类越来越多。图书馆为读者提供的不仅仅是图书、期刊及文献资料等传统信息资源，取而代之的是越来越多的电子图书、电子期刊数据库，各类型知识型数据库，网络上大量的专业信息等等。

2. 工作重点由技术服务向公共服务转变

传统图书馆往往注重书刊的收集与分类编目等技术性服务工作，而且担任这方面工作的人员通常文化层次都比较高。而现在这些后台服务逐渐萎缩，甚至外包交由书刊或数据库供应商来做。取而代之的是更加重视各类信息资源的开发利用、多种方式的参考咨询、用户教育与培训、信息分析与评价等公共性服务，越来越多的高学历人员走到前台，面对面为读者提供服务，甚至参与到课题研究和决策制定过程中。

3. 读者到馆率下降，虚拟访问量增加

图书馆馆舍面积增加，但读者到馆率增加不明显。另一方面，图书馆网络数字资源的访问率大幅上升。图书馆资料的借阅数量和复印量减少，但电子文件的打印量增加。表面上显示图书馆的利用率下降，但实际上各种虚拟信息资源的远程利用率大幅上升。同时，也应该注意到，这种文献利用方式导致读者到图书馆接受面对面服务的人数减少，而依赖于自我信息满足、远程咨询或移动服务的数量大幅增加。

4. 服务方式多样化

图书馆为读者服务的方式不再局限于简单的书刊借还和被动的文献检索服务，取而代之的是图书馆网站的建设和维护、信息产品的加工、电了书刊数据库的收集发布、网络信息资源的导航、数字资源的远程访问与利用、网上咨询以及文献传递等。

针对以上特点，如何教育学生适应时代的发展，获取与利用所需要的信息，成为高等学校素质教育的重要内容。而作为信息服务部门的图书馆也应该改变以往的服务模式，进一步强化其教育职能，将提高各类型信息用户的信息素质作为图书馆工作与服务的重点内容。信息素质教育是图书馆履行其信息职能和教育职能的具体体现。

（三）信息素质教育是培养创新性人才的需要

虽然日前在绝大多数医学院校中将文献检索课作为在本科生和研究生阶段的必修或必选课，但教学内容还主要是教授学生通过书刊、数据库或网

络获取文献信息，很少涉及其他来源的信息以及信息的组织、评价与利用方面。为培养新时代的创新型人才，针对信息素质教育的评价标准，不仅要培养学生具备准确地获取文献信息的能力，还要具备对信息进行鉴别、评价、交流、组织、加工的能力，将信息融入原有的知识体系或是生成新的信息产品，并且能在科研、教学中利用这些信息，形成新的知识。但是学生在入学初期以学习教科书内容为主，接触科研工作较少，对信息的需求不是很强烈，导致对信息素质的认识不足。

信息素质教育作为高等学校素质教育的重要组成部分，是以培养学生的信息意识和信息能力为目标，在提高学生信息意识的基础上，重点放在提高学生对信息的主动获取、评价和利用能力的培养上。信息素质的提高有助于学生将更多的潜在信息需求转化为现实信息需求。在信息时代，信息素质更是研究生在学习、科研过程中必须具备的基本素质。作为学位研究生，他们已经完成了理论知识的系统学习，进入到科学研究阶段，经常接触到课题申报、文献调研、科学实验、论文撰写等，这些工作都与信息素质密切相关，他们急切盼望获得这些知识信息，但是这些知识在医学院校往往不在教学范围之内，学生很难从常规课堂上获取这些知识。随着信息技术的飞速发展，信息产品和服务模式等都在时时刻刻发生变化。因此，针对研究生和高年级本科生进行信息素质培养比其他类信息用户更具有必要性和迫切性。在课题前以及在课题研究过程中培养学生的信息素质对于其学习、科研以及毕业后的工作都有非常重要的意义，也是实现创新型人才培养目标的必要过程。

要想做好信息素质教育工作，信息服务者和信息用户都必须提高对信息素质教育的认识，作为信息服务机构的图书馆应该充分发挥文献资源优势，积极开展大学生的信息素质教育，重点抓好研究生的信息素质培养，变被动服务为主动服务，主动推销自己，促进各种信息资源的充分利用。

三、信息素质教育的途径与手段

在高等学校进行信息素质教育，要针对不同的信息用户采取不同的途径与手段。在高等学校中，信息用户的主体是作为培养对象的各类型学生和教学科研一线的专业教师。对于本科学生，应该采取教学与培训相结合的方式进行信息素质教育。而研究生阶段的学习与本科生教学模式有所不同，其教学内容以方法学为主，针对性较强，教学方式多样化，信息素质的培养多以选修课、学术讲座、论坛等方式存在。而针对教师，则应该以定制讲座、专题培训等方式逐步加强信息素质教育，做好在职人员的继续教育。

（一）扩展文献检索课教学内容

信息的生产、传播、服务、需求、获取及利用模式都发生了变化，导致信息素质教育的方式与内容也应该随之变化。在信息时代，原来的文献检索课教学作为信息素质教育的手段之一，主要是指导信息用户如何获取信息。而信息素质教育是传统文献检索课的延续与发展，是在指导用户获取信息的基础上，提高其对所获取信息的存储、组织、分析、评价、综合及利用的能力。

因此，文献检索教学课要与时代发展同步，根据信息产品和服务方式的不断变化及时调整与扩展文献检索课内容，更新教学方式，在讲授传统的图书馆利用和文献获取知识的基础上，增加信息的组织与评价、网络的特点与利用、数据库的功能与检索等现代信息技术内容，而且要将最新的信息技术与医学专业结合起来进行教学活动。

（二）开辟网络课堂和互动咨询，提高教师的信息素质

通过校园网开辟专栏提供图书馆利用与数据库使用方法等方面的教学课件，指导学生养成自觉学习的习惯。通过网络建立参考咨询互动平台、微信服务平台，即时回答用户在利用信息资源与服务中遇到的问题，有针对性地主动推送用户需要的信息。

开展信息素质教育，培养学生的信息意识和信息能力，在很大程度上也取决于教师的学识水平和专业素质。信息素质教育的教师既要有信息学、计算机科学等现代化技术知识，同时，在高等医学院校中，还必须具备一定的与本校教学科研相关的专业知识，如：文献情报学、生物医学、药学、中医学等学科知识，同时还要有丰富的网络应用经验、文献检索实践经验，具备较高的外语水平和参考咨询能力。在信息化社会，信息素质教育的教师应该不断更新知识，掌握新技能，与时俱进，跟上时代飞速发展的步伐。

（三）建立学科馆员制度，提供个性化信息服务

学科馆员是信息服务机构与用户间的桥梁，承担着信息沟通、产品推广、信息支持、用户教育等多种职能，是信息素质教育的主要手段之一。

在具体实践中，学科馆员的作用主要体现在以下几个方面。

与相关院系沟通，收集用户对信息获取与利用方面的建议并解答问题；根据用户需求，有针对性地提供个性化信息服务；及时动态跟踪特定专题的研究进展；提供信息获取、评价与利用方面的培训，主动推介相关的信息资源；参与课题的选题、立项、评估、结题工作并提供信息支持。

事实上，学科馆员制度是信息服务机构主动服务的新尝试，在某种程度上起到了信息素质教育的辅助作用，是信息素质教育的方式之一。

图书馆实施信息素质教育，实现培养创新型人才的目的，要求学科馆员必须成为信息方面的营销专家，学会并利用各种营销技巧，把图书馆所能提供的信息产品和服务以及用户所需要的信息资源有效地推广出去，真正成为用户在科研医疗工作中离不开的信息助手。学科馆员要通过各种营销方法和服务方式，帮助用户了解并掌握获取、组织、存储、管理、分析、评价及有效利用各种信息的方法，让用户认识图书馆并充分利用图书馆。

（四）用户培训与信息产品及服务的营销

在图书馆传统服务模式下，信息产品和服务方式比较单一，信息服务部门对其信息产品很少进行多种方式的营销促进活动，图书馆以被动服务为主，信息用户到图书馆主要是借阅书刊、检索数据库或咨询相关问题等。随着计算机网络的发展与普及，用户在对信息的需求、获取方式和服务模式等方面也日趋多样化。这就要求信息服务部门必须从传统的信息服务模式向以网络及其他高新技术为基础的现代信息服务模式转变。

无论是本科生还是研究生阶段的文献检索课多属于知识性学习，学生在学习过程中尚不具备较强的信息意识。实践证明，学科馆员制度的主动服务方式还不能被信息用户完全接受。因此，只有通过图书馆营销，才能逐步促进信息用户对图书馆的认识和利用。图书馆营销的主要途径和手段就是面向用户有针对性地开展多种方式的关于信息服务与产品利用的培训讲座，让信息用户真正了解图书馆具有的信息资源和可提供的服务，并学会在学习和科学研究中充分利用这些资源。在培训中要开启学生的智慧，发掘学生的潜能，激发学生自主学习的愿望，培养学生利用信息的能力，主动接受服务和利用图书馆，把图书馆作为学习知识的第二课堂和科研、医疗过程中的加油站。

四、医学信息素质教育的主要内容

在高等医药院校，信息素质教育是涉及学校科研、教学、医疗各个学科领域的交叉性知识的普及性教育，是衡量医学人才的培养是否能够适应信息时代发展需要的指标之一。学科交叉，决定了要将信息素质教育的内容与学生的正常课堂教学内容相互渗透，要将生物医学专业知识和信息、网络、计算机等各类现代技术知识有机结合，围绕学生的科研、医疗工作，以增强他们的信息意识，提高获取、分析、评价、利用信息的能力以及维护信息道德为目的，有针对性地组织教学内容，重点放在能力的培养。而普及性教育，则决定了信息素质教育的对象不仅仅局限于高等学校中的本科学生，还应该包括学校内各级各类、各个层次的读者，如：医教研一线的教师、博硕士研究生等各类人员。从信息素质的定义出发，指导用户了解何时需求信息，并具备检索、评价、有效利用及交流信息的能力。同时还要参照高等教育信息素质能力的各项标准和指标，结合医学专业的具体特点，确定医学信息素质教育的具体内容。

基于以上目的，医学院校的信息素质教育具体应该从以下两个方面入手，即通识性信息素质教育和专业性信息素质教育。

（一）通识性信息素质教育

通识性信息素质教育的目的在于帮助信息用户具备从事科学研究和终身学习所必备的基本的信息素质。主要包括以下几点。

1. 提高用户的信息意识

通过多种方式宣传图书馆的资源与服务，提高信息用户对信息资源的认识度以及在信息利用中的道德法律意识。

2. 普及网络和数据库利用等相关知识

教授用户学会利用网络检索、浏览、下载、存储和发送各种信息，学会各种与文献获取和利用相关软件的使用方法，如：浏览器、阅读软件、文件压缩、视频播放、网络下载等；了解重要的信息搜索引擎及互动知识论坛的特点，提高文献的利用能力。

3. 有效地利用图书馆各类型服务

使用户了解图书馆可提供的信息产品与服务方式，如：图书馆的机构设置、资源布局、服务方式、缺藏文献的馆际互借、信息咨询途径等。使信息用户进一步了解学科馆员制度、课题查新等深层次信息服务在科研、教学、医疗中的重要性。

4.强化信息的组织与管理

教授用户在学习和科研中有效地利用各类学习辅助软件，提高信息用户对获取信息的管理及利用的能力。

（二）专业性信息素质教育

专业性信息素质教育是在掌握通识性信息素质的基础上，与专业知识相结合，在学习和科学研究中进一步提高鉴别、评价、利用信息的能力。主要体现在以下几个方面。

1.医学专业信息的快速获取

帮助用户了解医学领域的主要图书、期刊、学位论文、会议论文等文献数据库，以及疾病、药品、专利等专业知识数据库的特点和检索方法，提高信息获取能力。

2.医学专业信息的合理评价和有效利用

帮助用户了解医学各个学科权威专业期刊，以及网络期刊的特点和学术影响并指导阅读和投稿；推荐生物医学相关领域的重要专业信息网站及学术机构网站，指导用户对网络信息的获取、鉴别、评价与利用。

3.医学专业信息的生产、管理与交流

提高用户基本的信息选题、加工、组织与交流能力，包括医学论文的写作、论文的投稿方式及在投稿时对期刊的选择与评价标准等。

4.医学科研课题的申报与研究中的信息支持

使信息用户了解医药卫生科技项目的选题和标书撰写等相关知识。提高对课题查新咨询必要性和意义的认识，了解在申请查新时需要提供的资料以及在申请查新时应该注意的问题等。

5.专业信息资源和工具的灵活应用

了解各类网络期刊、数据库和网站的增值服务与功能，包括信息定制、数据库间的相互关联、常用统计学软件以及生物信息学软件的使用等。

进入电子时代，信息爆炸是其特点之一。"湮灭于信息"体现出海量的信息通过各种途径进行传播，而"渴求于知识"表明对信息的鉴别评价、生产加工、有效利用并将信息转化成知识的迫切性。医学信息服务具备了强时效性、强针对性以及国际化和社会化的特点，要求医学专业学生的信息素质教育更应该突出与专业和实际应用的结合，以提高其获取、分析、组织、评价、利用信息的能力为目的，以教学、科研、医疗中的信息需求为内容，全面、系统地培养信息用户掌握信息、利用信息的能力并将信息与科学研究相结合，实现向知识的转化。

第三节 现代医学信息素质教育的方法与创新

医学信息素质教育的学科化道路，是一个长期的过程。教学内容及教学方式、进度要更贴合医学专业教育，与教学科研部门以及专业教师的交流与协作要开创崭新局面。目前，初步设想有两个努力方向：首要的工作是与院系教师建立起亲密、互信的合作关系，调查读者需求，量身定制信息素质教育内容拓展教学方式。根据以往学科馆员的工作经验，加强与院系联系是比较微妙的一项工作，需要耐心恒心和出色的工作技巧，虽有少量章法可循但更多是需要在实践中摸索前进。努力方向之二是给予学科馆员压力与支持，激励他们钻研业务，提升教学水平，为医学信息素质教育树立"口碑"。对馆员的激励与培训，相对来说进度和效果比较容易掌控。除信息咨询部原有学科馆员外，此次医学学科工作组吸纳了流通部、阅览部青年骨干馆员加入，他们基本素质好，工作态度积极主动，学科馆员工作将为他们提供了一个展现才华的平台。必须在尽量短的时间内，使他们具备信息服务所需知识与能力，进而充实到信息素质教育人才队伍中来。而通过他们带动流通、阅览部门馆员信息素质的提高，则是非常理想的状态。

一、转变观念，重视医学信息素质培养

进入 21 世纪以来，美国图书馆学会大力推进信息素质教育，提出了信息素质是终身学习的一种基本人权，信息素质是人们投身信息社会的一个先决条件，面对信息时代及医学发展的挑战，医学院校必须高度重视信息素质教育和创新人才的培养，要将培养医学生的信息素质贯穿到培养学生的全过程，不断地在基础知识学习、实践实习等环节强化信息素质的培养，使学生具备良好的医学信息意识。同时，要加大对信息资源建设投入，为医学生方便快捷地利用计算机网络创造的条件，尽可能地提供可以查询的生物医学数据库等信息资源，当然，这也意味着大量资金、场地、技术力量的投入，在目前高校扩招、医学生培养成本高、投入不足的条件下，医学院校在这方面

的投入显得心有余而力不足。

二、进一步加强医学生的信息素质教育

医学信息素质教育的目标是使医学毕业生"有能力通过数据库或其他资源检索、管理、运用生物医学信息，解决医疗问题，做出正确决策"，明确指出了信息素质教育就是一种能力培养，文献检索课在目前还是主要的途径，改善文献检索课的教学模式，加强文检课师资的培养，改善教学条件，加强文检课的教材建设，分层次进行本科生、研究生、继续教育学生的文献检索课的教学都是当前需要不断完善的方面. 然而，要使医学生具备有终身学习的能力以及提高创新的能力，不可能仅仅依靠几十个学时的医学文献检索课就能达到目的，将信息素质的培养贯穿学校教育的全过程尤其重要，鼓励学生参与科研项目，写论文、综述，参加科技创新大赛，参与社会实践等，就是培养医学生信息素质的很好的途径，在基础知识的学习过程中，授课老师的提示、引导，课后加强信息检索和利用的要求，将在培养学生主动获取信息、利用信息的意识方面发挥潜移默化的作用，终将会使学生受益匪浅。

三、充分发挥医院、医学情报部门在医学素质教育中的作用

在从事医疗卫生事业工作人员的继续教育中，充分体现医学信息素质教育的内容。现代医学快速发展，医学知识不断更新，新的卫生事业管理方法、药物、医疗技术、诊治设备不断推陈出新，医学信息事业也随之蓬勃发展，对于从业者的医学信息素质教育不可能做到一劳永逸，其信息意识和信息能力需要不断强化和提高。

四、不断强化和培养医学信息意识和信息能力

加强信息道德方面的教育。信息道德教育就是要求人们遵守社会道德规范和法律法规，自觉抵制迷信、淫秽和反动信息，不制作、传播、消费不良信息，不侵犯他人知识产权、商业秘密和隐私权，合理使用与发展信息技术，不非法进入未经允许的系统，不利用信息技术进行犯罪活动，在信息活动中坚持公正、公平、平等、真实的原则。医学信息道德还包括自觉保护病人、同事和他人的私人信息，尊重病人隐私。医学生的思想道德教育、医学伦理道德教育正日益受到全社会的关注，医学信息道德的教育作为医学道德的组成部分，理应得到重视，在这方面，医学院校以及医院等机构的图书馆应充

分发挥自己的优势和独特的教育职能，有效地发挥信息道德教育的功能，在提高大学生的信息道德素质方面发挥积极的作用，使高校培养出的具有良好医学信息意识和能力的医学人才，同时具备良好的医学信息道德。

第四章 现代医学影像技术教育

第一节 医学影像技术

现代医学影像技术的应用与发展，印证了多年来医学、生物、物理、电子工程、计算机和网络通信技术的诞生与沿革。尤其是数字医学影像新技术、新设备的不断推出，对医学影像诊断和数字影像治疗带来许多根本的改变。医院里配备哪些医学影像设备和是否开展数字影像介入治疗，在很大程度上代表了这家医院的现代化检查治疗的条件与诊治水平。目前，现代医学技术的提升和现代影像技术的发展相互融合、相互依存、相互推动的趋势已经成为共识，新的现代医学影像技术和设备的研制也已经成为 21 世纪现代医学技术和生命科学发展的经济技术增长点。

一、四种医学影像手段概述

医学影像诊断是医学的一个专门领域，它使用各种先进的技术手段采集人体信息形成图像，帮助医生通过阅读图像对疾病进行准确诊断，相信很多读者在医院就诊时都曾接受过 X 光或 B 超检查，对 CT、MRI 等名词也并不陌生，但对这些检查手段的原理和区别却往往摸不着头脑，甚至有"做 CT 和 MRI 检查会感到不适吗？""辐射是否会对我或孩子的身体产生伤害？"等等疑问。在本章中，将就医学影像技术专业常用的四种医学影像手段——X 光、CT、MRI 和超声作简单介绍。

（一）X光

1895年德国科学家伦琴在进行研究时发现了"一种新的射线"并采用表示未知数的X来命名，称作X射线。此后仅几个月时间内，X射线就被应用于医学影像，也就是我们现在俗称的X光。

如今，X光照相已成为医院里最常使用的影像方法之一。它使X光照射人体，由于不同的组织对X光的吸收能力不同，从而得到人体的黑白影像照片。X光可用于诊断骨骼病变和肺部疾病，如肺炎、肺癌或肺气肿等。腹部X光则可用来检测肠梗阻、腹腔游离气体及部分肾结石。

一次胸部X光照相的辐射剂量约为0.15 mSv，而我们日常生活中所受到的宇宙射线辐射的剂量约2 mSv/年。所以，在正规使用的情况下，医用X光检查的辐射剂量是控制在安全范围内的。X光照片检查具有方便、快捷、价廉的特点，最新的X光数字化影像技术使其在医学影像诊断中占有其独特的地位。

（二）CT

CT的全称为计算机断层成像，是一种利用数字化处理后重建的放射线医学影像。它主要通过X光旋转照射人体，利用不同的组织对X射线的吸收能力的差异，用计算机重建出人体断面影像，将多层的断面影像相累加，即可形成立体影像。

CT具有空间分辨率高的特点，通过不同的方法重建图像，医生几乎可以从任意角度观察病变的细微变化和特征，为诊断带来了极大的便利，CT可用于诊断全身各部位的肿瘤、炎症及创伤等，内脏、骨骼、软组织和血管的CT扫描图像较普通X光图像更加清晰，因此CT扫描在诊断颅内出血、肺部和心血管病变、结石及复杂骨折等有其独特的优势。

（三）MRI

人体70%成分是水，磁共振成像依赖水中氢质子成像。当把人体放置在磁场中，用适当的电磁波进行照射，使氢质子旋转排列方向发生改变，并发生共振，然后分析其释放的电磁波。由于不同的组织会产生不同的电磁波信号，经计算机处理，就可以得到人体内部的图像。

MRI具有极好的软组织分辨力，对于实质器官，如脑神经系统、肌肉骨骼系统、脊柱软骨、甲状腺、肝、胆、脾、肾、胰、肾上腺、生殖器官（膀胱、子宫、卵巢、前列腺）及乳腺有较好的诊断价值，与 CT 相比，MRI 无放射线辐射，但扫描时间较长。由于 MRI 系统拥有强大磁场，因此患者在接受检查前须移出所有的金属饰品。部分患者因体内有金属物质，如心脏起搏器等，因此不适合进行 MRI 检查。

（四）超声

医用超声影像是用高频率声波照射人体、采集人体组织产生的回声信号，经计算机处理形成图像。超声检查可用于人体实质器官（如肝、胆、胰、脾、肾、膀胱、子宫、卵巢、前列腺）和浅表器官（甲状腺、乳腺、眼、皮下软组织）的病变诊断，心血管系统及胎儿产前检查。

由于超声检查具有无创、无放射性，实时、便捷的特点，在医院里得到广泛应用。唯一的缺点是超声不适用于骨骼内部或含气体的组织（如肺部）的诊断。

在病情需要的前提下，正确应用影像检查给患者带来的好处大于其可能风险。

一般医学影像检查不会引起疼痛。某些 CT 和 MRI 检查，需要给予患者口服或静脉注射造影剂，这可能会引起短暂不适。女性患者如果认为自己已经怀孕，在接受检查前一定要通知放射科医生。此外，少数患者在检查过程中很难保持静止，如有慢性疼痛或幽闭恐惧症，可在医生的指导下通过药物或其他镇定方式的帮助度过检查时间。

二、医学影像系统成像的物理共性

虽然医学影像成像系统有许多种类，但就其成像源的物理系统的共性来说，都是充分和准确地利用成像源的物理作用来获得人体内携带有某种物理量分布信息的影像数据的。

（一）医学影像系统成像四个共性

1. 源

源，这里是指能够获得医学影像信息的物理能源，可以是发自体外的源，如 X 光源、磁场源、超声源、电磁波源、红外线源等，这些掌握人体外部的能源称为外源，外源的共同特点是对人体组织或器官具有已知和可控的作用，如医学 X 光的放射特性、控制 X 光的输出剂量、入射剂量、人体各组织器官对 X 光衰减值都是已知并可精确控制的。另外的一种源是注入人体内的源，如注入人体内部的同位素辐射源或人体自身的热辐射源等。这些增强显影剂的辐射非常低，对人体安全无损害，但由此产生的医学影像却非常清晰，并且受检查的部位靶向性准确。

2. 源与物体（目标）的相互作用

无论采用哪种医学影像系统的成像源，都必须清楚地了解成像源和人体相互之间会产生哪种作用，并且需要充分把握、控制、检测源的生物安全剂量，质量指标和检测标准以及注入体内源的循环与衰减变化情况。例如 X 光穿过人体时，会经过不同器官和不同密度组织的衰减；超声波在人体中反射并在传播时产生不同的时间延迟等。只有这样，我们才可以清楚地知道源与人体相互作用的部位（器官）以及准确检测出某种源与人体各部分组织器官相互作用后的结果、指标和参数，然后据此来进行医学影像的诊断和治疗。

3. 检测器

检测器的主要作用是在体外检测携带有体内信息的信号。各种医学影像设备中信号检测器的种类、精度、灵敏度决定了医学影像成像的方式和清晰度，因此也是医学影像设备发展的关键技术和重要器件之一。一般来说，检测器的形式与各种源的类型有一一对应的关系，例如 X 光检测器、超声检测器（超声探头）、红外线检测、光电倍增检测器等各种各样的影像信号检测器（传感器）。这些影像信号检测器无论其组成原理和材料特点如何，其共同的作用和主要功能评价指标有很多是一样的，如检测弱信号的灵敏度，检测与处理信号的速度以及检测用的源剂量的强度。

4. 电子系统

电子系统一般是以计算机为主要处理设备的控制系统，它可以将检测器上获得的信号转变为数字信号，并通过计算机对复杂图像进行快速地处理和运算，构建出精确的数字图像，电子系统中的主要部件是计算机以及相应的图像处理软件。目前，一些大型的、精密的医学影像设备在获得数字化图像后，为了帮助医生进行诊断和分析，往往需要进行一些相应的图像后处理，如去除噪声、灰阶处理、窗宽和窗位调整等，使图像中模糊的轮廓显示清楚，对图像的某些部分进行面积、周长的测量等，这些都是在计算机控制下进行的。

（二）X光影像设备的性能指标

从 X 光成为医学影像成像的体外能源以来，人们已经深入地了解并掌握了 X 光与人体各器官和组织相互作用的关系，剂量的精确量化指标，严格的人体安全耐受标准，图像清晰度（灰阶）与组织分辨率、空间分辨率的关系，二维图像、彩色图像、三维图像各自与图像信息采集的关系。严格意义上说医学图像信息的清晰、准确与否，最基本和最重要的关键问题就在于对产生图像信息源的精确控制与信号检测灵敏度的设计来决定的。

三、计算机医学影像

现代医学影像技术的发展从根本上讲是与计算机技术发展互相结合、互相依存、互相促进的结果，计算机医学影像技术的发展有力地推动了医学影像学科的进步，也使得医学影像的诊断与治疗向更快速、更清晰、更安全、更无害、智能化的方向发展。

（一）点阵与矢量医学影像

计算机图像分为点阵图（又称位图或栅格图像）和矢量图形两大类，认识彼此的特色和差异，有助于医学图像的采集、转换、存储、输出等，并对其进行分析与医学数字图像后期处理。点阵图像和矢量图形没有好坏之分，只是用途不同而已。因此，整合点阵图像和矢量图形的优点，才是处理数字图像的最佳方式。

1.点阵图像

点阵图像，亦称为位图图像或绘制图像，是由称作像素的单个点按行列有序排列点阵组成的。这些点以其不同的排列位置和染色（灰阶）程度构成图像（形）。当放大位图时，可以看见赖以构成整个图像的无数个不连续的方块（点阵）。由于每一个像素都具有单独染色（灰阶）的量化值，因此可以通过计算机处理图像的每一个像素或对选择区域进行处理而产生近似相片的逼真效果，如加深阴影、亮度、对比度和调整颜色灰度值等操作。当缩小或放大位图的尺寸时也会使原图变形（失真），因为此举是通过减少像素或增大像素点距来使整个图像大小变化的。

点阵图像清晰度是与分辨率有关的，即在一定面幅（尺寸）的图像上包含有同定数量的像素阵列。因此，如果在屏幕上以较大的倍数放大显示图像，或以过低的分辨率打印，位图图像会出现锯齿边缘。以照片为例，如果我们把照片扫描成为位图文件并存盘，一般我们可以这样描述这样的照片文件：分辨率用行像素乘以列像素，颜色（灰阶）多少位等等。通常这样的位图文件可以用 Photoshop、ACDsee 等软件来处理和浏览。通过这些软件，我们可以把图形的局部一直放大，到最后一定可以看见一个个像马赛克一样的色块，这就是图形中的最小元素——像素点。到这里，如果我们再继续放大图像，将看见像素点继续变大，甚至到一个像素占据了整个窗口，窗口就变成单一的颜色，这说明位图图像不能无限放大。当处理位图图像时，可以进行逐个像素的编辑修改，优化微小细节以增强效果。

医学数字影像多数是二维平面的点阵图像，记录和描述图像中信息的最小单元是像素点，一幅二维的医学数字灰阶影像是由 M 行乘以 N 列的像素点构成，其中每个像素点用 28 ~ 212 个二进制数位来记录该像素的灰度值，即每个像素可以保存 256 ~ 4096 灰度值，可见医学图像信息的清晰度之高和每个像素所包含及表达信息的内容之丰富。

2. 点阵图的文件格式

点阵图可以被保存成的文件类型很多，如 bmp、gif、jpg 以及 tif 格式。同样的图形，存盘成以上几种图标文件格式时，各文件的字节数会有一些差别，比如 jpg 格式的文件，它的大小只有 bmp 格式文件大小的 1/10 到 1/35。

点阵图的文件大小呈现以下规律：图形面积越大，文件的字节数越多；文件的色彩越丰富，文件的字节数越多。这些特征是所有点阵图文件所共有的。

3. 矢量图

矢量图，也称为面向对象的图形或绘图图形，数学上定义矢量图为一系列由线连接的点。

矢量图主要由线条和色块组成，这些图形可以分解为单个的线条、文字、圆、矩形、多边形等单个的图形元素，再用一个代数式来表达每个被分解出来的元素。

矢量文件中的图形元素称为对象。每个对象都是一个自成一体的实体，它具有颜色、形状、轮廓、大小和屏幕位置等属性。由于每个对象都是一个自成一体的实体，就可以在维持它原有清晰度和弯曲度的同时，多次移动和改变它的属性，而不会影响图例中的其他对象。

这些特征使得矢量图特别适用于编辑处理图例和三维图形建模工作，因为它们通常要求能创建和操作单个对象。因为矢量图形与分辨率无关，所以可以按最高分辨率将它们缩放到任意大小和以任意分辨率在输出设备上显示或打印出来,而不会影响其清晰度。因此,矢量图形是文字(尤其是小字)和线条图形(比如医学线条图)的最佳选择。

矢量图形也有共同的规律,即可以无限缩放图形中的细节而不会造成失真或马赛克效果。一般的线条图形或卡通图形,保存为矢量图文件,其文件大小比保存为点阵图文件要小很多。存盘后文件的大小与图形中元素的个数和每个元素的复杂程度成正比(元素的复杂程度指的是这个元素的结构复杂度,如五角星就比矩形复杂、一个任意曲线就比一个直线段复杂),而与图形面积和色彩的丰富程度无关。通过软件,矢量图可以轻松地转化为点阵图,而点阵图转化为矢量图就需要经过复杂而庞大的数据处理,并且生成的矢量图的质量绝对不能和原来的图形比拟。

(二)数字医学影像的颜色或灰度

数字医学影像的颜色或灰度的多少,也是一个非常重要的评价指标,其指标好坏将直接影响图像的目视判读和使用价值,甚至影响医学影像诊断或治疗的结果。

现在的医学数字 X 射线的成像设备主要有 CK 和 DR 两类,产生图像的灰度一般可以达到 8 ~ 12 bit,即图像中每个像素点的灰度信息可以表现出 256 ~ 4096 个灰度级别。如果采集的是彩色图像信息,则每个像素至少需要用 3 个字,24 位二进制数来保存 RGB(红、绿、蓝)信息,甚至有些彩色图像每个像素的信息量达到 32 位到 40 位精度,总之,图像的灰度或色彩的信息量越大,医学图像的目视判读的区分性就越好。例如病理图像诊断中,细胞核染色浓度(DAPI)的变化将是区分细胞癌变或正常的重要因素之一。还有采用伪彩色的方法处理灰阶图像,可充分显示和识别不易被发现的结构或层次。

(三)计算机医学图像的分辨率

计算机医学图像的分辨率和采集方式、转换精度、处理方法及显示视窗的清晰度等诸多因素有关。医学图像分辨率的好坏,是由以下多种因素构成的。

图像分辨率是指在单位面积上包含像素点的多少,像素越多则图像清晰度越高。首先,医学图像分辨率的高低是评价影像质量的综合指标之一,众多数字医学影像设备各自的技术性能指标差异很大,信息的采集与转换精度也有一定差别,这些因素将直接影响医学图像的分辨率。其次,数字图像信息的处理与存储压缩方式的不同，也将影响医学图像的分辨率。

医学影像往往提供的是人体的某一器官瞬时的静态图像，但由于医学影像设备采集图像的速度不够快，或因为人体器官连续不停地运动致使图像产生伪影。解决此类问题的方法，就是要大大提高图像采集的时间分辨率，这好像用数码相机的高速快门捕捉运动的目标一样。如第5代电子束CT的图像采集速度已经达到每秒20帧以上。时间分辨率的提高更有利于动态的心脏医学影像检查，也有利于对躁动病人或儿童的影像检查。

医学影像多是二维平面的层叠的图像，这些平面图像很难识别人体内组织器官复杂的结构，甚至可能被遮挡而遗漏诊断。由于CT、MRI等影像设备可以连续采集人体器官断层的体素信息，可以精确定位病变组织的形态大小、位置关系、功能指标等重要信息，这些像素信息其实就是空间分辨率的体现，经过计算机处理后，可以完成人体器官的三维图像重建。高清晰分辨率图像可以提供影像监控下的手术导航，如介入治疗，颅脑手术等。

医学图像需要在专业的医学图像显示屏（视窗）上显示出来，供影像诊疗医生使用。现在医院里常用的图像工作站视窗分辨率都在IKB以上（1024×1024），还有2KB（2048×2048）、4KB（4096×4096）甚至达到5KB（5120×5120）的超高分辨率的医学影像观察视窗。

（四）医学图像处理常用技术

医学图像处理是指在完成医学影像检查之后，对所获得的图像进行再加工的过程。目的是提高医学图像目视判读的清晰度，进而提高诊断的准确率，减少漏诊和误诊。

图像增强的目的在于：采用一系列技术改善图像的视觉效果，提高图像的清晰度；或将图像转换成一种更适合于人或机器进行解译和分析处理的形式，图像增强不是以图像保真度为原则，而是设法通过处理有选择地突出人或机器感兴趣的信息，使其便于分析，抑制一些无用的信息，以提高图像的使用价值，说到底即图像增强处理只是增强了对某些信息的辨别能力。

图像增强是一个相对的概念，增强效果的好坏除与算法本身的优劣有一定的关系外，还与图像的数据特征有直接关系，同时由于评价图像质量的优劣往往凭观测者的主观而定，没有通用的定量标准，因此增强技术大多属于面向问题，增强方法只能根据面临的具体问题有选择地使用。图像增强方法主要有对比度增强、滤波增强、彩色增强等。

所谓图像分割是指根据灰度、彩色、空间纹理、几何形状等特征把图像划分成若干个互不相交的区域，使得这些特征在同一区域内，表现出一致性或相似性，而在不同区域间表现出明显的不同。简单地讲，就是在一幅图像中，把目标从背景中分离出来，便于进一步处理。

数字图像的边缘检测是图像的分割、目标区域的识别、区域形状的提取等图像分析领域的基础，是图像识别中提取图像特征的一个重要属性，图像理解和分析的第一步往往就是边缘检测，边缘是指图像局部强度变化最显著的部分，主要存在于目标与目标、目标与背景、区域与区域（包括不同色彩）之间，是图像分割、纹理特征和形状特征等图像分析的重要基础。

图像纹理是由大量或多或少有序的相似基元或模式组成的一种结构形式，这些基元或模式单独观察时没有特别引人注目的特征，如整体观察则呈现出一定的空间分布特征。如直接观察组织的超声图像时，不难发现图像基元呈现为一种颗粒状结构，这是由于在超声成像系统可分辨的最小单元内存在许多不可分辨的微小散射体，超声波在组织内传播时遇到这些等于或小于波长的细微结构时即发生散射，散射波之间相互干涉，导致回波幅度波动而形成。

灰度的这种二维空间分布规律构成了组织超声图像的纹理特征，其反映了人体脏器组织的声学特性，进而可以反映出组织结构的改变。诸多研究表明：相同的组织在相同的成像条件下每次都会产生相同的纹理模式；不同组织其超声图像纹理特征不同；同一组织当其内部结构发生改变后，它的超声图像的纹理特征亦不相同。利用计算机图像处理技术可对这种纹理特征进行数理模式分析，寻找能反映纹理特征的数理参量，从而达到对组织结构特征进行评价的目的。

医学图像配准是指对于一幅医学图像寻求一种（或一系列）空间变换，使它与另一幅医学图像上的对应点达到空间上的一致。这种一致是指人体上的同一解剖点在两张匹配图像上有相同的空间位置。配准的结果应使两幅图像上所有的解剖点，或所有具有诊断意义的点及手术感兴趣的点能达到匹配。图像配准是图像融合的前提，是公认难度较大的图像处理技术，也是决定医学图像融合技术发展的关键技术。

医学影像的融合，就是影像信息的融合，即利用计算机技术将各种影像学检查（如 CT-MRL、CT-SPECT、MRI-PET、MRI-DSA 等）所得到的图像信息进行数字化综合处理，将多源数据协同应用，进行空间配准后，产生一种全新的信息影像，以获得研究对象的一致性描述，同时融合了各种检查的优势，从而达到计算机辅助诊断的目的。

图像压缩就是把图像文件的大小进行压缩变小，同时图像的质量又不会失真到不能接受的程度。医学图像是医学诊断和疾病治疗的重要依据，确保恢复图像的高保真度和真实性是医学图像压缩首要考虑的因素。

（五）三维医学影像

现代医学影像技术使人们可以越来越清晰地看到人体内组织形态及动态功能的二维影像，为进一步提高"医学影像可视化"水平，发挥医学数字图像"立体、透明、动态、清晰"的技术优势，很多实用的影像设备不断开发出具有三维图像重建的功能，像三维 CT、彩色三维超声、核素成像 SPECT，PET 等都具有三维立体成像的功能。同时为深化研究人体的器官形态和生理、生化、细胞、蛋白质、基因等重要的人类信息，各个国家正在研究"数字虚拟人"。"虚拟人"在医学领域有着广泛的应用前景，既可以为医学科研、教学和临床手术提供形象而真实的模型，也能为疾病诊断、新药检验及新诊疗手段的开发提供参考。

越来越多的图像以及三维重建技术已经变成外科手术计划、治疗处理及放射科以外其他应用的有效手段，它可以提供器官和组织的三维结构信息，辅助医生对病情做出正确的诊断。如多平面重建、最大强度投影、最小密度投影、平均密度投影、表面重建、CT 仿真内窥镜等。虚拟内窥镜采用虚拟现实技术，利用 CT、MR 等设备产生的图像，进行三维重建工作。手术导航系统可以将病人术前或术中影像数据和手术床上病人解剖结构准确对应，手术中则跟踪手术器械并将手术器械的位置在病人影像上以虚拟探针的形式实时更新显示，使医生准确了解手术器械相对病人的解剖结构，影像导航提高了外科手术的安全性和准确性。医学图像处理和分析的方法一直在不断地发展中，计算机的性能与存储能力的不断提高，使得三维数字图像重建技术不断提高，并得到广泛的应用。

数字虚拟人简称"数字人"或"虚拟人"，是为更加准确地描述和研究人体自身形态结构和生理、生化功能指标而采用的高科技手段和计算机图像处理技术。它通过对"标准人体"——真人尸体从头到脚做高精细水平断层的解剖处理，并实时采集全部数字高清晰图像，进而通过大型计算机处理而实现的数字化虚拟人体。数字人技术所有数据均采自标准真实的人体，它的研究目标是通过人体从微观到宏观结构与机能的数字化、可视化，进而完整地描述基因、蛋白质、细胞、组织以及器官的形态与功能，最终达到人体信息的整体精确模拟。

随着医学影像技术的不断发展和提高，三维立体医学图像的快速成像技术也日臻完善，因此形成了许多新的医学诊疗的方法和手段，在临床诊治中有越来越广泛的应用。

1. 介入放射学

介入治疗是在借助各种高清晰度的医学影像仪器实时观察的情况下，安全地通过导管深入体内，对病灶直接进行观察或治疗的新方法。如实时、三维立体成像引导下的介入治疗，能够实时地、高清晰地提供患者导管导向的位置、局部循环结构、栓塞或扩张的效果等介入治疗过程的重要信息，从而确保了对某些心血管病、脑血管病、肿瘤等重大疾病的介入治疗，为提高介入治疗的准确率和患者的存活率，改善患者愈后的生活质量发挥了重要作用。

2. 立体定向放射治疗

立体定向放射治疗也称为立体定向放射外科学，是一门新的治疗技术。它是利用 CT、MRI 或 DSA 等设备和技术，加上立体定向头架装置对颅内病变区做高精度的定位，经过专用的计划治疗系统，即具有实时三维立体显示和计算机处理功能的手术计划系统，做出最优化的治疗计划，运用精准锐利的小截面光子束中心照射方式快速聚焦病变部位，产生瞬间的高能量，杀死肿瘤细胞或截断血管来完成手术。照射时，由于照射光束边缘剂量下降很陡峭，就像刀锋一样锐利，因此如用 γ 射线照射时就称为"γ 刀"，如用 X 射线照射时就称为"X 刀"。目前该项技术不仅可以进行颅内放射治疗，还可以进行全身立体定位放射治疗，使得临床治疗手段有更多的选择。

（六）虚拟内窥镜

虚拟内窥镜技术是将 CT 和 MR 获得的原始容积数据与计算机三维图像技术相结合，借助导航技术、漫游技术以及伪彩技术来逼真地模拟腔道内镜检查的一种方法。具体来讲，病人在检查时首先作 CT、MRI 或超声等扫描，所得数据传入计算机后进行处理，生成便于计算机显示的数据，然后利用类似虚拟现实的手段对所要检查区域进行显示，在计算机的屏幕上观察是否有病变。显然，整个检查过程没有与病人身体有任何接触，避免了不必要的痛苦。

（七）基于影像的计算机辅助外科

随着 CT、MRI 等图像诊断仪的发展，计算机虚拟现实技术在医学中的应用也得到了飞速的发展。计算机利用这些图像信息进行三维图像重建，为外科医生进行手术模拟、手术导航、手术定位、术前规划提供了客观、准确、科学的手段。

手术模拟又称虚拟手术，是利用各种医学影像数据，利用虚拟现实技术在计算机中建立一个模拟环境，医生借助虚拟环境中的信息进行手术计划、训练。虚拟手术系统能够使得医生依靠术前获得的医学影像信息建立三维模型，在计算机建立的虚拟的环境中设计手术过程、进刀的部位、角度，通过预演手术的整个过程以便事先发现手术中可能存在问题，从而提高手术的成功率。

通常在对病人实施外科手术之前，外科医生可以先做手术模拟，即利用虚拟现实系统进行练习。外科手术模拟需要了解更多的、有关各种器官和肌肉的性能与行为方面的知识，为了修补、移植或摘除某些组织和器官，外科医生必须与人体打交道，将空间跟踪定位装置固定在虚拟手术刀或手术剪上，虚拟现实系统就可以监视和记录外科医生的位置和方向，外科手术模拟使得外科医生在做一次比较复杂的外科手术之前可以先进行练习，然后将练习的成果应用于实际手术之中。

通常手术的模拟过程是这个样子的。外科医生戴着可以显示计算机生成立体图像的头盔显示器，头盔上装有空间跟踪定位器，显示的图像始终跟踪着外科医生的视线，当外科医生转动头部时，空间跟踪定位器就发信号给虚拟现实系统去调整仿真中的视图。当外科医生用头盔显示器看着虚拟手术台上的用计算机制作的三维仿真人体模型时，头盔显示器同时可以显示出该虚拟病人的血压、心率或其他生理信息。外科医生戴着数据手套，拿着虚拟手术刀，数据手套上也配备位置跟踪定位装置，这样，虚拟现实系统使可以精确地跟踪人体的运动和位置，以及在医生和虚拟病人之间的手术动作。完成一次虚拟手术后外科医生还可以按一下复位按钮进行重复手术。如果虚拟病人"死"了还可以让他马上起死回生，以便外科医生从头开始，重复练习，积累经验，从而增加实际手术的成功率。将来，如果在模拟手术中加入变形力来模拟及感觉反馈的功能，将可成为医学教学的工具。

由于模拟环境是单独构成的，也就是说，虚拟空间与真实空间（手术对象脏器）的位置并不一致，为解决这一问题，目前已有人制作出了脏器模型与模拟的虚拟空间位置一致且可用三维指示器选择模型的各个部位，自由链接虚拟空间上的图像数据的系统。如果手术室中患者的实际脏器与模拟的虚拟空间位置相对应，这一系统就可代替脏器模型，用于手术指挥。当用三维指示器选择脏器的某一点时，就可立即显示含选择点在内的断层图像，并在该图像上标记当前所选择的部位，它类似于卫星地面定位系统，能够实时地显示自己目前所在的地点在地图上的位置。将该病人的真实形象送入仿真系统，外科医生就可以对实际的外科手术做出相应的规划，因而使得他可以预料到难以预料到的某些复杂性。利用虚拟现实技术进行虚拟外科手术还可以为那些刚走上工作岗位的医生或医学院学生提供更多的机会去演练以前从未做过的手术。

手术模拟可以为外科医生在没有进行手术之前预先模拟手术的过程，分析在实际手术中可能遇到的问题，从而事先考虑好补救的方法，采取预防措施，并可以通过不同手术方案的模拟比较各种方案的优劣，找出最好的方案来进行实际的手术。总的来说，手术模拟具有巨大的应用前景，对医生和患者都有重大的意义。

在传统的手术中，医生是在自己的大脑中进行术前的手术模拟，以确定手术方案，这是高效、准确、顺利地进行手术所必需的准备工作，然后根据其在医生大脑中形成的三维印象进行手术。但这种手术方案质量的高低，往往依赖于医生个人的外科临床经验与技能，且整个手术班子的每一位成员很难共享某一制订手术方案的人员在其大脑中形成的整个手术方案的构思信息。用计算机代替医生进行手术方案的三维构思比较客观、定量，且其信息可供整个手术班子的每一位成员共享。如果引入 CT 等三维图像，就可对具体图像与同行进行交流，在虚拟的空间（virtual space）进行三维手术模拟，并制订出较为完善的手术方案。如果所设想的空间能与现实空间及位置能够正确地对应，在手术中就可随时以此作为参考。

下面介绍几个术前规划的实例。微创手术是以尽可能小的创口通道使手术器械到达病灶部位，然后进行准确、适当的操作。为此，在手术前应收集治疗信息及图像信息加以分析，并将手术过程以手术模拟的方式加以预测，然后，根据数据分析的结果制订出比较完善的手术计划。此外，还应备有手术修改计划，准备好手术方案，在手术中应参照计划操作，并根据情况选择适当的手术方案。在手术中向手术医生提供指挥信息，首先要将手术方案输入到系统中。为了实现这一目的，需要事先输入专用数据，这样一来反倒不如通过系统提供的手术方案的制订功能，从最初就让手术医生直接参与手术方案的制订。手术医生在虚拟的空间中加入三维 CT 图像等各种信息，在进行手术模拟的同时筹划手术方案，并绘制出一个容易操作的三维地图，在这一地图上，集中着手术时所能观察到的形态信息及其功能的重要性、手术预定部位的范围、随手术过程而发生形态变化的预后图以及各种信息与相互位置的对应。此外，在手术中，也能向地图上增加各种信息。比如，用红外线或紫外线拍摄的术野图像、手术中超声断层图像及 CT 图像等，对掌握因手术操作而引起的术野变化是非常必要的。

由于在手术前对某一病例要进行真实的手术模拟，因此，虚拟现实技术将得到充分的利用。在做脑部肿瘤放射治疗时，需要在颅骨上穿孔，然后将放射性同位素准确地安放在脑中的病灶部位，既要使治疗效果最好，又要保证整个手术过程及同位素射线不伤及正常组织。由于人脑内部结构十分复杂，而且在不开颅的情况下，医生无法观察到手术实际的进行情况，因而要达到上述要求是十分困难的。利用可视化技术，就可以在重构出的人脑内部结构三维图像的基础上，对颅骨穿孔位置、同位素置入通道、安放位置及等剂量线等进行计算机模拟，并选择最佳方案，同时，还可以在屏幕上监视手术进行的情况，从而大大提高手术的成功率。有不少儿童的髋关节发育不正常，当做矫形手术时，需要对髋关节进行切割、移位、固定等操作。利用可视化技术可以首先在计算机上构造出髋关节的三维图像，然后在计算机上对切割部位、切割形状、移位多少及固定方式等多种方案进行模拟，从而大大提高矫形手术的质量。

手术导航系统的工作流程如下。

1.MR 或 CT 扫描

在病人头部不易动的部位贴上 4 个以上能实现 MR 成像或 CT 成像的标志点,然后进行 MR 或 CT 扫描,采用 3D 扫描序列,片厚 1 ~ 2mm,无片间距,从头顶扫描至颅底之下。

2. 图像数据获取

将 MR 或 CT 扫描图像写入光盘,然后拿到手术室,或者通过局域网直接将 MR 或 CT 图像从扫描室传到手术室的导航系统计算机。

3. 图像重建

导航系统的计算机将图像数据从光盘或硬盘读入内存,原始图像实际上是多层的横断面图像,通过它重建出矢状面及冠状面图像。另一方面,对图像调整并分割,将头颅图像从背景中分割出来,并重建出头颅的三维图像。

4. 标志点注册及坐标变换

用引导棒点在病人头部的标志点上,同时在三维图像上找到相应的点并"注册",测得标志点的空间坐标及图像坐标,共注册 4 个以上的点,这样便可建立空间坐标与图像坐标的关系,通过这种关系,可将空间任一点的精确空间坐标转换为图像坐标。

5. 术前手术计划及术中实时引导

可进行病灶定位,确定手术入路,多角度、多模式观察手术路径,计算病灶深度、面积及体积等。

(八)基于医学影像的计算机辅助诊断

计算机辅助诊断的过程包括病人一般资料和检查资料的搜集、医学信息的量化处理、统计学分析,直至最后得出诊断。医学影像中各种影像检查技术包括平片、CT、MRI、超声及 PET 等,均可引入计算机辅助诊断系统。由于放射科医生的诊病过程是阅片、判断过程,会受到医生经验及知识水平的限制和影响,特别是要发现一个病人的细微病灶要面对大量 X 光断层扫描图像,并且由于阅片疲劳、个人的判读标准不一等原因,医生诊断时往往容易遗漏某些细微改变,如肺结节,乳腺内的细微钙化等,如果借助计算机提示病灶的存在及位置,就可以大大提高疾病的诊断准确率,减少误诊与漏诊。

医生在阅片时可以参考计算机的结果,减少肺结节的漏诊。一旦发现肺结节,接下来的工作就要进一步判断其良恶性,肺结节良恶性的诊断对于放射科医生有时是相当棘手的。引入计算机技术对肺结节良恶性进行鉴别诊断可以减少误诊率。

构成此类鉴别诊断系统的基本流程如下：搜集足够数量病理证实的肺结节影像病例；对所有病例的图像进行特征分析并加以记录，如病变的大小、形态特点、密度、边缘等影像学征象；将所提取的图像特征输入神经元网络、Bay 网络、决策树等各种分类算法中，形成计算机辅助诊断系统；对这一系统进行测试、训练，这样就可以应用这一系统对肺结节性病变进行良恶性鉴别了。

目前的 CAD 研究大多局限在乳腺和胸部肺结节性病变，身体其他部位的 CAD 研究目前仍很少而且不成熟。因而，乳腺及肺结节性病变的 CAD 研究基本代表了目前 CAD）在医学影像学中的最高水平和基本现状，而计算机对于纠正这些错误和不足具有巨大的优势，医学影像学中，计算机的输出结果是定量分析相关影像资料特征而获得的，其作用是帮助放射科医师提高诊断的准确性和对于图像、疾病解释的一致性。其他方面的 CAD 方法原理与之有很多相同之处。

四、医学图像评价因素

对医学图像的评价产生影响包括成像质量的客观物理因素与人的视觉系统等主观因素。

（一）影响对医学图像评价的客观因素

各种成像系统最后提供给医生的图像都是经过加工处理的实际信号。但是有一些物理因素可影响成像的质量，包括 X 光的发射光谱、待测对象的吸收特性和散射特性、增感屏的吸收特性及其发射光谱等。

噪声的物理源同源本身和检测系统有紧密关系，因此测量时应按需选择，医学中的放射摄影，有如下几种类型的噪声干扰，即感光乳胶的结团、胶片的物理形变、增感屏磷光物质的无规则漫射、胶片处理中杂斑的形成和量子杂斑等。

（二）影响对医学图像评价的主观因素

探讨主观因素对医学图像评价的影响应该从眼睛这个特殊的光学系统说起。观察物体时，要想看清楚它，首先要使它在视网膜上形成清晰的像。为了使不同距离的物体都能在视网膜上形成清晰的像，必须随着物距的改变相应地改变眼睛的焦度。晶状体实际上是一个可变焦距的透镜,这使它具有很强的适应能力。

视网膜图像主要形成在中央凹处的面积上,然后由光接收器——杆状细胞和锥状细胞产生的相对刺激作用传入大脑,由大脑整合获得图像感觉。医学中所遇到的各种图像基本上是由许多分离的亮点(像素)排列显示出来。因此,人的眼睛对于不同亮度之间的分辨能力在评价图像处理结果中也是必须考虑的重要方面。

平面上的像素位置可用坐标表示,其灰度级也可用数字表示,因此数字图像就是在空间坐标上和亮度上都是已经离散化了的像素矩阵图像。为了得到高质量的数字图像,阵列像素的数目和灰度级别需要多少才好呢?很明显,图像清晰度主要取决于像素数目。固然,这些参量的增加将使图像更加接近原始信息,但是当像素数目增加时,对系统的存储量和数据处理量的要求也随之增加。

五、医学影像设备

数字化医学影像设备的发展和应用,已经成为建设数字化医院的基础和提高诊断与治疗水平的保证。现在医院里常用的各种医学影像设备的种类与型号有很多,大致可分为五种类型:X光摄影系统、磁共振摄影系统、超声诊断系统、核医学图像系统、红外影像系统与医用内窥镜检查系统。各类影像系统的功能和适宜检查的范围是不同的,因此人们正在研究运用医学影像比较学、各类医学影像融合技术来进一步提高诊断和治疗的水平。

(一)X光摄影系统

医学X光摄影系统,泛指所有采用X光源获取医学影像的设备,这里包括常规胶片X光机、计算机成像X光机、数字X光机、断层扫描X光机和血管数字减影等设备。

1.常规X光影像技术

传统的X光成像是经X光摄照,将影像信息记录在胶片上,在显定影处理后,影像才能显示于照片,这类胶片影像属于连续变化的光学模拟图像。

现今仍有70%以上X光影像诊断是用该方式的常规X光摄影技术,因为新型X光胶片感光粒度非常高,且新胶片是按不同波长、不同能谱段分类的专用胶片,在能谱内的敏感度非常高,比原来胶片高出3个数量级,而对此能谱段外的射线又有极强的排他性，尤其对可见光极不敏感，从而可以免去采用增感屏和在暗室中操作的限制。新 X 光胶片的敏感度高，检查时所用 X 光剂量也必然要降低，可减少 1～2 个数量级，这些新型的胶片保持了传统的成像快、空间分辨率高的优势，结果也使 X 光机由大功率变为小功率，可制作出体积小、重量轻、便于携带的精密型小功率 X 光机。

2. 计算机成像 X 光机

目前已能做到从 X 光曝光到将模拟信号影像变为数字化影像，但这中间要有较多的复杂处理过程，需要许多设备和处理时间：如将影像增强——电视系统摄取到的 X 光影像，从视频（模拟）信号经数字化转换成数字影像，并先用存储屏将 X 光影像记录下来，再经激光扫描转换成数字信号，送入计算机工作站的数字化 X 光摄影方式，被称为 CR 系统。

图像后期处理的主要功能有灰阶处理、窗位处理、数字减影血管造影处理和 X 光吸收率减影处理等。灰阶处理是通过图像处理系统的调整，在人眼能辨别的范围内进行选择，以达到最佳的视觉效果，这有利于观察不同的组织结构，如处理胸部片可以同时展示两张显示肺和纵隔的最佳图像。窗位处理是对某一灰阶数字信息的（上下限范围）内容（如选择骨的灰阶范围）突出显示指定灰阶范围内的组织结构，以及其对 X 光吸收率的细微差别，同时可对这些数字信号进行增强处理。窗位处理可提高影像的对比度，这有利于显示不同的组织结构，如骨窗、纵隔窗等。

目前 CR 系统可提供与摄影相一致的分辨率，CR 数字化的信息经过计算机图像处理，可大大提高图像的目视判读的信息量，增加了显示图像的层次，从而间接降低了 X 光辐射剂量，减少患者的辐射损伤，同时医学数字图像还可以长时间保存而不失真，避免了胶片冲洗的环境污染、不易保管等诸多问题。

3. 数字 X 光机

目前有直接数字化 X 射线摄影技术和 DR 设备。这些新型装置不再采用 X 光胶片，而是利用一种外形似 X 光胶片暗盒的探测器，将入射的 X 光能量直接转化为数字信号。

4. 断层扫描 X 光机

X-CT 的出现使医学成像形成了全新的概念。X-CT 是利用围绕人体脏器扫描时得到的大量 X 光吸收数据来重建人体脏器的断层图像的。当一束细（扇形）X 光通过人体的脏器的一个断层时，沿 X 光路径的总的衰减系数为体素衰减系数的线积分，它可用一探测器进行测量。探测器将射线强度转换成电信号，这些信号经过数字化后由计算机处理，通过围绕人体的脏器在不同角度上进行多次测量，计算出与人体某一层面上每个体素相关的吸收系数，并将该层面的二维吸收系数矩阵存储到计算机中，用不同灰度在图像显示器上表示矩阵的信息，所显示的图像上每个像素的灰度即为层面上相应体素的吸收系数的量度，从而得到断层面上衰减系数的分布信息。由于 X–CT 技术得到的是人体的脏器一个断层面的图像，因此称为断层照相。

5. 数字减影血管造影系统

DSA 为放射科各类血管造影及介入治疗的专用设备，是与计算机相结合的血管造影技术，该技术可得到除去骨骼、软组织影像的纯血管影像，从而更精确诊断血管疾病和介入治疗。DSA 具有以下特点：实时成像，即每个曝光序列终止，立即得到减影图像，可实时指导诊断与治疗；提高了密度分辨率，DSA 可使 1mm 直径小血管和 3 mm 直径肿瘤染色；减少造影剂用量，新型造影剂的靶向性更好，动态示踪性清晰，且安全无毒副作用；各种管处理功能，为介入手术导航提供了可靠的保证；突出微小密度差，可高清晰显示微小血管循环状态图像；减少胶片用量，高清晰的数字图像完全取代了胶片图像，降低了成本，减少了环境污染。

最新一代大型 C 臂血管造影机，具有高速采集图像、定时造影功能，同时配备各部位分析软件，有更好的对比度和更高的空间分辨力，适于全身各部位血管造影及介入治疗，以及各部位非血管介入性检查治疗的需要。

目前，应用 DSA 可以开展如心脑血管、神经、呼吸、消化、骨骼、泌尿、妇科等涉及临床各科各系统疾病检查与治疗的高维度技术项目。如肝、肺、头颈部、盆腔等肿瘤介入治疗，心脏大血管介入治疗，冠状动脉造影术，冠脉内支架直接置入术，冠状动脉内溶栓术，全脑治疗造影术，椎体成形术等介入治疗，食管狭窄扩张，良恶性肿瘤的灌注栓塞治疗，各种血管畸形造影等。DSA 可以为广大患者提供更为高效、低价、优质、安全可靠的医疗服务。

（二）磁共振摄影系统

20 世纪 80 年代将核磁共振技术应用于临床医学，由强磁场与人体被成像部位机体组织的原子核相互作用，机体组织的原子核及其所处的生理条件，在磁场作用下产生共振，改变所在位置的磁场强度而生成图像，既避免了 CT 机对人体组织细胞的一定损害性，又解决了可测出机体病变前的微小生理变化。核磁共振成像已成为医学影像诊断中的一个新的分支。

磁共振成像是目前最为先进的影像检查方法之一，是一门新兴的无创性显示人体内部结构的影像诊断技术，这一技术在问世不到 20 年的时间里得到了迅猛发展，设备制造技术和诊断理论也日益完善。目前，MRI 设备在大中城市医院已得到较广泛的应用，其对人体组织器官高分辨的图像，为临床提供了更为直观的人体内部结构图像信息及更丰富的有意义的诊疗信息。

通常情况下，原子核自旋轴的排列是无规律的，但将其置于外加磁场中时，核自旋空间取向从无序向有序过渡。自旋系统的磁化矢量：由零逐渐增长，当系统达到平衡时，磁化强度达到稳定值。如果此时核自旋系统受到外界作用，如一定频率的射频激发原子核即可引起共振效应。在射频脉冲停止后，自旋系统已激化的原子核，不能维持这种状态，将回复到磁场中原来的排列状态，同时释放出微弱的能量，成为射电信号，把这许多信号检出，并使之进行空间分辨，就得到了运动中原子核的分布图像。原子核从激化的状态回复到平衡排列状态的过程叫弛豫过程，它所需的时间叫弛豫时间。

MRI 提供的信息量不但大于医学影像学中的其他许多成像术，而且不同于已有的成像术，因此，它对疾病的诊断具有很大的潜在优越性。它可以直接做出横断面、矢状面、冠状面和各种斜面的体层图像，不会产生 CT 检测中的伪影；不需注射造影剂；无电离辐射，对机体没有不良影响，与 CT 相比，它具有无放射线损害，无骨性伪影，能多方面、多参数成像，有高度的软组织分辨能力，几乎适用于全身各系统的不同疾病，如肿瘤、炎症、创伤、退行性病变以及各种先天性疾病的检查。对颅脑、脊椎和脊髓病的显示也优于 CT。它可不用血管造影剂，即显示血管的结构，故对血管、肿块、淋巴结和血管结构之间的相互卷别，有其独到之处，还有高于 CT 数倍的软组织分辨能力，能敏感地检出组织成分中水含量的变化，因而常比 CT 更有效和更早地发现病变。MRI 能清楚、全面地显示心腔、心肌、心包及心内其他细小结构，是诊断各种心脏病以及心功能检查的可靠方法。

（三）医学超声诊断系统

超声波是当今人体病变无创伤、无痛苦的最佳检查手段之一。20世纪60年代将超声波技术应用于临床诊断，研制了A型、M型、B型和C型超声诊断仪，可用于观察人体内部结构和肿瘤、囊肿的诊断以及检查脏器、胎儿等的正常与否，经过长期的实际使用及观察分析，超声成像设备的频率和强度对人体安全基本无害。

超声诊断的工作原理是应用超声波的良好指向性和与光相似的反射、折射、衰减等物理特性，通过超声仪，采用各种扫描方法，将超声波发射到体内，并在组织中传布。当正常的与病理组织的声抗有一定差异时，将此超声信号接收处理后，构成一幅二维切面声像图。由于各组织的界面形态、运动状态和对超声吸收程度不同，其回声有一定的共性和特性，结合生理、病理与临床知识和一系列人体切面声像图，可对病变的部位、性质或功能障碍程度做出准确诊断。

彩色多普勒超声显像仪是在B超的基础上增加了多普勒血液成像技术的影像检查方法，被誉为"无创伤的血管造影"。其配有高、中、低三种频率探头，检查时探头通过黏合剂与相应部位皮肤接触，扫描结果在监视器上形成二维切面声像图，并以彩色照片形式把结果保存下来。它可开展心脏、大血管、大脑动脉、肝、脾、肾、子宫、附件、前列腺、睾丸等器官的检查，对血流情况、结石、包块大小、质地、边界测值准确，同时还能配合临床开展介入检查和治疗。

（四）核医学图像系统

核医学成像技术是一种以脏器内、外正常组织与病变组织之间的放射性差别为基础的脏器或病变的显像方法。核医学成像检查是先让人体摄入某种放射性（微量、靶向准确、安全、无害的增强示踪剂）药物，这些药物聚集在人体某个脏器中或参与体内某种代谢过程，体内的放射性核素能够放出射线，核医学成像仪器可以对脏器组织中的放射性核素的浓度分布和代谢过程进行拍摄成像。核医学成像检查的方法在医学上有广泛的应用，它与X-CT的不同之处是X-CT的射线源在成像体的外部，而核医学成像的射线源在成像体的内部。

核医学成像技术不仅可得到人体脏器的解剖图像，还可得到生理、生化、病理过程及功能图像。甚至经过数学算法在计算机内可以重建人体内放射元素密度分布的三维"透明人体"图像。

核医学影像设备主要有 γ 照相机、发射型计算机断层、单光子发射型计算机体层、正电子发射型计算机体层。照相机既是显像设备，又是一种无创伤性的功能检测与诊断的仪器。γ 照相机通过连续的显像，跟踪和记录放射性药物（示踪剂）通过时某脏器的形态和功能，可以进行医学动态的观察研究。照相机由于检查的时间相对较短，检查方便简单安全，因此特别适合儿童和危重病人的临床医学影像检查。也由于检查迅速，更便于多体位、多部位观察。通过对图像的数字化处理，可以获得更多有助于诊断的信息。临床上经常用它对人体脏器进行静感式动态照相检查，主要用于心血管疾病的检查。

发射型计算机断层简称ECT，它是继 γ 照相机之后又一重大发展的核素脏器显影检查的仪器。其基本原理是在体外从多角度采集体内某脏器放射性示踪剂分布的二维影像，而后经过计算机数据处理重建和显示脏器的三维图像，亦可获得脏器的各种不同切面（水平、冠状、矢状）或角度的剖面影像，不仅可以准确定位病变部位，做体层显像检查，还能精确分析生理、生化、代谢指标的改变，进行脏器组织功能的检查。

单光子发射型计算机体层（SPECT）有两种类型，多探头型（称为扫描型）和 γ 照相机型。多探头 SPECT 的探头由多个小型闪烁探测器组成；γ 照相机型 SPECT 是由高性能、大视野、多功能的 γ 照相机和支架旋转装置及图像分析处理、三维图像重建软件等软件组成，可进行多角度、多方位人体器官探查。由于 SPECT 具有 γ 照相机的全部功能，还有新近开发出来的多种放射性示踪剂药物，因此在动态器官功能检查或早期疾病诊断方面具有独到之处，从而SPECT 在临床影像检查的广泛应用得到了越来越高的重视。

正电子发射型计算机体层（PET），是现代核素脏器显影检查技术中处于前沿的一种新仪器。它不仅克服了平面显影的缺点，而且大大促进了核医学影像学的发展，被认为是核医学发展的一个重要的、划时代的里程碑。PET 可以用人体物质组成元素来制造放射性药物，PET 特别适合做人体器官功能和生理变化等方面的观察与研究，尤其是对脑神经功能的研究具有独到之处，其图像的清晰性、真实性被称为"生命体层"或"生化体层"，它也是目前唯一能够提供神经活动信息的医学仪器设备。PET作为核医学成像设备与技术发展的新方向，日益受到人们的重视。

（五）红外影像、医用内窥镜

20世纪80年代以来内窥镜技术、红外线乳腺造影技术的应用和基因图谱的建立使临床对人体脏器的检查和手术手段往前跨了一大步，对人体的研究更加透明和深入，更加具有实质性。

红外线成像是利用红外线探测器检测人体表面辐射的红外线，并将其转变为电信号，由红外线摄像头获取视频信号，再经过放大、滤波处理，送入计算机进行成像的一种技术。因此它可以用来诊断与温度有关的疾病，特别是对浅表部位的肿瘤的诊断，乳腺癌的早期诊断，末梢血管疾病的诊断，断肢再植成活情况的鉴别以及皮肤伤痛的评价。

医用内窥镜是一种直接插入人体器官内腔进行实时观察内腔表面形态的诊断器械，它所得到的图像是逼真和直观的。内窥镜品种很多，几乎对人体所有腔体均有相应的内窥镜，如食道镜、胃镜、小肠镜、大肠镜、胆道镜、纵隔镜、支气管镜、尿道镜、膀胱镜、肾盂镜、阴道镜、子宫镜、腹腔镜、关节镜等。

激光内窥镜和三维内窥镜亦在发展之中。激光内窥镜是将诊断和治疗功能结合在一起的新一代内窥镜产品。三维内窥镜可提供立体图像，能使高难度的手术得以顺利施行，且大大提高了手术的安全系数。

激光的高方向性、高亮度性、高单色性及高相干性和生物学效应已广泛用于医学，医学激光器常用于手术切割、组织烧灼、凝结止血、光针穴位照射、激光血细胞计数、激光显微光谱分析、激光全息照相诊断和激光多普勒血流测速等。"激光医学"已成为医学重要的分支学科。

第二节 现代医学影像技术教育

现代医学影像技术的发展推动了医学诊断、治疗水平的进步，为建设数字化医院提供了技术基础和科学的手段。本章的学习目的是学习现代医学影像技术与设备的发展特点，了解现代医学影像技术与设备的应用现状，全面掌握今后应用医学影像检查与治疗的新技术、新方法和新动向。

一、X光检查技术教育

X光普通摄影检查即X光平片检查。人体不同的组织和器官组成的物质不同，密度也就不同，对X光的吸收也就存在差异，利用X光的穿透特性，把穿透人体后强度不均匀的X光记录在胶片上的检查方法就称为X光普通摄影。所以，X光照片影像是X光穿透方向上组织和器官影像的重叠影。因此，我们需要尽可能地减少被检组织或器官与其他组织或器官的影像重叠，这种将被检肢体、X光胶片以及X光中心线三者间做特定关系的摆放称为摄影体位。

（一）解剖学知识

1. 解剖学姿势（标准姿势）

人体宜立，两眼平视前方，上肢下垂置于躯干两侧，掌心向前，下肢并拢，足尖向前。在X光摄影和影像诊断时，都是以此标准姿势作为定位依据的。

解剖学的基准线、面以解剖学姿势为准，可将人体假设为三个典型的互相垂直的轴。

（1）垂直轴

与水平线垂直的自头顶至足部的连线称为垂直轴，亦称为人体长轴。

（2）矢状面、矢状轴

沿前后方向将人体纵断为左右两部分的断面，称为矢状面。使人体左右两部分相等，居正中线上的矢状面为正中矢状面，前后方向的水平线，称为矢状轴。

（3）冠状面、冠状轴

沿左右方向将人体纵断为前后两部分的断面，称为冠状面，也称为额状面。左右方向的水平线，称为冠状轴。

（4）水平面

将人体横断为上下两部分的断面，称为水平面，也称为横断面。

（5）头颅水平面

指两眼眶下缘及两外耳孔连线所构成的平面。

2. 解剖学的方位

（1）一般的方向和位置

上和下。近头部者为上，近足部者为下。

前和后。近身体腹面者为前（或腹侧），近身体背面者为后（或背侧）。

近和远。靠近心脏者为近端，远离心脏者为远端。

深和浅。距体表近者为浅，距体表远者为深。

内侧和外侧，靠近正中矢状面者为内侧，远离正中矢状面者为外侧。

（2）四肢的方向和位置

桡侧和尺侧。上肢靠近桡骨者为桡侧，靠近尺骨者为尺侧。

胫侧和腓侧。下肢靠近胫骨者为胫侧，靠近腓骨者为腓侧。

掌侧和背侧。手心侧为掌侧，手背侧为背侧。

足底侧和足背侧。靠近跖骨上部为足背侧，靠近跖骨下部为足底侧。

（3）关节运动

屈伸运动。关节沿腹背轴运动，使组成关节的两骨骼的夹角变小的运动为屈，使组成关节的两骨骼间的夹角变大的运动为伸。

内收和外展运动。关节沿冠状面运动，骨骼靠近正中矢状面的移动称为内收，使骨骼远离正中矢状面的移动称为外展。

旋转运动。骨骼环绕矢状面进行的转动称为旋转运动，使骨的前面转向内侧称为内旋或旋内，使骨的前面转向外侧称为外旋或旋外。

（二）X光与胶片应用术语

1.X光照射方向

我们把X光中心线与地面水平面垂宜的照射称为垂直照射，中心线与地面水平面水平的照射称为水平照射。中心线向头侧倾斜称为向上倾斜，中心线向足侧倾斜称为向下倾斜。

2.摄影距离

焦片距：X光管焦点到胶片间的距离。

焦物距：X光管焦点到被检物体中心所在平面间的距离。

焦台距：X光管焦点到摄影床面间的距离。

物片距：被检物体中心所在平面到胶片间的距离。

3.胶片放置的位置

胶片放置与胶片长边平行的轴线称为胶片长轴，与胶片短边平行的轴线称为胶片短轴。胶片长轴与肢体长轴相平行的摆放称为胶片竖放，胶片短轴与肢体长轴相平行的摆放称为胶片横放。

4. 身体体位

站立位：被检者身体直立，矢状轴与水平面垂直的体位称为站立位。

仰卧位：被检者仰卧于摄影床面上的体位称为仰卧位。

俯卧位：被检者俯卧于摄影床面上的体位称为俯卧位。

侧卧位：被检者身体矢状面与摄影床面平行的体位称为侧卧位，左侧在下称为左侧卧位，右侧在下称为右侧卧位。

斜位：被检者身体的冠状面与胶片呈一定角度的体位称为斜位。

5. X 光照射方向

指 X 光中心线照射于被检部位的方向。

（1）矢状方向

X 光与人体矢状面平行的照射方向。具体为前后方向——X 光由被检者的前方射入，从后方射出的照射方向；后前方向——X 光由被检者的后方射入，从前方射出的照射方向。

（2）冠状方向

X 光与人体冠状面平行的照射方向。具体为左右方向——X 光由被检者的左侧射入，从右侧射出的照射方向；右左方向——X 光由被检者的右侧射入，从左侧射出的照射方向。

（3）斜方向

X 光从人体冠状面与矢状面之间射入的照射方向。具体为左前斜位——X 光由被检者身体的右后方射入，左前方射出的照射方向；右前斜位——X 光由被检者身体的左后方射入，右前方射出的照射方向；左后斜位——X 光由被检者身体的右前方射入，左后方射出的照射方向；右后斜位——X 光由被检者身体的左前方射入，右后方射出的照射方向。

（4）轴方向

X 光与矢状轴平行的照射方向。具体为上下方向——X 光自上而下的照射方向，下上方向——X 光自下而上的照射方向。

（5）切线方向

X 光中心线与被检肢体局部边缘相切的照射方向。

6. 摄影体位

（1）前后位

胶片在被检部位的背侧，X光呈矢状方向由被检部位的前面射入胶片的摄影体位被称为前后位。

（2）后前位

胶片在被检部位的前面，X光呈矢状方向由被检部位的后面射入胶片的摄影体位被称为后前位。

（3）侧位

胶片置于身体一侧，X光呈冠状方向从身体的另一侧射入胶片的摄影体位被称为侧位。身体左侧靠近胶片称为左侧位，身体右侧靠近胶片称为右侧位。

（4）右前斜位

被检者身体的右前部靠近胶片，使冠状面与胶片成一定角度，X光由被检部位的左后方射入胶片的摄影体位被称为右前斜位。通常把右前斜位称为第1斜位。

（5）左前斜位

被检者身体的左前部靠近胶片，使冠状面与胶片成一定角度，X光由被检部位的右后方射入胶片的摄影体位被称为左前斜位。通常把左前斜位称为第2斜位。

（6）右后斜位

被检者身体的右后部靠近胶片，使冠状面与胶片成一定角度，X光由被检部位的左前方射入胶片的摄影体位被称为右后斜位。

（7）左后斜位

被检者身体的左后部靠近胶片，使冠状面与胶片成一定角度，X光由被检部位的右前方射入胶片的摄影体位被称为左后斜位。

X光摄影体位是前人经过大前探索和实践总结出来的，是由被检者体位、胶片位置和X光照射方向共同组合而成的统一体。摄影体位的命名方法很多，除了以上几种命名方法，有的是根据被检肢体姿势来命名的，有的是根据被检肢体的功能状态来命名的，还有一些是根据摄影体位的设计人的姓名来命名的。

（三）X光检查技术

X光检查技术可分为普通X光检查、造影检查、数字X光检查三种。

1 传统普通X光检查

（1）透视

透视是利用 X 光的荧光作用，将被检者位于荧光屏（或影像增强器）和 X 光管之间，X 光穿过人体之后在荧光屏上形成影像。透视是一种既简便又经济的检查方法，可以同时观察器官的形态和功能状态，立即得到检查结果；在检查中也可以转动被检查者，从不同角度及方位观察器官的形态和功能状态；如果需要记录病变影像，可在透视下选择最佳体位进行点片摄影，保留永久记录，作为复查对比观察或教学科研资料保存。

透视可分为荧光屏透视及影像增强透视。荧光屏透视是观察 X 光穿过人体之后在荧光屏上形成的影像，荧光屏上的影像亮度很弱，检查前必须进行眼睛暗适应 15min。荧光屏透视由于影像空间分辨力较差，图像欠清晰，难以观察细小结构和厚度或密度较大的部位，常常发生漏诊和引发医疗纠纷。根据规定，有条件的医院不能将透视作为常规检查。所以，此种透视目前已多被影像增强透视所取代。影像增强透视是利用影像增强器将荧光影像的亮度输出增强到几千倍，影像空间分辨力较荧光屏透视影像有很大的提高，图像可以在电视荧光屏上观察，可以观察结构细小和厚度或密度较大的部位；在明室可以进行程序的复杂操作，有利于如造影检查、介入治疗、外科定位及异物摘除等，所用的管电压较高，管电流量减少，是目前临床外科或介入手术最常用的透视方法。

透视具有经济、省时、动态观察等优点，是其他 X 光检查技术所不能取代的，但也有影像细节显示不够清晰，不利于防护和不能留下永久记录等缺点。

（2）普通 X 光摄影

是将人体放在 X 光管和屏——片组合之间，X 光穿过人体在胶片上形成的潜影，胶片再经过冲洗得到照片影像，所得到的照片称平片，这种检查是最常用的 X 光检查方法。照片影像空间分辨力较高，图像清晰；对于厚度较大的部位以及厚度和密度差异较小的部位病变容易显示；照片作为永久记录，可长期保存，有利于复查对比观察和会诊；病人接受的 X 光剂量较少，利于 X 光防护。缺点为照片是一个二维图像，在前后方向上组织结构互相重叠，如果要立体观察病灶，一般需要做互相垂直的两个方位摄影或加摄斜位；照片仅是瞬间影像，不能观察动态器官的功能情况。

（3）乳腺摄影

是利用钼或钨靶 X 光球管所产生的软 X 光对乳腺进行成像的平－片检查技术。管电压在 40kV 以下，所产生的 X 光因其能量低、穿透力弱，故称"软 X 光"。铜靶在 20～40kV 的管电压下易产生单色性强的 X 光，有效原子序数小、密度差小，因此常用于 X 光的吸收系数差别不大的组织结构，"软 X 光"可使组织之间的对比度加大，利于观察乳腺腺体、脂肪及病灶等结构。

（4）体层摄影

是指在 X 光曝光过程中人体保持不动，X 光管和胶片做反向同步运动，摄取人体某一层面组织影像的检查技术。体层摄影有纵断体层和横断体层之分，横断体层已被淘汰。纵断体层摄影是摄取人体某一纵向层面（冠状、矢状或斜面）的组织，该层面影像显示清楚，而层面以外的结构影像模糊不清，X 光管和胶片的运动轨迹有直线、圆、椭圆、内圆摆线和涡卷线等。CT 的问世使体层摄影技术不再应用。

（5）放大摄影

是指利用 X 光几何投影的原理直接将 X 光影像放大的摄影技术。摄影时增加肢体与胶片之间的距离，影像放大率必须在允许的范围内，几何学模糊控制在 0.2mm 以内。影像放大提高了空间分辨力，细微结构显示清晰，比普通 X 光片提供更多的诊断信息，目前有时用于骨骼的摄影，随着数字摄影的广泛应用，放大摄影已很少应用。

2.造影检查

造影检查是指人工地将对比剂引入人体内，摄片或透视以显示组织器官的形态及功能的检查技术。引入人体内产生影像的化学物质称对比剂。普通平片影像的产生依赖于人体各组织器官的密度或厚度不同，对 X 光的吸收程度各异，即存在自然对比。

人体内很多器官和组织缺乏自然对比，如血管、淋巴管、肾盂、输尿管、胃肠、体腔、关节腔等，平片很难显示。造影后这些组织、器官和邻近结构产生对比形成影像，造影检查扩大了 X 光诊断范围，提供了平片所不能提供的信息，是常用的 X 光检查方法之一。

对比剂分阳性对比剂和阴性对比剂两大类。阳性对比剂是指原子序数大、密度高、吸收 X 光多的一类对比剂；阴性对比剂则相反，为原子序数小、密度低、吸收 X 光少的一类对比剂，常为气体。对比剂引入体内的方法有两种，直接引入法和间接引入法。使用对比剂应注意不良反应。

3. 数字 X 光检查技术

数字 X 光检查技术包括计算机 X 光摄影、数字 X 光摄影和数字减影血管造影。

（1）CR

CR 系统是应用影像板替代胶片吸收穿过人体的 X 光信息，记录在 IP 上的影像信息经过激光扫描读取，然后通过光电转换，再把信息交给计算机处理，形成数字影像，摄影时 IP 放在暗盒内替代普通 X 光摄影用的胶片，曝光后 IP 所携带的影像信息由系统读出，并进一步转换成数字影像。CR 是数字 X 光检查技术中比较成熟的一种，也是从传统 X 光摄影向数字 X 光摄影的转换形式，目前在国内外广泛应用。CR 系统利用常规 X 光摄影设备实现信息数字化，把常规 X 光摄影的模拟信息转换为数字信息；采用计算机图像处理技术实现各种图像后期处理功能，增加图像显示的层次；可降低 X 光辐射剂量，利于病人和工作人员的防护；CR 系统获得的数字化信息可通过图像存储与传输系统实现远程研究。

（2）DR

DR 又称直接数字 X 光摄影，是指采用一维或二维 X 光探测器直接将 X 光转换为数字信号进行数字化摄影的方法。X 光穿过人体后以平板探测器探测，并通过平板探测器后面的电路把模拟信号直接数字化形成数字影像。X 光探测有稀有气体电离式探测器、非晶硒型平板探测器、非晶硅及碘化铯型平板探测器等。现代新型平板探测器的不断研制成功，使图像空间分辨力不断提高，动态范围扩大，其影像可以观察对比度小于 1%、直径大于 2mm 的物体，病人皮肤表面的 X 光辐射剂量大大减少，可减少为普通 X 光摄影的 1/10，量子检出效率可达 60% 以上。通过图像后期处理功能改善影像细节显示、降低噪声、调整灰阶及对比度、影像放大和减影等，数字影像的最大优势是计算机调节的后期处理功能，显示传统摄影片所不能获取的特征信息；借助人工智能技术对图像做定量分析和特征提取，可进行计算机辅助探测。数字乳腺机的问世，说明数字 X 光机的空间分辨力又有了很大的提高。

与 CR 比较，DR 具有图像清晰度优于 CR；噪声源比 CR 少；拍片速度快于 CR，拍片间隔为直接出片；X 光转换效率高，射线剂量低；探测器的寿命长，可应用 10 年；X 光辐射剂量少，曝光宽容度大；可根据临床需要进行图像后期处理，满足不同结构的观察需要；可实现医学影像无胶片化，科室、医院之间网络化，便于会诊与教学等一系列优势。

（3）DSA

DSA 是将注入对比剂前后的图像分别经影像增强器增强，摄像机扫描而矩阵化，再经 A/D 转换成数字矩阵储存于计算机，两者相减，再经 D/A 转换成模拟减影影像。该图像为减影后的图像，所有背景影像被减掉，仅显示对比剂充盈血管结构。DSA 是 20 世纪 80 年代继 CT 后出现的一种医学影像新技术，它把影像增强技术、电视技术与常规的 X 光血管造影相结合，是数字成像技术之一。现在的大型血管机用数字探测板取代影像增强部分，直接将短阵化的数字输入计算机，经数/模转换成为图像。目前已经广泛应用于临床，其缺点是空间分辨力不如传统 X 光技术高。平板数字探测器 DSA 可进行三维数字容积采集，球管和探测器旋转 180°，10 ~ 12 次断续采集。三维采集的数据经计算机工作站处理，可显示类似于 CT 的断层图像。

二、CT 检查技术教育

（一）CT 扫描机的成像原理

CT 扫描机的成像过程为：X 光管发出 X 光—穿过人体—探测器采集数据—计算机进行数据处理—图像重建—输出图像。

X 光管发出的 X 光经准直器准直后成为一窄束 X 光，这一窄束 X 光对人体的某一特定层面从各个角度进行投射。透过人体的射线经探测器接收后进行光电模/数转换，将模拟信号转换成数字信号后，送到计算机进行数据处理，处理后的数据进行图像重建，重建的图像再经数/模转换器变成模拟信号，最后显示在监视器上，或传输给多幅照相机摄片和传输给光盘、磁盘等进行储存。

1. 产生 X 光

X 光产生首先由操作人员在控制台上输入信息，向计算机发出指令，计算机接受指令后，其中央处理器输出"产生 X 光"的指令。经单总线、缓冲寄存器、X 光产生电路，送到产生 X 光高压电路。高压发生器收到该信号以后产生高压加在 X 光管的两端，这一高电压使 X 光管产生 X 光。

当计算机的中央处理器发出"X光停止"的指令后，该信号经单总线、X光停止指令电路传送给高压初级电路。高压初级电路在收到停止发送X光的指令以后，切断高压，X光管停止发出X光。

2.X光图像

数据采集CT扫描机在进行扫描时，分布均匀的一束X光穿过人体时，由于人体各个部位、组织、器官之间厚度、密度的差异很大，使得X光的衰减不一致。这种X光衰减不一致就代表了人体被扫描部位其内部结构的信息，该信息是人眼看不见的"X光图像"信息。该信息由探测器接收，并被输送到计算机进行处理。

3.模拟信号

数据处理探测器接受的"X光图像"信息被转换成与X光量成正比的电流，该电流被称为模拟信号。这些模拟信号经过模/数转换器转换成数字信号，成为数字数据。为获得较准确的重建图像数据，在进行图像重建之前，用计算机对这些数据进行处理，处理方法如下。

减除空气值和零点漂移值。由于探测器在电子电平上工作，此工作环境为非真空状态，它必然存在一定的空气值，需将此值扣除。在数据收集和转换时，探测器常常发生零点漂移，为得到准确的重建图像数据，需将此零点漂移值加以校正。

线性化：对X光束硬化效应进行校正，称为线性化。穿过扫描部位的X光应尽量接近单色射线，以减少硬化效应的影响，但实际上线束硬化效应仍然存在。

X光束硬化效应：X光束硬化效应是指低能X光比高能X光衰减快的现象。在连续不断的X光穿过人体各个扫描部位时，X光在同一密度和厚度的扫描部位中，X光的衰减与扫描部位的厚度成正比。即当扫描部位的厚度增加时X光的衰减也增加。由于低能X光比高能X光的衰减大，因此，低能X光很快被衰减掉。由于存在着X光束硬化效应现象，因此，在X光穿过人体某一均匀的部位后X光吸收曲线接近高能，使人体该部位的实际厚度变薄。

用事先制定好的相应校正曲线表，由模/数转换器对X光束硬化效应进行校正，并且对每一个探测器应将该校正用线性表编写成文件储存在数据库中。

正常化：正常化是指对扫描数据的总和进行检验和校正。在对人体同等密度的部位进行 CT 扫描时，每条 X 光或一束 X 光在同一次扫描中，环绕人体被扫描部位在不同方向上进行扫描，所采集到的数据经内插的总和应相等。

4. 图像重建

采集到的信息被转变成数字数据之后，按序被输送到模 / 数微处理器，并在模 / 数微处理器中进行减除空气和零点漂移值、线性化和正常化处理。处理后的数字数据经存储器被送到褶积器中，用重建滤波器对数字数据进行褶积处理。褶积后的数字数据经存储器被送入反投影器，并在其中进行反投影计算。反投影后的数字数据被填入事先设置在存储器内的矩阵像素中，并利用该数字数据形成人体该部位的 CT 扫描数字图像。

显示图像经跟踪器、窗位和窗宽对数字图像进行控制后，使要显示的部位显示得更加清晰，它们可被记录在磁带或磁盘上，还可用激光型多幅照相机摄片。数字图像由显示控制器将其转变成模拟图像，即所有的像素都被转变成为电流，并将其显示在视频监视器上，或用多幅照相机把视频监视器上的图像摄片，供医师诊断。

（二）CT 检查技术

现代 CT 向着高速、多层、小体积、多功能方向急速发展。目前，CT 可用于身体任何部位、组织、器官的检查，其空间分辨力和密度分辨力高，解剖结构显示清楚，对病灶的定位和定性诊断较普通 X 光检查有了明显提高，已成为临床诊断及治疗不可缺少的影像技术。随着多排（现在最多可达 256 排探测器）CT 的应用和扫描速度的提高，EBCT 现已很少应用。直接平板探测器的三维容积 CT 随计算机能力的不断提高也即将问世。

CT 是在计算机的控制下，由 X 光发生器产生 X 光，数据采集系统收集探测器采集到的数据，与此同时计算机控制机旋转部分的旋转，还可以改变取样位置的一种医学影像检查技术，数据收集系统得到数据后，一方面送硬盘存储，一方面送到阵列处理机进行重建。经阵列机处理后的显示数据送硬盘存储，同时也送入图像存储器，经窗宽、窗位控制后，或在监视器上显示图像，或进入激光相机的存储器，转换为多幅图像的照片。显示数据还可以磁带、光盘、软盘等存储方式进行长期保存。

CT 常用的检查技术有普通扫描、增强扫描等。常规使用横断扫描，颅面部可做冠状面扫描。扫描时，可直接扫描或可先做定位图，在定位图上确定扫描范围、扫描方向、层厚、层间距等，然后再做扫描。扫描方式有多种，可做单层扫描、连续扫描、手动或自动启动扫描等。CT的后期处理功能强大，可做二维和二维重建、重组图像，要正确应用各种技术和重建参数，使病变和解剖结构显示得更直观、更清楚，对病灶的定位和定性更准确，也利于临床医师观察图像，同时将曝光剂量降至最低。

CT的临床应用主要有以下几个方面。

1. 颅脑

对颅内肿瘤、脑出血、脑梗死、颅脑外伤、颅内感染、寄生虫病、脑先天性畸形、脑萎缩、脑积水和脱髓鞘疾病等具有较高的诊断价值。螺旋CT应用对比剂的CT血管成像可获得较清晰的血管三维图像，但对于脑血管畸形的诊断，不如DSA；对于颅底部、颅后窝病变的显示，CT不如磁共振成像。

2. 头、面、颈部

对眼眶和眶内良、恶性肿瘤、眼肌病变、乳突及内耳病变，耳的先天性发育异常，鼻腔和鼻窦的炎症及良、恶性肿瘤，鼻咽部肿瘤尤其是鼻咽癌，喉部及甲状腺肿瘤以及颈部肿块等具有良好的定位、定量和定性的作用，成为常规的检查方法。

3. 胸部

可用于诊断胸腔内脏器和胸壁的病变，如气道、肺、纵隔、胸膜、心脏、心包和主动脉疾病等。对支气管肺癌的早期诊断和显示肺癌的内部结构，观察肺门、纵隔有无淋巴结转移、淋巴结结核以及纵隔肿瘤的准确定位等，较普通X光检查具有显著的优越性。对肺间质、肺微小实质性病变的显示，是其他成像技术无法比拟的。CT对于显示心包疾病、主动脉瘤和主动脉夹层的真假腔等亦有较大的优势，还可较好地显示冠状动脉和心瓣膜及血管壁的钙化。

4. 腹部和盆腔

可用于肝胆、胰腺，肾、肾上腺、膀胱、前列腺、子宫及附件、腹膜及腹膜后病变的诊断。对于确定占位性病变的部位、大小、形态、内部结构以及与邻近组织结构的关系、淋巴结有无转移等都具有重要意义。同时对急腹症和外伤能准确地显示病变。对于胃肠道肿瘤，CT能显示胃肠腔外的浸润、扩散、转移等，为肿瘤分期提供较为可靠的信息，已成为肿瘤治疗前后的常规检查。

5.脊柱和骨关节

可用三维后处理技术对脊柱退行性变、椎管狭窄、椎间盘病变、脊柱外伤及游离骨片、脊柱和椎管内外肿瘤明确诊断，但在显示脊髓及软组织病变方面不如 MRI 敏感。

三、核医学成像技术教育

核医学影像是医学影像技术的重要检查方法之一，是当前研究分子影像学的重要组成部分。所谓"核医学成像"实际上是指放射性核医学成像，它是以放射性核素的示踪原理为基础的核医学成像技术。

核医学成像的主要特点有：安全无创，高灵敏度；不仅可以测定脏器的形态学变化，更重要的是可以测定脏器功能的动态变化，有利于疾病的早期诊断。因此，核医学影像技术将会改变单纯依靠病理解剖变化诊断疾病的传统观念。核医学成像技术在对生理功能、药理原理等方面的研究中所发挥的作用是其他医学影像技术所不可代替的。

核医学影像学形成和发展的历史虽然不长，但由于其独特的优点而发展迅速。今后的主要发展在以下几个方面：核医学成像设备的不断改进、完善和创新，新的方向性核素或示踪剂和药物的不断研制，临床经验的不断积累，专业工程技术和临床诊断人员的不断培养，生物工程、遗传工程、医学工程和物理等多学科的渗透。核医学成像将成为 21 世纪最有发展前途的医学影像成像技术。

四、各种检查技术的综合应用原则

在临床选择疾病检查技术时，必须充分考虑到每一种检查技术都有其优势和应用限度。

对拟诊病变的影像学检查技术的选择应当是由简单到复杂；由无创伤或创伤小的到创伤较大的方法；用一种方法能解决问题时，不用多余的其他方法；能用费用低的方法不用费用高的方法。总之，检查技术的选择应遵循可靠、简便、安全、费用低的原则。

（一）检查技术简繁的选择

对拟诊病变的首次检查应选择最适宜的检查技术，能用最简单的方法解决问题的不用复杂的。若最简单的方法有疑问时，再选择一种技术中的更复杂的技术或其他检查技术，最后选择费用高或创伤性大的检查技术。

（二）检查技术的创伤性

考虑患者的安全性，尽可能选择无创伤性的检查，创伤性的检查技术包括电离辐射检查、创伤性操作、并发症及变态反应（过敏反应）。电离辐射检查是指普通 X 光、CR、DR、CT、DSA，发射计算机体层摄影和正电子发射体层摄影检查，但这些检查所用的辐射剂量都在安全范围内，不会对病人造成辐射损伤。创伤性操作包括 DSA 的导管插入、诊断性介入操作等。检查中要按操作规程进行，尽量减少并发症的发生。碘过敏反应在个别病例较为严重，甚至造成死亡，应在检查前做碘过敏试验，阳性结果者禁用。使用碘制对比剂时，严密观察病人的反应，出现中度以上反应时要立即进行处理。

（三）检查费用的考虑

理想的检查技术应结果可靠、价格低廉。合理地选择检查技术时应考虑到价格、效益比，二者不能只顾一方而忽视另一方。总之要准确判断，合理使用。

（四）图像的处理技术

X 光照片质量的优劣除了与摄影技术、摄影器材性能有关外，还与照片冲洗技术有密切关系。照片冲洗操作是将已经受到 X 光照射后而形成潜影的胶片，经过显影等一系列化学处理，使潜影还原成可见的光密度影像 X 光照片。在 X 光诊断中作为诊断依据和永久记录。

主要研究内容有：医用 X 光胶片及感光测定、增感屏、胶片处理技术、照片自动冲洗技术和数字成像激光打印技术。X 光胶片及增感屏的结构、成像性能及物理参量，为质量管理提供基础知识。照片冲洗技术为胶片成像的最终环节，对照片质量起着十分重要的作用，对冲洗过程须进行全面管理，数字成像激光打印技术是数字成像系统胶片记录影像的主要手段，目前在临床上广泛应用。图像的数字储存要确保持久和安全。

（五）数字影像诊断及影像质量管理

由于电子计算机的普及应用，医疗保健信息数字化，使医院的门诊挂号、检查记录、治疗方法等，都已成为医院情报系统的数字化基本信息。在医院所进行的 CT、MRI、CR、DR 及常规 X 光检查等获得的放射诊断影像，也都直接成为放射影像情报系统的数字化信息资料。若对这些保健信息不进行规范管理，是难以进行传输和储存的，因而，对放射诊断影像质量的有效管理，是当前国内外放射学界关注的重要问题。

研究的主要内容有质量管理的提出及发展、基本概念、活动的程序和方法、PACS 的管理、质量评价、模拟成像与数字成像质量评价的比较、影像质量管理的应用等。

对于放射诊断影像，其本身须具有能满足临床诊断目的的性质。管理是指导和控制各组织的相互协调所进行的一切活动。QM 是指制订质量计划并实现这些计划所开展的一切活动的总和。从更深层意义上讲，QM 是一种质量文化，它是结合现代质量管理理念与方法而形成的理念、精神、质量标准、价值及行为准则。目前全国大部分省市、自治区都相对成立了专门的组织机构和管理条例，在今后的工作中将会不断完善和发展。

我国开展医学教育研究历史悠久，随着医学科学的发展和医学教育改革的深化，医学教育研究在内容上和方法上都取得了一定进展。医学教育研究不仅深化了人们对医学科学的认识、改善了医学教育实践活动，而且在面对新世纪全面推进素质教育的大背景下，开展了医学教育教育体制、教学模式教学方法等方面的研究。这些研究揭示了医学教育的特殊规律，提炼出一般医学教育原理，丰富的医学教育理论，促进了医学教育的深入改革和发展。本书以医学影像技术专业为例，展开教育研究，以期为同行提供参考。

目前，医学教育正进行全方位的改革，包括从教育的思想观念到教育的体制、结构以及教学的课程、教材、方法等方面的内容，具有广阔的发展前景。医学教育要改革必须依靠医学教育研究，以教育研究为先导，通过研究来促进医学教育改革的深入发展。医学教育研究必须把以培养医学生的创新精神、提高医学生的实践能力为主要目标的医学教育改革放在首要位置，以促使医学教育研究工作适应我国医学教育改革和医学教育事业健康发展的要求。

第五章 现代医学教育中的中医教学

第一节 现代中医教学模式的传承与创新

中医教育是继承和发展祖国传统中医学的基础，是串联"理法方药"，沟通理论与实践的桥梁内容，是传统中医学的核心教育内容。对中医经典论著的学习和深入理解，可以直接为有效地帮助学生形成中医理论思维模式。但是，随着多种教育模式在全球化过程中的不断发展，诸如以教师为中心的 LBL、问题为导向的 PBL、案例为中心的 CBL 教学方法等各种教学模式呈现出寸有所长、尺有所短的态势。而中医学经典教育的教学模式、教育理念正是在这种多样化的大趋势下出现了诸如教育模式与培养目标不一致，医学生临床实践能力与社会需求不相符等一系列问题，那么如何整合这些教育模式的优缺点，综合运用复合式的教学方法培养符合社会需求的中医学人才，就成为医学人才培养的重要课题。

一、主流教学方法的优缺点

复合教学模式的重点在于将不同的教育模式进行资源的优势互补，整合运用到实际的中医教学的课堂中。

（一）以问题为导向

教学模式，由美国神经病学教授 Barrows 于 1969 年首创。PBL 教学方法倡导学生自己在团队交流与合作的过程中发现问题、解决问题，重在培养学生的自主学习能力、实践能力，从而形成具有判断力的思维模式。这一点与中医经典课程培养学生临床辨证论治能力，帮助学生建立中医临床思维模式的教学目标不谋而合。因此，PBL教学方法与中医经典教育，二者有较为牢靠的结合土壤，也使得PBL教学促进中医经典教育的发展成为可能。然而在我国，中小学生教育长期处于应试教育和"填鸭式"的教育模式，在步入大学之前学生们便已经形成了死记硬背、被动灌输的学习模式，缺乏发现问题、解决问题的能力和主动性，进入高等教育突然转入PBL教学，会让学生感到难以适应。此外，传统中医经典强调对基础知识内容的背诵记忆，而现代化的PBL则强调学生少记忆，而着重培养其探索概括、信息搜索和沟通交流等方面的能力。这些都为PBL的实际应用和操作增加了一定的难度。

（二）教师—书本—学生为核心传统教学模式

教师—书本—学生为核心传统教学模式是当前应用学科范围最为广泛的教育方法。LBL教学方法具有教材完整、理论完整、知识完备的优点，教师按照书本章节系统地向学生传授理论知识，对教师来讲能够很好地把握教学进程，对学生来讲能够全面了解一门学科的架构和逻辑关系。千百年来中医经典教育所秉承的师承教育方式也正是基于教师—书本—学生的教育逻辑关系展开的，老师是教育关系中的向导，书本则是其核心的教育内容，学生则处于被引领的位置，因此，从某种意义上说，中医传统师承教育可谓LBL教学方法的雏形。然而随着医学发展的日新月异，人才创新能力的培养越来越受到重视，LBL教学忽视学生的主观学习能力、削弱学生的兴趣和好奇心、不利于发挥和培养学生的自学能力和创新精神等诸多弊端也逐渐显现出来，针对LBL教学方法的教学改革也就成了不可避免的趋势。

（三）案例为导向的教学方法

教学内容以典型案例为先导，以问题分析为基础，帮助学生掌握一般分析原理，进而提升学生分析和解决问题的能力。从这一角度看CBL教学方法与PBL教学方法确有几份相似之处，二者都是为提高学生发现问题、解决问题的能力，培养学生分析思考问题的思维模式，只是实际应用的环境和形式有所差别。在中医经典教育的过程中往往是各种典型案例穿插在不同的理论知识中出现，因此中医经典课堂上CBL教学方法的应用也是必不可少的。然而也正是由于CBL教学方法——案例为导向的这一特点，也往往存在每次的教学范围过于狭小、教学内容贫瘠的可能，对于案例的选择、问题的设置、学生参与的真实度和积极性等都可能影响到最终的教学效果。

（四）团队为基础的教学方法

团队为基础的教学方法是一种有助于促进学习者团队协作精神的新型教学模式。TBL教学法是一种有助于促进学习者团队协作精神的新型教学模式，其形式多样，主要以团队协作为基础，是以教师讲授和学生讨论相结合的一种教学方法。TBL教学法的基本教学过程是：课前自学要点—独立完成—小组讨论，沟通交流—教师讲解—自我总结—组内互评。TBL教学过程中教学教师作为引导者和组织者，以团队合作为基础，掺杂主动学习、互动学习、交流学习的不同形式，从而提高了学生分析问题、解决问题能力，更培养了其团队写作和人际交往等综合素质。整体来看TBL教学法中教师和学生都发挥着各自的作用，可以将其看作是LBL教学方法和PBL教学方法基础上的新形势的发展，然而TBL教学法对师资和教学条件的整体要求都较高，增加了学生负担，容易形成学习压力，从而打击学生积极性，此外还受到课时限制，老师讲授内容往往受到压缩，也间接影响到学生的学习效率。TBL教学法复合现代医学团队建设的要求，本书认为TBL教学法对中医经典教育的帮助远不及上述三种教学方法大，但结合其他教学方法选择性地应用，往往能为课堂带来新鲜的活力，也不失为一种选择。

二、扬长避短，有机结合

（一）围绕经典医案分析，精心设计教学实践内容

许多中医经典本身集知识性、思想性、文学性为一体，所涉及的内容不仅包括对疾病的认识、辨证施治、药物配伍等医学相关的专业知识，同时也包括了对古代医学实践经验活动的翔实记录，中国古代名医大家的出诊治病经历在古医籍中均一一记录在案，如医古文教材本身就选编了大量案例，还有中医诊断、方剂等课程中穿插的诊疗案例。

医案例分析是在教师的策划和指导之下，根据自己的教学需要，对实际的病例或者是经过加工的具有代表性的病例进行教学。可让学生讨论并提出问题，甚至情景扮演患者、患者家属、医生、护士等角色，既活跃了课堂的气氛，又为学生提供亲身接触临床患者的机会，让学生运用辨证论治的中医思维进行思考和分析，培养学生的辨证论治能力。学生虽然是教学的中心，但仍不能忽视老师在教学上的重要性。对于病例来说，无论是从理论经验还

是临床实践来说，老师能够给予学生最切实际的指导，控制课堂教学的整体走向。

从培养临床医生的角度出发，CBL、TBL 教学方法相结合更适合此类理论与实践相结合的临床教学。以小组合作为基础单位，以临床病例为线索，而教师则作为组织者，将各基础理论和临床实践的知识点整合到一个真实的病例中，引导正确的学习方向，既提高了学生以患者为中心的诊疗思维，以及运用知识解决实际问题的能力，又培养了其团队精神。

（二）经典条文与临床实践结合，形成辨证论治思维

在临床上要形成中医辨证论治的思维模式，就必须经过一个潜移默化的过程。自古名医大家在传统的中医学传承教育之下，必自幼熟读经典古籍，在信息化日益加深、计算机逐渐取代人脑的今天，要对仲景学术传承有实质性的进展，更应该在用脑背诵的方面回归到最初的教育模式，提高学生诵背经典的能力，在日积月累的经典诵读中形成中医临床思维。

因此像《伤寒杂病论》《金匮要略》等中医经典古文，"理、法、方、药"的知识体系完整，连贯性强，学习内容以基础理论知识为主，故教学方法应选用在知识讲授过程中系统性更强的 LBL 教学法为主，充分依靠教师的专业知识，对教授内容做全面而详细的讲解，以求能准确、快速地完成这些基础理论知识的传输。还可以采取网络、多媒体等教学资源，并结合 PBL 教学方法从临床实践入手，以巩固 LBL 教学成果。这就要从后期临床实习入手，加强中医经典教学，通过在临床中学经典，学生就不再觉得那些经典只是一些没有实用价值的陈规旧律，增加了学生学习中医经典的兴趣和主动性。日久天长，从理论到临床，通过望、闻、问、切四诊方法收集病历资料，再从临床回归理论，正所谓"磨刀不误砍柴工"，前期培养学生扎实的中医理论功底和建立良好的中医临床思维模式，对于后期学生运用中医经典理论解决临床实际问题会起到事半功倍的作用。

PBL 教学法可以以问题串联各学科知识，涉及范围广泛，与中医经典教育中所表达的天人合一、整体观念等诸多观念和思维方式有许多契合点。而以问题为基础的 PBL 教学法，对教师和学生的要求都很高，对于由中学应试教育步入大学素质教学的学生而言，转折过大，要求过高，在实际操作过程中很难做到学生自主学习，主动地发现问题、解决问题，所以只能首先

从提高教师队伍的整体素质入手，由教师提出或者说引导问题的走向，充分发挥学生的主观能动性解决问题。

第二节 现代教育技术在中医教学中的应用

一、大数据视角下的中医

（一）大数据时代

1. 大数据的概念

信息社会，我们正处在一个数据爆炸的时代。伴随着大数据技术的兴起与应用，每天都会有海量的数据产生，我们对大数据的利用也渗透到社会的各个领域，以越来越强大的方式捕捉、计算、分析海量数据，挖掘数据背后的价值。

大数据依托网络云计算分析数据，目前已经成为各行各业深入发掘的内容，其具有分析行业市场环境等多方面的优势，大数据的四大特点分别是Volume（大量）、Velocity（高速）、Variety（多样）、Value（价值）。

2. 大数据的发展

数据是客观事物的逻辑归纳，是事实或观察的结果。从原始人类洞穴里的壁画到当今时代的计算机编码，人类认识和改造世界的一切活动都留下，了数据足迹。随着科学技术的发展和生产活动的复杂程度不断增高，人类社会数据的产生方式、体量、速度、类型及存储和处理能力也随之成长。有赖于传感器技术的发展及其广泛应用，源源不断的新数据带来了人类社会数据量第三次大的飞跃，并最终导致了大数据的产生。在信息化时代的今天，大数据的应用已经渗透到人类社会的每一个领域，对人们的生活产生了巨大影响。相比以往的大型数据集，大数据的数据更为繁多复杂、信息含量更多、种类数量更丰富。在分析、处理现有数据的能力上，相比传统的数据分析具有无可比拟的优越性。不仅如此，与传统数据集相比，大数据信息存储空间更加巨大，信息采集对象更加广泛。

大数据是信息化发展的新阶段，随着信息技术和人类生产生活交汇融合，互联网快速普及，全球数据呈现爆发增长、海量集聚的特点，对经济发展、社会治理、国家管理、人民生活都产生了重大影响。在教育领域要全面推广大数据，大数据为教育的发展带来新的生机与活力，为教育教学改革带来新方法、新思路，是未来教育的发展趋势。

3. 大数据的特征

Volume：指代信息量方面，是指规模大、容最大，收集和分析的数据体量非常大。

Velocity：主要描述大数据的速度特征，是指数据产生速度快，处理速度非常快且能实时处理。

Variety：是指数据类型多样，不仅包括文字、符号等文本数据，还包括图片、视频、音频等非结构化数据。

Value：是指价值大，合理运用大数据并准确分析，将会产生巨大的价值。

4. 教育大数据的特征

（1）实效性

与传统教育数据的采集相比，教育大数据的采集更具时效性。在大数据时代，通过利用物联网、云计算、移动通信等新技术，我们可以持续不断地采集教学过程的数据，比如学生的位置、学习行为、学习状态、学习成绩、作业完成情况以及教师的课堂提问情况等。教师可以根据时效数据调整教学过程。

（2）综合性

教育活动本身是人类社会中一项复杂的实践活动，它本身并没有标准化的模式，故而在教学过程中，主客体关系复杂，与学习相关的变量太多。传统的教学模式中，教学数据基本来源于教师的主观判断。而在大数据背景下，教育者必须利用大数据，打破以往的主观判断和时空上的限制，获取更加具有客观性、针对性、时效性的信息，并通过数据精细分析，根据个体的差异，制定不同的教学方案，从而实现个性化教学。教育大数据吸纳了过程中及影响变量里大量的教育领域的复杂数据，涉猎范围和数据类型纷繁复杂。

（3）预测性

教育大数据的这一特征为"智慧教学"的实现提供了基础。通过对海量教学数据的记录和分析，以此判断在教学过程中的各种可能性，从而为教育者的教学计划的调整提供了科学的依据。

（二）大数据与中医

1.大数据推动中医数据发掘

临床文献是中医科学研究成果最主要的体现形式，中医实践中的每一步进展与深入都以文献的形式留下了亟待追查的足迹。伴随着临床实践的积累，学术文献同步累积，成为中医知识的载体、实践发展的记录，也成为后续研究的基础。中医几千年的临床实践积累了极其丰富的文献，是一笔亟待开发挖掘的宝藏。将这些丰富的经验进行数据发掘，对中医发展的促进作用将是不言而喻的。中医的临床疗效评价实质上是中医辨证论治与临床结局之间的因果关联分析，大数据理念恰恰可以反映关联及因果关系。中医生更多是临床过程的记录，在日积月累的经验积累和案例分析中形成独特的临床经验，将这些经验通过大数据建模的形式刻画出来，将大大实现中医的智能化。中医数据挖掘将具有规模性、高速性、多样性。

2.大数据辅助实现中医现代化和标准化

中医理论是高度抽象的自然哲学理论，强调"人—社会—自然"的整体观念，运用直观、归纳、演绎、对比等逻辑方法来诊断病情，并且使用辨证分析等技术方法来治疗疾病。大数据技术对现实世界的量化，映射出一个在时空中不断衍生、扩大的数据世界，对这个数据世界进行数据分析与建立新的数据库，大数据重点讲的是相关性，而不是因果性的特征，不但给传统方法论提供了一套全新的方法，同时也为科学哲学提供了一套新的方法途径，即从巨大复杂的数据中，迅速地找到高度精准和有价值的信息模式和知识。大数据为中医发展的现代化和标准化提供了条件，为中医知识系统化提供了可操作性的技术手段。中医的发展需要标准体系的支撑，落点应该在于制定标准体系，促进共享应用，进而实现中医的大数据在互联网医疗等领域的创新和应用，在更大意义上推动世界范围内中医药大数据的发展，进而促进中医国际化。

（三）大数据与中医教学

1.大数据推动中医教学模式的改革

在传统中医课堂教学中主要以老师讲授为主，学生主要依照老师的教学思路进行被动学习，很难凸显学生的积极性和主动性。随着大数据时代的到来，为各层各级中医课程的教学变革提供了良好的机遇。我们利用大数据技术，借助智能手机、移动终端等设备获取海量的信息源，把学生的一系列中医学习活动以数据的形式储存下来，并且对数据资源进行挖掘分析，与具体的教学工作结合起来，将会增强中医教学的针对性和时效性。同时还可以结合微课、慕课、翻转课堂、混合式教学等新资源、新模式，实现线下课堂与线上课堂的有效衔接，并对产生的相关数据进行科学分析，可以让我们直观地了解学生的学习情况及学习状态、这样才能捕捉到教学工作中的难点和突破点，从而为教学工作提供科学的依据。

2. 大数据推动中医数字化个性教育发展

大数据时代支持中医教师由依赖教学经验转向依赖数据分析进行教学。大数据对海量的学习数据进行处理分析，给教师提供每个学习者的学习状况、学习态度、学习方法等信息，根据学习者学习的变化，把握学习者的个性需求，提供个性化的学习路径、学习内容和学习方案，促进个体的个性化发展，实现个性化教育。大数据技术对于中医学习者学习行为的记录更加精细化，可以精准地记录每一个细节，这将更有利于对学习者精准的分析、预测，制定适合自身发展的中医思维学习方案，真正实现个性化教育，实现新型的中医"师带徒"教学。

3. 大数据推动中医教育评价改革

教育评价动态地反映教学过程中师生双方的匹配状态，是教学过程中非常重要的一个环节。大数据将使得教育评价由经验至上走向数据统领。采用科学合理的评价方式，一方面有利于学生发现自己的问题，使学生正视自身存在的问题；另一方面也有利于教师分析自己的教学行为，反思自身的教学过程和教学方法，发现自身的不足，从而提高教学质量。大数据为教育者和受教育者提供了最直接、最客观、最准确的教育评价，为中医教学决策与执行提供了重要的依据。

4. 大数据在中医教学应用中的策略

（1）运用大数据科学备课

精良的备课使得课程质量"赢在了起跑线上"。备课是教师根据学科课程标准的要求和本门课程的特点，结合学生的具体情况，选择最合适的表达方法和顺序，以保证学生有效地学习。备好课是教师能够上好课的前提和基础，通过备课教师可以有计划、有针对性地制订教学设计和教学方案。如果教师能利用大数据进行科学备课,就可以将备教与备学紧密结合起来,从而提升教学效果。

备学,也称之为学情分析,是备课过程中非常重要的一部分。学情分析就是分析学生的自身情况和学习情况。具体来说,学生的自身情况包括学生的智力水平、认知水平、兴趣爱好以及性格特点等,学习情况包括课前预习情况、作业完成效果、课堂表现以及平时学习成绩情况等。利用大数据采集系统,对学生的学习行为数据进行动态采集,并对这些信息进行关联性分析,这样教师才能对学生的学习基础、学习兴趣等有全面的了解,教师以此为依据,制订出适合大多数学生的中医课程学习方案。

(2)运用大数据开展教学

随着数字时代教育信息化技术的发展,中医课堂教学开始追求科学化、精准化、智能化与个性化。借助大数据技术,可以为中医教育者提供科学的教学设计、教学方案,实现精准教学。大数据监控下的课堂可包括以下环节。

①课程导入,获取数据信息

在中医信息化课堂导入的过程中,借助大数据技术采集学生"学"的行为的动态信息数据,它包括学生注意力状态、进入学习状态、师生互动情况,通过数据处理系统对这些行为数据进行分析,并将结果反馈实时呈现给学生,便于学生了解自己当下的学习状态,同时也使老师能够及时掌握课堂导入的效果以及学生当下的学习状态,随时调整教学计划。

②资源整合,大数据提供便利

课堂上教师设问,学生讨论、探究、应答。利用大数据技术,对学生发言参与人数、回答内容、回答时间、做笔记人数等数据进行分析统计。同时,教师可借助大数据检索相关优质资源,帮助学生获取全面的信息,便于课堂讨论。在教学活动的师生互动中,充分利用大数据,有利于老师、学生形成教育数据的思维。

③合作探究,引导学生自主学习

职业教育认为学生是教学过程中的主体,教学中应积极倡导自主学习、合作探究式学习。在课堂教学中,教师可以采用体验式学习、交流合作学习、自主学习的学习方法。对于教师而言,对学生的讨论情况进行大数据分析,使得教师对于小组的讨论情况的点评更有针对性,提升教学效果,同时老师也能及时发现学生存在的问题，改进教学方案。

　　④运用大数据推广中医 MOOC 及微课

　　MOOC、微课作为课外学习的一种新资源、新模式，也是对课堂学习的补充，两种课程新理念结合大数据技术，在学习者使用过程的数据分析上，为学习者提供符合自身需求的课程资源。利用微课视频，学生可以查漏补缺，对于重点、难点可以加强巩固。学习者在 MOOC 平台上学习时，教师通过作业情况、问题讨论情况可以发现学生存在的问题，从而提出有针对性的复习方案，为学生答疑解惑。

二、人工智能视角下的中医

（一）人工智能时代

　　人工智能（Artificial Intelligence，AI）是社会发展和技术创新的产物，是人类在适应自然的过程中不断改善生存方式、优化生活品质，促进人类生产进步的重要技术形态。人工智能伴随着人类社会的进步，帮助人类实现生产工具的改造和利用，改善与同族群的交流方式。因此，既不能单纯地将人工智能理解为现代社会的产物，也不能狭隘地将其等同于技术的创新或变革，而应当以人类在遵从改进生产工具、改善生产方式的客观规律过程为蓝本，在使用需求与技术供给间实现一种平衡形态。人工智能在各个领域的应用越来越广泛，现已成为当下最热门的科学技术之一。人工智能发展日新月异，其逐步发展成为研究和开发用于模拟、延伸和扩展人的智能的理论、方法和技术及应用系统的一门新的科学技术。随着云计算能力的提升、核心算法的突破、海量互联网大数据的支撑以及投资力度的加大，人工智能迎来了新纪元。人工智能已经在很大程度上，并将在未来极大地改变人类的经济和社会结构，在人工智能漫长、复杂的发展过程中，其技术内涵通过发展不断得到丰富和充实，并在人类文明的影响下成为最具有时代特征的先进技术。

　　1. 人工智能在医学领域的研究

　　人工智能在医学领域的应用是一个世界性的应用趋势，核心的设计理念为"人工智能＋医疗"，现有的研究高地和技术引领力量都在美国。

　　今天，在医学领域，人工智能技术的准确度已经相当于顶级人类医生的水平。基于深度学习技术开发的医学智能决策系统，在某些疾病诊断过程中，甚至超越了人类医生的水平。结合疾病的发生、渐变、突变及治疗规律，人工智能结合医疗全链条共包含五种发展方向：一是基因诊断推断疾病发生风险，根据基因信息破解生命奥秘，例如阿尔茨海默病的预测。二是"超早期"身体管理，监测管理并识别疾病风险，例如监测胚胎发育质量。三是智能决策系统，通过人工智能模仿人类思维进行医学影像识别，并得出疾病诊断及治疗方案，例如早期肿瘤定位定性诊断中人工智能技术已经有临床应用；谷歌将 deep mind 项目应用于发现和治疗眼部疾病。四是医疗诊断辅助技术，例如医学影像智能识别，通过影像分析提供诊断决策。五是医疗治疗设备，例如外科器械、远程治疗及医疗机器人等。

2. 人工智能在教育领域的研究

人工智能引入教育领域的研究几乎与人工智能的诞生同步。在教学实施、团队协作、学习支持等方面的应用，并取得了丰富的研究成果。研究者们开始陆续开发人工智能教学工具，例如，在美国已经开发应用了智能辅导系统、机器学习技术、智能评估系统等人工智能技术。

人工智能教育应用，在宏观层面上是"智能化领跑教育信息化2.0"，在微观层面上是计算机教育应用的增强与扩展。当前，人工智能教学应用研究领域已经形成了工具与学习互相促进的目标。

第一，看看工具对学习的促进。人工智能技术将帮助智能教育实现精准化、自适应性、个性化等。人工智能提供的学习障碍诊断与及时反馈、问题解决能力测评、心理素质测评与改进、元认知支持等功能，为学习者设计个性化学习路径，创设沉浸式体验学习场景，提供智能代理、推送学习资源等，并帮助教师精准了解学习进度、学习效果等，从而进行教学决策。人工智能赋能教师实现了教学功能上的扩增，提升了学业成就与学习动机，彰显了个性化培养优势。

第二，看看学习对工具的促进。人工智能将进一步深入理解学习者特征、学习者思维模式，从而提升工具在"智能"上的最大跃升。当前国外研究者在探索认知特征、学习本质和教育规律的基础上，关注将机器学习、逻辑推理、自然语言理解等人工智能技术嵌入各类教学、学习、决策等工具、系统、平台中，支持构建体验学习情境、规范学习行为、评估学业水平和能力结构、制定个性化学习路径和内容等研究，旨在通过人机协同优化教学方式与路径，为学习者提供个性化学习服务。这些研究成果对开发人工智能教学产品、理解学习的本质、探索教学规律等提供了方法指导和可供借鉴的研究范式，但也存在人工智能教学应用研究狭窄化、碎片化、微观化等问题，后期还需从宏观层面开展人工智能与教学的关系研究、人工智能教学应用关键技术研究、人工智能赋能教师的理论基础研究、人工智能与教学融合形态研究、人机协同背景下的教师人工智能教学应用素养研究等。

（二）人工智能与中医

中医是基于哲学理论建立的医学学科，由于强调个体特征及临床经验，因此治疗上会出现异病同治及同病异治的情况。治疗标准难于统一、学科理论过于抽象、作用机理不易量化等都成为中医药与世界接轨过程中的短板。如何利用人工智能为中医研究应用赋能，是一个对于国家健康发展非常重要的研究领域。从现有研究布局和聚焦热点来分析，中医与人工智能的融合可以从以下几方面切入。

1. 推动中医药诊疗智能化

中医有自己独特的诊疗思路及手段，辨证论治是核心理念。要把中医诊疗智能化，首先就要提炼中医诊断的实施关键步骤。经典中医药诊疗可以划分为"三步曲"。一是信息的采集，通过望、叩、问、切来获取疾病信息；二是信息分析，通过四诊合参对疾病进行定位定性判断，做到辨证以待施治；三是根据辨证结果组方施治，若使用中药则按照君臣佐使构思方剂，若使用毫针刺疗则配方组穴。"三步曲"的实施过程很大程度上需要依赖医生的个人经验，这意味着诊断结果存在一定的局限性。中医目前的诊断结果有证候、疾病两类。中医的证候又包含脏腑气血津液辨、六级辨证、卫气营血辨证等。使用不同的辨证体系，即使是同一个患者也会产生不同的诊断结论。如果要将中医诊断做规范化、客观化，定量化的统一，就需要把无论是作为输入的症状、体征、检测指标还是作为输出的疾病种属、证候类型做拟合数据模型。可靠性具有代表性的标准模型需要建立在足够数量的病例数据集上。如果依靠一位医生或者一家医院，模型的建立将是旷日持久的工作。智能化的应用为解决这个问题提供了思路和技术。人工智能可以帮助中医领域需要建立全面而规范的临床信息采集系统，根据功能需求程序化地开发软件平台。建立了规范的症状、体征，检测指标体系，应用统一的信息采集软件进行全面的信息采集，由此形成的数据集将成为中医辨证过程标准化的可靠依据。中医病例数据集的建立可以对证候的诊断标准进行修正和优化，使得依靠个人经验进行诊断分析的过程变成一个可以靠技术手段的进步加以解决的技术问题。中医学的辨证论治体系从"只可意会不可言传"改变为对临床数据严格的统计及大数据分析。智能中医的实现不仅会使临床疾病信息的采集过程更全面、更细致，对疾病的治疗方案更精准，而且可以使用远程功能使人类随时随地都可享受高质量的中医医疗服务。人工智能将会把中医师从繁重的信息采集和辨证决策中解放出来，从事一些更有价值的创造性工作。中医服务将从临床延伸到预防、保健以及人们的日常生活中，真实地实现"治未病"理念，全面满足现代社会的健康需求。

2. 推动数字时代的中医传承

人工智能则可以有效解决以上痛点，缩短人才成长周期，规模化复制临床经验。人工智能技术将知名老中医的诊疗思想、辨证逻辑和处方经验进行整合，形成在线的辅助学习和辅助诊疗系统，带动更多普通医师提升诊疗能力，也可以帮助中医的传承及推广应用。远程教育形式与人工智能技术的结合，极大地提升中医从业人员继续教育学习的质量，成为中医人员职业能力持续提升的有力保障。

3. 推动中医资料信息化传播

中医的历史悠久，几千年的临床实践积累了极为庞大的、种类纷繁的中医知识图谱。如何对庞大数据进行价值的挖掘，对促进中医药发展是一个重要的课题，互联网的出现，特别是人工智能技术的到来，更为祖国医药资料的信息化存储及传播提供了难得的机遇。人工智能对发掘中医隐性知识有着得天独厚的优势。当前，以大数据为支撑的人工智能在医疗领域的应用很多，比如医学影像、语音识别、病人看护等，延伸到中医研究和应用领域的还不多，可以利用人工智能将大量的中医诊疗数据进行深度挖掘，从而拓展中医人工智能的市场前景。

大数据是促进中医人工智能化的基础和技术支撑。要加大有关中医方面大数据的收集、分析和挖掘使用，并制定中医诊疗标准和体系，将数千年的中医经验转化为集中医诊断、服务，健康信息采集、健康评价、健康指导、健康提醒功能为一体的信息系统，形成多元化诊疗数据，为更好服务患者以及推动中医走向现代化、国际化提供支撑。

（三）人工智能与中医教学

教学是师生共同参与，旨在实现教学目标的一个复合、多维活动过程。从系统论的角度来说，不同的教学要素组合会产生不同的教学功能，对教学的组织形态、教学的模式、学生的学习方式都会产生多态的发展。这些要素不是孤立地、简单地拼凑在一起，而是相互作用、相互制约。在漫长的中医教学历史中，教学宜由教师、学习者、学习内容三要素构成。当多媒体技术出现时，中医教学形成教师、学习者、教学媒体、教学资源四个核心要素。人工智能技术的到来彻底变革了中医教学模式和教学供给方式，教学要素更改为人类教师、智能辅教教师、学习者、智能学习环境、学习内容、智能学伴六要素，下文中将就教师角色、教学资源、教学环境及教学管理剖析人工智能背景下中医教学的变革创新。

1.AI促进中医教师角色创新

人工智能时代，教师的角色将发生根本性转变。中医教师关于知识性的传授能力将被人工智能所取代，教师将转向更加注重培养学习者的哲学智慧，帮助学习者辨证成长，启迪学习者心智、育人、情感、思维的多维度教育需求将成为新教学立足点。教师不再是课堂的唯一主讲人，人工智能成为有力助教，结合已经颇具形态的中医教学资源库为学习者提供个性化学习支持与服务，同时完整记录学习轨迹，分析学习结果及习惯。教师通过精准化的数据分析快速了解学情，接收动态生成性教学资源，高效开展备课、授课、答疑等相关活动，创造个性化课堂教学，构建高效、新型的"中医师带徒"教学形式。

2.AI促进中医教学资源创新

（1）范围扩展

随着制作技术、使用需求及承载平台的提升，中医教学资源也随之迅速提升及拓展。AI背景下的中医教学资源泛指一切帮助学习者有效学习的支持资源。中医教学资源集合的概念：一是指学习内容的传统载体，例如教材、电子书、试题库、学科工具、多媒体资源库等；二是指学习者在资源查找、整理和应用的活动过程中的支持服务；三是指学习者，产生的学习制品，例如学习笔记、学习作业等。

（2）智能推送

人工智能时代的教学资源创新已经不立足于展现形式的炫奇，而是聚焦于学习资源多元集成和个性化推送。数据优势辅助人工智能技术集成泛在分布的海量学习资源，汇聚不同类型的优质学习资源，使之按照科学、有序的方式分门别类，建构开放、可扩展的资源库。在人工智能技术的支持下，学习者的差异被充分重视，支持学习者定制学习的科目、课程或知识点，满足其个性化需求。

3.AI 促进中医教学环境创新

人工智能技术对学习环境的改变将是全方位的，无论是开展方式还是使用功能，无论是传统教室升级还是在线学习平台优化。人工智能将为学习者创建一个通过数据运行的包含虚拟视觉、听觉、触觉在内的全面感知学习场所。人工智能技术赋能在线学习平台，使其能够动态识别学习者的认知能力、学习风格和学习状态，实现学习资源和学习路径的个性化推荐，从而建构基于大数据的智能化学习空间。人工智能技术与虚拟技术、全景技术等的融合可以为学习者搭建一个强沉浸感和体验感的学习环境，时空、资金、设备都不再是降低学习情境体验感的问题。

（1）智能化的学习空间

人工智能技术辅助教师开展备课、授课、答疑等环节进行研究，有助于教学向智能化发展，人工智能对学习者预习、交互、练习、拓展学习等过程提供支持，帮助学生不断认识、发现并提升自我，改进学习体验。

（2）定制化的学习环境

定制学习是人工智能技术支持下自主学习的新塑形态，是更符合未来社会发展需求的智能学习空间。学习者可以借助智能环境为其定制精准化的学习支持，包括自定步调、自我管理、学习路径引导、学习资源服务等，避免了千篇一律的无效学习环境的实施。定制体现了充分的"个性化"，主要表现在三个方面：第一，个性化的学习内容。从学习者个体差异出发，根据其知识积累、学习风格、学习能力以及学习过程中的动态需求推送精准的学习内容资源。第二，个性化的学习辅助服务。学习者在学习过程中会遇到学习问题及技术操作问题，智能技术可以完成学习者的画像绘制，并为其提供适时的学习策略指导、疑难解答以及技术指导等学习辅助服务。第三，个性学习的反馈机制。自主学习对学习者的自我管理提出了较高的要求，个性化的评价反馈对于激励学习者动机和维持学习者兴趣具有重要作用。个性化的评价反馈一方面可以帮助学习者了解当前的学习现状和进度，另一方面个性化的评价反馈方便学习者自我反思，改进学习效果。

（3）充分的交互式社区

根据前述篇章中的剖析，MOOC等教学模式较为薄弱的就是互动交流功能，人工智能技术可以针对性地解决这个弊端。人工智能环境下，根据学习者的共同需求可以组建社群，群内得到即时的交互支持和指导，从而实现社群学习者之间的高效交互，共同完成学习任务，达成学习目标。充分的交互功能主要表现在两个方面：第一，交互式的空间。人工智能为单个学习者实现了学习环境的定制化设计。当多个有相同或类似学习目标的学习者被集合形成学习社区后，教学环境就兼容了个性化需求和深度参与的交互需求。在线学习社区是通过人工智能技术进行学习者兴趣分类推荐和学习者自主选择相结合而组建，社群结构具有稳定性和开放性。第二，交互式的学习支持服务。学习支持服务是群体学习的重要组成部分。人工智能提供的学习支持服务可以实现高效、深入，主要包括群体学习状态监测、学习进程引导与管理、社交交流分析等。高交互性的实现依赖于人工智能环境下的数据处理及信息流动，人工智能技术探测学习社区的实时状况并给予相应支持，而社区则根据技术支持调整学习进程。

4.人工智能促进中医教学管理创新

（1）前瞻性管理

在传统的课堂教学管理中，管理者一般根据经验进行粗放型的教学决策。基于经验的静态决策往往具有滞后性，而人工智能时代的教学管理把"过程干预"提升为"预测干预"。教学设计人员把一定的前提条件和数据写入智能系统，按照程式对最终结果进行模拟和预测。预测除设立结果外，还分析与管理结果相关的多种因素，例如影响计划实施的前提条件、可能困境、可行纠偏措施等。人工智能系统拥有强大的大数据分析、复杂情况分析、概率性分析、可视化图像模拟、多维计量建模等功能，其前瞻的预测效果源于扎实的分析能力。

（2）数据化管理

所谓"巧妇难为无米之炊"，人工智能的管理非乐观预测，而是依靠大量的有效数据进行合理的管理分析。数据管理是将各项具体指标按一定方法进行量化记录及精准定性的过程。数据化作为人工智能的手段和目的，必将使教育管理不再是模糊化管理，一切将有据可循，有据可依。教学管理数据化又必将促成管理的透明化和理性化，从而实现教学调控的合理、及时。当大部分工作指标都基于数据来进行计划、监测或评估时，深度学习、跨界融合、人机协同、群智开放、自主操控就有了实施的底气。

（3）精准化管理

人工智能时代的到来，促使教学管理由模糊趋向精细。基于大数据的人工智能技术可以全方位地对学生进行实时监测和智能化诊断，深度参与学习过程，敏锐地挖掘每个学生的内在特征，捕捉学习者的学习行为、思维习惯，为每个学习者画像，达到教学管理的精细化和专业化。这样既有利于教师精准地掌握学生的学习状况和心理动态，为教师"因材施教"奠定根基；又可以将汇总的数据上传到院校，为整体教学计划的制订提供重要的参考依据。

5. 人工智能促进中医创新创业教育

当前，我国经济发展进入新常态，国家大力实施创新驱动发展战略，迫切需要形成更具长远竞争力的新的经济增长点。在"大众创业，万众创新"的新环境下，中医作为民族的智慧结晶不仅要把握百年难遇的振兴发展时机增速提质，更要主动服务国家的战略需求。国家已出台系列政策大力发展中医药事业，提出了"着力推动中医药振兴发展"的战略。中医药在继承原创优势的基础上需要不断创新，在加快推进健康中国建设的进程中，充分发挥出中医药的独特作用。

第三节　循证医学理念下的现代中医教学

中医内科学是运用中医学理论，阐述内科所属病症的病因病机及诊治规律，并采用中医药治疗为主的一门临床学科，是医学生走向临床的一门必修课程，同时也是一门临床基础学科，与中医基础理论、中医诊断学、方剂学、中药学等内容息息相关。随着社会的发展和生活水平的提高，人们对健康的要求越来越高，集预防—医疗—保健—康复为一体的医学模式逐渐越来越受到人们的重视。与此同时，也对中医药高等教育提出了更高的要求。下面就将循证医学理念引入中医内科学的教学中做一简要探讨。

一、传统中医内科学教学中存在的问题

（一）教学内容与学时不相配

中医内科学课程内容繁多，而中医内科学的理论教学学时一般为 72 个学时，教学内容的繁多与课时的相对偏少不成比例。任课教师为了完成学校规定的教学任务往往是从课堂开始讲到结尾。由于受到知识结构等方面的限制，学生往往对教师所讲授的十得其一，不甚理解。因此，如何能够使学生在有限的理论课教学中掌握中医内科学纷繁复杂的内容，是一个值得深入思考的问题。

（二）任课教师更替频繁，学生的适应能力相对较差

中医内科学作为一门临床学科，专科性比较强。尤其是各论部分，涉及临床各个科室的病症，学校往往安排不同科室的人员进行讲授。这样虽然教师的知识面专业性很强，但是也造成了教师更替比较频繁的现实问题。每个教师的授课风格均不相同，这就造成了学生在学习的过程中，刚刚适应上一个教师的授课风格，下一个章节又换了一个老师，还要重新适应。在一定程度上，对学生的学习造成了困惑。

（三）学生对中医内科学的系统性认识不足

中医内科学既有相对的独立性，同时又是一个非常系统性的学习内容。就各个不同的病症的学习来看，具有相对的独立性。但是，具体到临床疾病的诊断和治疗上来说，又需要有非常系统的知识体系。而学生的知识面相对局限，单纯学习各个独立的病症，往往难以使知识系统化，整体化。

（四）学生动手机会较少，实际操作能力偏弱

中医内科学是一门应用性、操作性、实践性很强的学科。学生除了具有扎实的中医学理论基础，还需要通过不断的实践才能真正掌握课堂所学知识。纸上得来终觉浅，绝知此事要躬行。同时，由于患者自我保护意识不断增强，导致学生临床实践的机会少之又少。学生解决实际问题能力偏弱是一个值得思考的问题。

二、将循证医学理念引入中医内科学教学中的探讨

（一）循证医学的含义

循证医学是一种新的医学教育观念，即慎重、准确和明智的应用当前所能获得的最好的研究证据，同时结合临床医师个人专业技能和多年临床经验，考虑患者的价值观和愿望，将三者结合起来，制定每个患者的最佳诊疗措施。循证医学是一种新型、高效的终身学习的临床教育理念。

（二）循证医学理念引入中医内科学教学中的必要性

传统的医学教育是以经验知识为主的教育，与现代中医学教育的发展相比，略显滞后。循证医学在强调个人经验和知识的同时，更强调客观证据。在中医内科学的教学中引入循证医学理念，既可以传授教师的个人经验，又可以引导学生通过查阅文献资料获取知识，同时，将一系列的知识综合、归纳、分析，选择最正确的诊疗措施，加强学生的动手能力和实践能力，提高其自主学习的能力，使其知识不断地系统化，从而培养合格的中医学人才。

（三）循证医学在中医内科学教学中的运用

将循证医学理念引入中医内科学教学中，可以从以下几个方面进行尝试。

1. 改变传统的教学观念

教学观念的改变包括了教师的"教"和学生的"学"两个方面。学校应当开设一定数量的循证医学课程，向教师和学生传授循证医学的基本理念和原理，使其从思想上认识循证医学的优势和经验医学的缺陷，诱导学生自主学习的能力，充分发挥其主观能动性。

2. 多种教学手法综合运用

在常用的教学方法中以案例为基础的教学方法和以问题为基础的教学方法等，对于提高学生主动学习的能力，发挥其主观能动性都有着积极的作用。而循证医学则强调证据，将多种教学法有机结合，在研究和解决问题的过程中运用循证医学的手段和证据来探究结果，既可以使学生学到一定的知识，同时又可以培养其主动学习的能力，提高其创新精神，提高教学质量。

3. 鼓励学生多进行实践

中医内科学的学习必须要通过不断的临床实践才能使所学的知识系统化，变为自己的终身技能。在日常生活中，学生也是一种常见的病源，对于一些常见病如感冒、发烧、咳嗽等问题，可以鼓励学生通过查阅书籍资料，

结合自己所学知识进行分析，然后在老师的指导下，进行处方用药。这样一方面可以增强学生对中药、方剂的直观认识，也可以增强其分析问题、解决问题的能力，增强学生的专业自豪感和成就感。

将循证医学理念引入中医内科学的教学中来，既是一种尝试，也是一种挑战。如何更好地发挥学生的主观能动性，培养其主动学习的能力，培养其学习中的创新性、逻辑性、系统性思维，从根本上改变教师的单纯的"教"的现状，建立以"学生为中心"的教学模式，循证医学提供了一个很好的思路。

第六章 现代智能医学教育

第一节 人工智能在现代医学教育中的应用

一、人工智能概述

人工智能是一门计算机科学、控制论、信息论、神经生理学、心理学、语言学、哲学等多种学科互相渗透而发展起来的交叉学科。人工智能学科的基本思想和基本内容，即人工智能是研究人类智能活动的规律，构造具有一定智能的人工系统，研究如何让计算机去完成以往需要人的智力才能胜任的工作，也就是研究如何应用计算机的软硬件来模拟、实现和扩展人类某些智能行为的一门技术和科学。

二、人工智能的技术体系和应用领域

（一）技术体系

随着数据资源、计算能力、核心算法的发展，人工智能从单纯的计算智能向更深层次的感知智能和认知智能发展，也推动了大批相关的人工智能产品进行大规模应用。结合人工智能技术发展及研究，人工智能的技术体系概括为四个模块：机器学习、自然语言处理、图像处理及人机交互。

1. 机器学习

机器学习是指计算机通过分析和学习大量已有数据，从而拥有预测判断和做出最佳决策的能力。其代表算法有深度学习、人工神经网络、决策树、增强算法等。机器学习是人工智能的关键技术，算法对人工智能的发展起主

要推动作用。当前，主流应用的多层网络神经的深度算法提高了从海量数据中自行归纳数据特征的能力及多层特征提取、描述和还原的能力。

2. 自然语言处理技术

自然语言处理就是将人类语言和计算机程序可以识别的语言进行相互转化，如把人类的语言转化成声音或文字，由此变成计算机可以处理的语言形式。自然语言处理综合了语言学、计算机科学、数学等学科，主要研究能实现自然语言通信的计算机系统，包括信息检索、信息抽取、同性标注、句法分析、语音识别、语法解析、语种互译等技术。

3. 图像处理技术

图像处理技术是为了使计算机拥有人类的视觉功能，可以获得、处理、分析和理解图片或多维度数据，包括图像获得、图像过滤和调整特征提取等。传统的数据处理技术在模拟人脑神经元多层、深度传递解决复杂问题的信息交互处理过程中，由于其传统架构限制了计算能力，难以满足人工智能高强度并行数据处理的需求。因此，适应网络神经算法的 NPU、FPGA 等芯片及其如何融入超级计算机芯片矩阵是人工智能重点研究方向之一。

4. 人机交互技术

人机交互技术是指计算机系统和用户可以通过人机交互界面进行交流，机器通过输出或显示设备给用户提供大量提示及请求信息等。用户通过输入设备给机器输入有关信息，回答问题，实现互动。人机交互技术主要包括计算机图像学、交互界面设计、增强现实等。目前，不少产品和技术已经问世，如能够随意折叠的柔性显示屏、3D 显示器、多触点式触摸屏技术、手写汉字识别系统及基于传感器捕捉用户意图的隐式输入技术等。

（二）应用领域

人工智能的应用领域非常广泛，其在医疗、金融、家居、教育等行业的应用相对成熟，而且数据资源也更为丰富。

1. 人工智能在医疗领域中的应用

人工智能在医学领域的应用主要体现在辅助诊断、康复智能设备、病历和医学影像的理解、手术机器人等方面。一是通过机器视觉技术识别医疗图像，帮助医务人员缩短读片时间，提高工作效率，降低误诊率；二是基于自然语言处理，"听懂"患者对症状的描述，然后根据疾病数据库进行内容对比和深度学习，从而辅助疾病诊断。有的公司开始尝试基于海量数据和机器学习为患者量身定制诊疗方案。目前，结合医学专家的分析，人工智能在肿瘤．心血管、五官及神经内科等领域的辅助诊断模型已接近医生的水平。

2. 人工智能在金融领域中的应用

人工智能在金融领域的应用主要有智能投顾、投资决策、智能客服、精准营销、风险控制、反欺诈、智能理赔等。应用最多的是投资咨询业务、业内称之为"智能投顾"。

3. 人工智能在家居领域中的应用

随着人工智能技术的发展，智能家居已进入消费者日常生活，改变着人们的生活方式。家居产品的智能主要体现在对周围环境进行综合分析与判断，由此满足用户家居情感体验。目前，市场上智能家居产品的感应设备越来越多，但大部分还依赖于手机操控，而且让用户很好地感应周围环境的体验并不多。随着人工智能技术的发展，通过感应系统交互功能，可以更好地了解用户的喜好习惯及心理感受，由此计算并执行对应指令，让用户提升对家居环境的全面感知和感应能力。

4. 人工智能在教育领域中的应用

人工智能在教育领域的应用还刚刚起步，常见的应用主要有一对一智能化在线辅导、作业智能批改、数字智能出版等。教育领域应用中的人工智能除模拟人类传递知识外，还能通过皮肤电导、面部表情、姿势、声音等生物监测技术了解学习者的学习情绪。将人工智能应用于教育领域，有助于教师提升教学效果和效率，以及为实现因材施教提供决策支持。

三、人工智能的发展和现状

"科技改变生活"，人工智能的发展为科技的革新，经济的发展及民生的改善都带来了新的机遇和挑战。当下，人工智能在无人驾驶、智能机器人、图像识别、语言识别等领域大放光彩。全方位地改变着人们的思维模式和生活方式。

（一）无人驾驶汽车

无人驾驶是一种新型智能驾驶模式，无人驾驶汽车搭载了高性能传感器．用于感知路况、天气和车辆情况，并对周围情况做出实时反馈，及时调控车辆的速度和方向，确保车辆在可靠的道路上安全地行驶。

随着科技的发展，无人驾驶车辆技术将会不断发展，功能也将日趋完善，最终将会步入量产时代。

（二）智能机器人

智能机器人是能够感知周围环境和自身状态，并能进行分析和判断，然后采取相应策略完成任务的机器系统。美国在这一领域一直处于领头羊地位，其凭借可靠的性能、超强的适应性和技术的全面性，在航空航天、汽车工业、医疗卫生、公共安全等方面得到了广泛的应用。此外，日本和欧洲各国也投入了大量的人力、物力，在该领域成绩斐然。我国在智能机器人的研究方面近些年发展迅猛，正在加快缩小与世界领先水平的距离。

目前根据服务对象的不同，智能机器人主要分为三类：军用机器人、工业机器人和服务机器人。工业机器人包括管道、水下、地面机器人等，可以代替或辅助人类进行工业化操作。

军用机器人采用自主控制方式，可以在军事行动中完成侦查，作战和后勤支援等任务，为现代化军事提供高科技支撑，已经成为国防设备中新的亮点。服务机器人可为人类生活提供便利，比如现在已经产业化的扫地机器人，学习机器人、情感陪护机器人等。

智能机器人的发展前景广阔，目前尽管国内外在该领域已经取得了阶段性的成果，但智能化水平仍然差强人意。随着传感器、智能化制造及机器学习等技术的革新和发展，机器人的智能必将发生革命性的提升，展现出不一样的未来。

（三）图像识别

随着互联网技术的飞速发展，人们的社交方式也发生了翻天覆地的变化，人与人之间的交流不再仅限于文字，可视化的特点越来越得以凸显。因此图像的识别技术是人工智能领域的重要方向之一。图像识别是计算机对图像进行处理、分析和理解，以识别各种不同模式的目标和对象的技术。简单来说，就是计算机如何像人一样读懂图片的内容。借助图像识别技术，我们不仅可以通过图片搜索更快地获取信息，还可以产生一种新的与外部世界交互的方式，甚至会让外部世界更加智能地运行。

（四）语音识别

语言是人与人之间最重要的交流手段。因此，语音识别也是人工智能领域的最重要应用之一，语音识别技术能帮助人们与计算机进行无障碍的交流。当下，语音识别的发展也是突飞猛进，在现阶段人工智能领域的技术最为成熟。

人工智能对人类影响最为深刻的就是语言交互。因此，语音识别技术具有非常广泛的应用领域和广阔的市场前景。

人工智能正在越来越多地融入人类的日常工作和生活，与人之间的联系也越来越紧密，逐渐渗入到方方面面。人工智能的应用类型也逐渐增多，应用软件不断普及。目前，人工智能已经迈入了新的高速发展时期，它所带来的划时代意义有可能远超第一次和第二次工业革命，未来人工智能将会代替人们管理自己的生活，极大地提高人们的生活质量。同时，我们也要清醒地认识到人工智能在发展过程中出现的问题，认真思考人工智能该"何去何从"，找到最合适的方法协调"优劣"，让人工智能这一技术造福社会。同样，我国也应该紧紧抓住发展机遇，加大人工智能领域的研究投入，让人工智能为经济飞速发展和人们的生活水平提高做出应有的贡献。

第二节 大数据在现代医学教育中的应用

一、大数据概述

随着物联网数据感知、云数据计算、三网融合及移动互联网的迅速发展，数据量正在以几何倍数迅猛增长，许多的数据信息已不能以传统的计量单位（GB 和 TB）来衡量，产生了如 PB、EB、ZB、YB 等更为巨大的计量单位。由此"大数据"这一词汇进入人们的视野。

（一）含义

根据维基百科的定义，大数据又称为巨量数据、海量数据、大资料等，是指无法通过人工或者计算机，在合理的时间内达到截取、管理、处理并整理成为人类所能解读的形式的信息。通常应用于商业模式及趋势的发现与探究、疾病预测、实时交通等领域，特别是在科学研究领域，如脑科学、基因科学生物工程等。因此，大数据是指那些大小已经超出了传统意义上的尺度，一般的软件工具难以捕捉、存储、管理和分析的数据。但是，究竟多大的数据才能称为"大"，并没有普遍适用的定义。一般认为，大数据的数量级应该是"PB"级的。而麦肯锡全球研究所认为，我们并不需要给"什么是大"定义出一个具体的"尺寸"，因为随着技术的进步，这个尺寸本身还在不断地增长。此外，对于各个不同的领域，"大"的定义也是不同的，所以无须统一。

大数据之"大"并不仅仅体现在其"容量之大"，还在于数据的收集、整理、分析、保存、维护及共享等极具挑战性的任务赋予大数据之"大"更多的意义。人类可以分析和使用的数据在大量增加，通过这些数据的交换、整合和分析，人类可以发现新的知识，创造新的价值，带来"大知识""大科技""大利润"和"大发展"。

（二）特点

大数据具有传统数据所不具备的特点，通常概括为以下"5V"特征：第一，数据体量大（volume）。它是大数据最明显的特点，从传统的 MB、TB 级跃升到 PB 级或更高的 EB、ZP 级别，数据量的大小决定数据的价值和其潜在的信息。第二，处理速度快。由于数据量的快速增长，对数据进行实时分析和处理的要求也更高。大数据的处理与云计算、"分布式"技术的使用紧密相关，适用于秒级定律，一般要求在秒级时间范围内给出分析结果。如果海量数据未能实时处理，将失去其应有价值，这一点也和传统的数据挖掘技术有着本质的区别。第三，数据类型多。大数据来源复杂，数据类型也相对较多，包括网络日志、图、文、声、像、地理位置信息等，包括结构化、半结构化和非结构化的多种数据类型。传统的数据处理工具已不能对类型多且杂的大数据进行处理。在如此繁多的数据中获取有价值的潜在信息，正是大数据多样性的重要体现。第四，数据真实性高。大数据来源于真实世界发生的各类活动，而高质量的数据是大数据发挥效能的前提和基础。由此，专业的数据分析工具才能从海量数据中提取出隐含的、准确的、有用的信息。第五，价值密度低，商业价值高。大数据多为非结构化和半结构化的数据，用于分析时会花费更多时间和金钱，以视频为例，连续不间断监控过程中，可能有用的数据仅仅只有一两秒。因此，在大量的数据中只有少数数据具有利用价值。合理运用大数据，提取出能够解释和预测现实的数据，以低成本创造高价值。

（三）结构

大数据包括结构化、半结构化和非结构化数据，非结构化数据越来越成为大数据的主要部分。

（四）意义

虽然大数据的概念没有一个统一的定论，但这对于大数据的研究与应用来说并不那么重要，如何使用好大数据才是值得探讨的问题。事实上，大数据已在商业智能、医疗服务、金融业、通信等行业显现，并产生了巨大的社会价值和产业空间。

二、大数据的发展方向

尽管有关人数据的研究如火如荼地展开着，但大数据的研究仍处于初始阶段，需要面对的问题也非常多，以下是几种可能的大数据未来的研究与发展方向。

（一）关系数据库和非关系数据库的融合

众所周知，关系数据库系统在数据分析中占据着主要地位，但是随着半结构化和非结构化数据的大量涌现，关系数据库系统就显得有些无所适从。而类似于 MapReduce 的大数据处理工具在容错性、可扩展性，数据的移动性上明显优于关系数据库系统，但在处理数据的实时性能上，MapReduce 与关系数据库系统相比还有一定的差距。关系数据库和非关系数据库各有所长，如果在以后的大数据的研究处理过程中，能将关系数据库系统和分布式并行处理系统进行有效的结合，而不是将二者明显地区分开来，那么大数据的分析效率将在很大程度上得到提高。

（二）数据的不确定性与数据质量

大数据，意为数据量非常大，如何从这些庞大的数据中提取到尽可能多的有用信息就是数据质量问题。不确定性的数据广泛存在，产生的原因也比较复杂，而且形式还多种多样。有的可能是原始数据就不准确，或者为了满足特殊应用需求而对数据进行过处理，或是在数据演化过程中伴随着不确定性。这种不确定性要求人们在数据的收集、分析、建模、存储时应用不同的方法应对各种不确定性，由此，不仅给研究者，也给学习者带来了极大的挑战。比如，如何在数据分析的过程中保证有效的数据不丢失？而这种有效的数据才是大数据的价值所在，也是数据质量的体现。所以需要研究出一种新的计算模式，一种高效的计算模型和方法，这样数据的质量和数据的时效性才能有所保证。在大数据产业发展中，数据质量是一大障碍，不容忽视，所以处理好大数据的不确定性、提高数据质量是大数据研究中的重中之重。

（三）跨领域的数据处理方法的可移植性

大数据自身的特点决定了大数据处理方法的多样性、灵活性和广泛性。几乎社会的各个领域都涉及大数据，在分析处理大数据的建模过程中除了要考虑大数据的特点之外，还可以广泛吸纳其他研究领域的一些原理模型，进行有效的结合，从而提高大数据处理的效率。

例如，可以引入生物免疫系统的计算模型来处理大数据中的关键属性的选择。还有统计学中的统计分析模型，可以用于对原始数据的统计和计量。这种跨领域的数据处理方法的移植可能会成为以后大数据分析处理的重要方法之一。

（四）大数据的预测性作用日益凸显

提及大数据，它的作用自然是不言而喻，它具有变革价值的力量、具有变革经济的潜力、具有变革组织的潜能。但是从许多关于大数据的应用案例可以看出，大数据给人们带来的最直接的利益就是对未来的预见。比如，气象部门可以根据气象数据预测未来的天气变化；经销商可根据商品的销量分析客户的喜好，从而制订未来的采购计划，并及时调整经营模式，增加利润；通信部门通过对大数据的分析实时了解市场行情，从而做出合理决策。由已知推测未知，通过大数据可以提高对未知预测的可靠性和精准性，这对整个人类来说都是一种进步。

第三节 3D打印技术在现代医学教育中的应用

一、3D打印技术概述

3D打印技术（three dimensional printing， 3D Printing）是一种快速成型技术，是20世纪80年代以后在现代CAD/CAM技术、激光技术、计算机数控技术及新材料技术的基础上集成发展起来的，是一种以数字模型文件为基础，运用粉末状金属或塑料等可黏合材料，通过逐层打印的方式来构造物体的技术。3D打印技术与传统制造业的最大区别在于产品的成型过程，无须模具，一次成型，可制作出更复杂的结构，能完成传统制造无法达成的设计。根据不同的材料形式和工艺实现方法，3D打印技术可分为五大类：①粉末/丝状材料高能束烧结及熔化成型；②液态树脂光固化成型；③丝材挤出热熔成型；④液体喷印成型；⑤固体薄层材料片/板/块材粘接或焊接成型。目前，我国机器人科技领域进入了高速发展期。服务型机器人的需求潜力巨大，核心零部件的国产化进程不断加快，创新型企业大量涌现。一些技术已经在某些领域中形成明显优势。

二、3D打印的原理技术

日常生活中使用的普通打印机可以打印计算机设计的平面物品，而所谓的3D打印机与网通打印机工作原理基本相同，只是打印材料有些不同，普通打印机的打印材料是墨水和纸张，而3D打印机内装有金属、陶瓷、塑料、砂等不同的"打印材料"，是实实在在的原材料，打印机与计算机连接后，通过计算机控制可以把"打印材料"一层层叠加起来，最终把计算机上的蓝图变成实物。通俗地说，3D打印机是可以"打印"出真实的3D物体的一种设备，比如打印一个机器人、玩具车、各种模型、食物等。之所以通俗地称其为"打印机"是参照了普通打印机的技术原理，因为分层加工的过程与喷墨打印十分相似。这项打印技术称为3D立体打印技术。

3D打印存在着许多不同的技术。3D打印常用材料有尼龙玻纤、耐用性尼龙材料、石膏材料、铝材料、钛合金，不锈钢、镀银、镀金、橡胶等。

快速成型制造技术，又叫快速成形技术，简称RP技术。它的技术特点如下：

（一）制造快速

RP技术是并行工程中进行复杂原型或者零件制造的有效手段，能使产品设计和模具生产同步进行，从而提高企业研发效率，缩短产品设计周期，极大地降低了新品开发的成本及风险，对于外形尺寸较小。异形的产品尤其适用。

（二）CAD/CAM技术的集成

设计制造一体化一直是一个难点，计算机辅助工艺（CAPP）在现阶段由于还无法与CAD、CAM完全地无缝对接，这也是制约制造业信息化一直以来的难点之一，而快速成型技术集成CAD、CAM、激光技术、数控技术、化工、材料工程等多项技术，使得设计制造一体化的概念完美实现。

（三）完全再现三维数据

经过快速成型制造完成的零部件，完全真实地再现三维造型，无论外表面的异形曲面还是内腔的异形孔，都可以真实准确地完成造型，基本上不再需要借助外部设备进行修复。

（四）成型材料种类繁多

各类 RP 设备上所使用的材料种类有很多，如树脂、尼龙、塑料、石蜡、纸及金属或陶瓷的粉末，基本上满足了绝大多数产品对材料的机械性能需求。

（五）创造显著的经济效益

与传统机械加工方式比较，开发成本节约 10 倍以上，同样，快速成型技术缩短了企业的产品开发周期，使得在新品开发过程中出现反复修改设计方案的问题大大减少，也基本上消除了修改模具的问题，创造的经济效益是显而易见的。

第七章 现代医学教育中的临床实习教育

第一节 临床实习生的心理教育

一、临床实习概论

（一）临床实习的目的和意义

临床实习是医学教育的重要环节之一，是理论知识与临床实践相结合的过程，也是学生巩固、提高基本理论、基本知识与基本技能，培养学生独立分析问题、解决问题能力和学习、掌握临床科研方法的重要阶段。在临床实习中，实习生不但要认真学习医学知识，而且还要注重培养良好的医德医风和严肃的工作作风，树立救死扶伤、全心全意为患者服务的思想，为今后成为一个合格的医务工作者打下良好的基础。

（二）临床实习的任务和要求

进入临床实习阶段，学生们面临的是一个全新的环境，许多学生感到不知所措，不知道自己应该干些什么。那么，实习生在临床实习中应该做些什么？主要有以下几方面的内容：①在整个临床实习过程中，完成各学科实习大纲规定的教学要求，主要掌握常见病的检查方法、诊断与鉴别诊断要点和防治原则；掌握危急重症的治疗原则；了解各学科新知识、新技术和新进展。②在带教教师的指导下，对新入院的患者进行询问病史、查体，在24小时内完成完整病历的记录；危急重患者的病历应及时完成；对再次入院或转科患者，应复习以往病史，根据入院经过和检查结果，分别完成再次入院记录或转科记录。③每天上午、下午、晚上至少各观察一次自己所经管的患者，及时了解病情变化和患者的思想情况。对危急重患者须随时注意观察，发现情况及时向带教教师报告。④每天上午必须准时参加病房医护人员的交接班，交班前应先巡视自己经管的患者；在随上级医生查房时，要主动报告自己所经管患者的病史、病情变化、体检以及化验检查的结果，提出自己的诊疗意见；查房后要在带教教师的指导下更改有关医嘱，并及时在病历中记录上级医生的指示；病程记录原则上每天均应认真记录；急危重患者根据病情随时记录；对患者的出院或死亡应及时完成有关的记录。⑤在上级医生的指导下进行各项临床工作，实习生无单独处方权，所开医嘱、处方、各种检查单、会诊单及有关证明都必须经上级医生签字后方能生效。⑥在进入新病区及转科前后，做好有关交接班工作。转科前写好交班记录，并向接班者做口头交班，对急危重患者应床头交班；转入新病人，应尽快熟悉经管患者情况，写好接班记录。⑦在完成医疗工作的同时，应积极参与护理工作，学会如抽血、输液、灌肠、导尿、插胃管、术前备皮等具体操作。⑧积极参加医院和科室的病案分析、病例讨论、死亡讨论，以及学术报告、业务学习等活动。⑨有急危重患者入院或所经管的患者病情发生变化时，应随叫随到。值夜班者第二天上午查房后方能离开病区，如有急诊、教学查房或工作需要，应先完成任务后再休息。

以上医疗工作任务，对于实习生来说，是完成从医学生到医生的转变必须做到的内容。因此，同学们在实习前应该明确这些任务，并且牢记这些任务，在实习中自觉认真地去完成这些任务。只有这样，才能在临床实习中争取主动，知道自己该做什么，哪些是自己应该完成的工作。如果每一个同学都做好了以上工作，可以说是初步完成了从医学生向医生的转变。

（三）临床实习的特点与基本方法

1.临床实习的特点

临床实习是理论知识与临床实践相结合的过程，掌握临床基本技能是做一名合格医生的基础。作为进入临床实习的医学生来说，首先应该加强临床基本技能的训练，这是今后进一步发展的基础，如果基础打得不牢，今后的提高只能是一句空话。临床教学的特点是以授课为基础，以案例和问题为导向，以团队为基础，同时注重学生的主观能动性的培养。

2.临床实习的基本方法

以实习大纲为指导，分清主次，循序渐进。凡大纲要求"掌握"的内容应对其基本知识或基础理论做到深入了解，融会贯通，并在实际中应用；凡大纲要求"熟悉"的内容，要在全面理解的基础上，抓住其重点；对大纲要求"了解"的内容，要有一般的认识，知晓其发展水平；大纲要求"学会"的内容，要熟悉其操作方法、步骤，能在教师指导下自行进行操作。

严格履行实习生职责，积极投入到对患者的医疗实践中去。熟悉患者的病情，仔细全面地观察病情的发展、变化及治疗效果。常备实习笔记本，对典型病例随时做简要笔记，不断积累知识，充实提高自己的诊疗水平。结合患者的病情，查询有关资料，主动探索其发病机理、诊断要点和治疗措施，使理论紧密结合实践。

以诚恳虚心的态度接受带教教师及上级医生的指导，并主动向带教教师汇报所管患者的病情，听取指导。积极参与各级医师查房，各类病案讨论，临床讲座和其他学术活动，抓住这些十分重要的学习机会，切勿缺席。各种医疗文件（病历、病情记录、检查申请单等）的书写须高标准、严要求，力求规范；各种医疗操作（检查、穿刺、手术等）要严格遵守规程，一丝不苟。养成定期自我回顾总结实习工作的习惯，不断总结实习经验，提高实习质量。

二、临床实习生守则及职责

（一）临床实习生守则

第一，认真学习党的方针政策，树立全心全意为患者服务的思想，正确处理学习与服务的关系，刻苦学习，奋发进取，完成实习任务。

第二，严格遵守党纪国法，遵守学校和实习基地的各项规章制度，加强组织纪律性，自觉遵守国家法令；尊重实习基地和各科室的领导、老师，如有意见应通过正常渠道向领导反映。

第三，临床实习生的政治学习、党团活动都必须在当地医院党组织和行政部门的统一领导下，按当地学习计划进行。

第四，所有医生、护理人员等医院职工都是临床实习生的老师，实习生应尊敬他们，虚心向老师学习，及时完成带教教师布置的任务，严格按照实习生职责完成实习任务。

第五，工作上必须谦虚谨慎，循序渐进，养成实事求是的科学作风，不可脱离实际，好高骛远，单纯追求技术操作，忽视基础训练，严格遵循上级医生的指示，不得私自进行各种治疗工作及开具各种证明，未经老师允许，不得任意更改医嘱和不按照规定的方法处理医疗工作。

第六，临床实习生要注重医德医风和行为美的培养，在病房、门诊等处工作，服装整洁，工作衣帽穿戴整齐，着软底鞋。

第七，在实习中要发扬救死扶伤的人道主义精神，爱护病友，禁止因个人学习而增加患者的痛苦、损害患者健康的行为，男实习医生给女患者做体格检查时必须有第三者在场。

第八，接触患者时，态度要诚恳，言谈和行为要检点；不得吃患者的东西，不准索受患者的礼品，不得与患者拉私人关系。

第九，遵守实习基地的作息制度，工作时间不得迟到、早退，必须坚守工作岗位，如遇到急诊抢救或医疗工作需要应从患者及工作出发，待任务完成后方可离开。

第十，临床实习生必须服从学校和教学基地的安排，不得自选或擅自调换实习点及实习科目。

第十一，临床实习期间没有寒暑假，周末和法定假日的休息，可采取轮休的办法，但必须坚持早晚查房制度，节假日休息不得离开实习基地外宿。

第十二，各实习小组要处理好同学之间的关系，互相帮助、团结友爱、虚心学习、共同提高，使实习小组成为一个团结坚强的集体。

第十三，各实习小组每月召开一次民主生活会，并做好记录，特殊情况下可随时召开。实习小组的小组长应经常向实习指导老师和医院主管教学的部门反映情况，以便及时解决同学们在实习中存在的问题。

第十四，实习生在实习期间，损坏医疗器械，应按实习单位规定的赔偿金额由实习生自行赔偿。

（二）临床实习生职责

第一，在上级医务人员的指导和帮助下负责一定数量的医疗工作，每个实习生分管 5～6 张病床，全面了解掌握患者的情况（包括病情、思想和经济情况等），在上级医务人员的指导下完成适当的门诊及急诊，进行规定的护理工作，如抽血、肌注、静脉输液、灌肠、输氧等。

第二，必须参加所在科室的交接班会及有关的病例讨论、出院病例讨论、死亡病例讨论会、全院的学术报告会及各种小讲座等医疗工作活动。实习生在每个科室实习结束前应总结所负责管理的患者的病情，并按医院规定办理交接手续。

第三，接到新患者入院通知后，应立即到病房接诊，在上级医生指导下详细询问病史、仔细检查患者，写好病历，并提出初步诊断意见、治疗方案及进一步的检查计划，填写好各种检查、化验单，交上级医生审阅修改签名。

第四，首次病志当日完成，入院记录在次日查房之前必须完成。以便在查房时向上级医生报告新患者的情况，完整病历在 24 小时内完成。

第五，按各科室规定要求书写完整病历，做好病程记录、会诊记录、转出入科记录、阶段小结、出院记录及死亡记录等。整理好患者的病志，追查有关检查化验结果，按规定贴好各种检查报告、化验单，使病历资料保持完整。及时真实地记录上级医生对疾病的诊断分析、处理和有关会诊意见，对一般患者应 2～3 天记录一次病情，急危重患者则根据病情变化随时记录，手术后及新患者入院 3 天内必须每天记录病情一次；交接班时应于当天按时写好交接班记录。

第六，实习生必须保质保量地完成各科室完整病历书写，要求每实习 10 天完成完整病历 1 份，即内科学、外科学、妇产科学、儿科学和传染科学各完成相应的份数。完整病历书写合格者，方能改为写入院记录，否则应继续书写完整病历，直到符合要求为止。

第七，实习生实行全天负责制，自己所管患者的病情发生变化，应做到随喊随到，立即参加处理；实行每天六查房制（即上午上班前单独早查房、上午随老师早查房、上午下班前查房、下午上班时查房、下午下班前查房及晚查房）。凡参与值夜班者，只有工作到次日凌晨者，第二天早查房后方可补休至下午，但要参加晚查房（值中班或晚班者不予补休）。

第八，实习生必须提前半小时进病房，在早交班前完成自己所管床位的医疗工作，做好上级医生查房前的准备工作，查房时向上级医生汇报病情变化，并提出自己的看法、建议，经上级医生同意后执行。上级医生查房时，实习生必须采用背诵的方法报告病情及各项检查结果，如不能达到这一要求，出科成绩评定时应予扣分。

第九，转科患者的处理与新入院患者的相同，应写详细的转科记录。

他科医生来会诊时实习生应陪同会诊医生并主动全面介绍病情。

第十，病床分配、值班、手术、特殊检查及临床操作等必须服从上级医生的统一安排，在上级医生的指导下进行临床操作，实习生所开的医嘱、处方、疾病证明、各种申请单和化验单等必须经上级医生同意，签名盖章后才有效，不可擅自为亲朋好友开处方及疾病证明等，如有违反者，给予行政处分。

第十一，诊疗工作上如有疑问，应随时请教上级医生，决不能自作主张，若因不负责任，粗枝大叶而造成医疗差错或事故，视情节轻重，处以相应行政处分。

第十二，实习生应深入病房关心爱护患者，了解患者的思想情况以及诊治工作的执行情况，如发现病情有变化时，实习生应先诊视，将检查结果及处理意见报告上级医生，获同意后方可执行，不可擅自行动。

第十三，病历及各种医疗文件应注意保密，实习生对患者的病史、病情、检查化验结果及其他情况不得随意向外透露，但在必要时应如实向组织反映，对患者家属及单位介绍患者情况时，必须按上级医生的指示进行。

三、患者的心理特点

角色是个人依据社会的要求所表现的行为模式，即被社会学用来描述社会生活中的人所具备的身份。患者角色是社会人群中与医疗卫生发生关系的那些有疾病行为、求医行为和治疗行为的社会人群。他们在求医与康复过程中，与医务人员、家庭及社会其他成员之间产生互动，成为需要特殊待遇的角色。

（一）患者的权利

患者的权利是指患者在患病期间应有的权利和必须保障的利益。患者的权利包括：

1.受社会尊重、理解的权利

一个人患病不是他自己所愿意，也不是自己能控制的。因此，无论什么人患了什么病，在人格上是与健康人平等的，应受到社会的尊重和理解。

2.享受医疗服务和保守个人隐私的权利

维护个人的生存权利，患者有享有医护人员为其提供的基本的、合理的医疗护理服务和获取健康的权利。同时患者对于自己生理的、心理的及其他隐私，有权要求医务人员为其保密，其病历及各项检查报告、资料不经本人同意不能随意公开或使用。

3. 免除或部分免除健康时社会责任的权利

患病后有权根据病情的性质、程度和预后情况，暂时或长期、部分或全部免除其社会责任，直到痊愈，同时有权得到各种福利保障。

（二）患者的义务

患者在享有上述权利的同时，也应该履行一定的道德义务。患者的义务包括：①及时就医、早日康复，患者一旦发现自己患病，就有及时就医的义务。对自身健康负责，对他人和社会负责。②遵守医嘱的义务。患病期间应积极配合医务人员的医疗活动。③遵守医疗部门的各种规章制度的义务。

（三）患者角色的变化

1. 患者角色的适应

人的一生都扮演着各种各样的社会角色，包括患者角色。担任这一新角色，就要学习、掌握并行使新角色的行为模式。我们将患者对患者角色的认识、接受并自觉行使患者行为模式的过程称为患者的角色适应。患者角色的适应一般会经历四个阶段：感受和怀疑阶段、求医与不安阶段、治疗与认同阶段、康复与解脱阶段。

2. 患者角色适应不良

由于个体和环境的差异，患者实际进入角色的状态与社会期望的患者角色并不一定完全吻合，从而出现角色适应不良。其主要表现如下。

（1）角色行为冲突

患者在角色转化过程中，不愿或不能放弃原有的社会角色，使患者角色与其他角色发生心理上的冲突叫角色行为冲突。多因工作繁忙或不能放弃家庭责任而影响进入患者角色。常见于承担较多社会和家庭责任，而且责任心和事业心较强的人。

（2）角色行为缺如

患者意识不到或根本否认自己有病，未能进入患者角色叫角色行为缺如。原因多是自我无病感（或病感较轻），或与求学、求知、婚姻等涉及个人利益的问题有冲突，使患者不愿承担患者角色。

（3）角色行为强化

患者有意夸大病情或安于患者角色的现状，期望获得重视或继续享有患者角色利益的行为叫角色行为强化。常见于心理脆弱、依赖性强、疾病恐惧或逃避社会责任者。

（4）角色行为异常

这是患者角色适应中的一种变态类型。患者因受病痛折磨，感到悲观、失望、哀怨、冷漠、不良心境而导致行为失常叫角色行为异常。常见于长期慢性病患者，难治愈病患者。

（5）角色行为减退

在患者角色活动中因其他角色冲击或自感痊愈，而放弃患者角色，从事了不应承担的活动叫角色行为减退，常见于疾病康复速度较快或病感减轻较大的患者。

患者的角色适应不良，既影响医患关系，又极不利于患者疾病的康复，必须及时矫正。最有效的矫正方法是及时与患者进行有效沟通，针对不同情况，进行相应的解释、安慰、鼓励、支持等一般性心理治疗或必要的行为治疗（如强制康复锻炼），使之尽快进入适当角色，以利于疾病康复。

（四）患者的心理需要

人们进入患者角色后，要系统接受医护人员的诊治和护理，同时在社会角色转换中，既具有正常人的一般需要，又会产生与疾病有关的各种心理需要，需要的层次也会随疾病的变化有所改变。患者的需要基本符合马斯洛的需要层次论的规律（生理需要、安全需要、爱与归属的需要、尊重的需要、自我实现的需要），但在需要的具体内容方面不同于正常人或高于正常人。

（五）患者的一般心理变化及特点

1.患者的情绪反应

（1）焦虑与恐惧

焦虑是人面对环境中一些即将来临的危险或重要事件时产生的紧张不安的情绪状态。患者往往对手术、检查、死亡等产生恐惧和焦虑情绪，这种状态下常伴随明显的生理反应，表现为交感神经兴奋，如烦躁不安、心悸、出汗、呼吸困难、厌食恶心、腹部不适、面色苍白、皮肤湿冷和血压升高等。甚至可导致心理行为上的变化，如失眠、头痛、注意力难以集中，有的患者甚至以攻击来反应自己所受的威胁。医护人员对极端焦虑和长期处于焦虑之中的患者应进行医学心理会谈与咨询，帮助他们减轻心理负担，摆脱焦虑与恐惧情绪。

（2）愤怒与抑郁

愤怒是人在追求某一目标的道路上遇到障碍、受到挫折时所产生的一种紧张情绪。患者往往认为患病对自己是不公平的，因而感到愤怒，容易发火，产生攻击行为。攻击的对象可以是医护人员、医疗设施等，也可以是患者自己，表现为自我惩罚。对于愤怒的患者，医护人员应冷静对待，耐心解释，平息其愤怒情绪。

（3）孤独感

患病后的人觉得自己和别人存在着隔阂，难以沟通。孤独感严重的患者还会担心被社会和家庭遗弃。他们迫切希望亲友的陪伴，盼望早日康复。医护人员应理解患者的心情，帮助他们尽快熟悉环境，结识病友，并在病情及医院条件许可的情况下，允许患者亲友经常探视或陪护。

2.患者认知活动的变化

（1）感知觉反常

患病后的人主观感觉会发生变化，表现为感受性增强，对外界的声、光、温度敏感；患者注意力转向自身，过分注意自己机体功能的变化，往往会产生错觉，甚至会出现幻觉。

（2）猜疑

猜疑是一种消极的自我暗示，是没有根据的猜测。患者对别人的好言相劝，有时将信将疑，有时还会曲解别人的意思，胡思乱想，惶惶不安。患病时间长的患者，怕影响自己的事业和家庭经济状况等。总之，患者的猜疑可以泛化到医疗的整个过程。

3.患者意志行为的变化

患者接受了自己患病的事实后，常常对生活的信心不足，被动依赖，情感脆弱，即使是独立性很强的人和一向自负好胜的人，有时也可能会变得没有主见或畏缩不前。

（六）临终患者的心理特点

不论医学和科学发展到什么程度，总会有患者因医治无效而面临死亡。临终患者的心态各不相同，极其复杂。可将临终患者的心理活动大致分为五个阶段，即否认期、愤怒期、妥协期、抑郁期和接受期。

1. 否认期

有的患者否认自己的病情恶化，有的患者故意做出快乐的样子来掩饰痛苦和害怕，以期安慰别人。

2. 愤怒期

表现为愤怒、烦躁、发脾气、训斥家属、敌视周围的一切，甚至拒绝治疗，以发泄对死亡的恐惧。

3. 妥协期

此时患者变得宽容、友好、平静、安详和顺从，对自己以前的工作、生活进行比较客观的回顾和反省。

4. 抑郁期

此时患者极度伤悲，不愿多说话，又不愿孤独，希望得到更多的同情与关怀。

5. 接受期

临终患者的心理此时对死亡已经接受，并有了充分的准备，有的患者因痛苦难忍而提出希望尽快结束自己的生命。

（二）临床实习生的心理特点

临床实习是医学生直接面对患者，参与临床诊疗的初始阶段，临床实习阶段所见所闻常常是刻骨铭心的，对于今后从事临床医疗工作起着很好的过渡作用。实习生走出医学院校进入临床，有着各种各样的心理状态，认真分析，针对性解决相关问题，能大大提高实习生的临床实习积极性，为今后更好地从事医疗工作打下良好的基础。

1. 新鲜感

实习生进入临床后，所见所闻和在校时大不相同，对什么都感到新鲜，如医院的外观，医院内特殊优雅的环境，严谨的工作秩序，和谐的医患关系，先进的医疗设备等，特别是不同的科室工作作风、不同的医疗措施。

2. 陌生感

实习生虽然在校经过了系列医学课程的学习，但是进入临床面对患者，他仍会感到无从下手，特别是如何进行医患沟通，如何询问病史，如何对患者进行体格检查，如何制订诊疗方案等对实习生来说是十分陌生的。

3. 依赖感

实习生进入临床感觉陌生，加上患者对实习生的信任程度有限等，这些给实习生进行临床工作带来了许多困难，无形之中使他们更加依赖带教教师，跟在带教教师后面被动工作，缺乏独立思考问题、处理问题的能力。

4. 偏科心理

实习生进入临床实习时，可能就为今后工作设计了美好的未来，有的想从事外科工作，有的想从事内科工作，有的想从事妇产科或儿科工作等，这种偏科心理直接影响他们的临床实习。如想从事外科的实习生对其他科临床实习就不一定认真、刻苦等。

5. 求知欲望

进入临床实习，实习生十分想验证自己在学校所学的知识，同时在临床工作中所遇到的问题想回到书本上去对号入座。这种反复实践过程，使他们熟悉了理论知识，同时也积累了一些临床经验。实习阶段，他们有极强的求知欲望，学习刻苦，工作也不怕累。

6. 挫折感

实习生在临床实习中希望在尽可能短的时间内学习、掌握尽可能多的临床操作，而医学是一门需要在实践中不断摸索、不断积累、不断学习的学科，要想在短时间内全面掌握，并非易事。因此在书本上看起来很简单的知识，比如很多经典的但又是必须掌握的操作方法，就需要一遍又一遍地反复操作、练习、体会，才能对其有比较深刻的了解。这样，就会出现期望与现实的矛盾，导致有些学生心情烦躁、苦恼、郁闷，甚至怀疑自己的能力，丧失信心，产生强烈的挫折感。

7. 浮躁不务实

少数实习生在临床实习的过程中，刚开始时，往往会觉得比较困难，甚至不敢动手，但一旦实际工作了一段时间，对临床工作有了一定了解之后，有时又会觉得似乎十分简单，甚至认为，在校好几年的理论学习显得有些多余，产生了一种浮躁、不太务实的心理，出现不认真对待临床实习的情况，甚至认为临床实习可有可无。

8. 焦虑不安

由于对未来的打算面临多方面的抉择，需要对其进行取舍，选择其一，则意味着放弃其他，这种心理矛盾持续时间过长，会使自己变得焦虑不安、心力交瘁，结果不但没有达到预期的目的，还可能会患得患失，出现心理方面的问题。

总之，一部分实习生在临床实习阶段容易产生挫折、浮躁心理，缺乏务实精神，责任心不强，克制力较差，各种心理压力太大。导致相当一部分人心理上存在不良反应和适应障碍，表现为焦虑、强迫、恐惧、抑郁、神经衰弱等，心理问题已明显困扰着一部分学生的健康成长。

（三）心理应对策略

1.临床实习生心理应对策略

（1）提高抵御挫折的能力

一个善于制定合理目标、思维缜密的个体与一个不善于制定目标的个体相比，产生挫折心理的可能性要更小一些，同时，把行动结果归因于外部不确定性因素的个体也更容易产生挫折。挫折对人们的影响程度和影响方向与人们对挫折事件的认知和评价有关。

若以平常的心态接受挫折，视挫折为促进个人发展的良机，则能减轻挫折压力，并进而战胜挫折；反之，如果过分夸大挫折的不良后果，往往会使自己深陷困扰。树立正确的挫折观是战胜挫折心理的根本，承认矛盾、正视挫折是有效解决冲突的前提条件。此外，积极提高实习生解决问题的能力以及思维的灵活性和开阔性，也为避免和战胜挫折心理奠定了重要基础。研究表明，抱负水平越高，遭受挫折的可能性就越大。综合考虑社会客观条件、自己的主观条件，确定适当的抱负水平，对有效防止和消除挫折是十分重要的。

在确定自己的目标时，要区分大目标和小目标，近目标和远目标。通过把大目标或远目标化解成许多个小目标或近目标，并通过逐一实现小目标或近目标，达到实现远大理想的最终目的。在日常生活和交往中，真正引起实习生强烈挫折感的，与其说是那些挫折、应激和冲突本身，还不如说是他们自身的认知以及应付挫折的态度。因此，正确认识挫折源，对挫折持乐观、积极的态度是非常重要的。实习生要勇于实践，只有经过生活的磨炼，在今后的人生道路上遇到挫折和困难时才能应对自如，不轻易被挫折击垮。另外，实习生要培养自信乐观、宽容豁达、自强自立、勇于创新等良好的个体心理品质，这是提高战胜挫折能力的重要条件之一。挫折和冲突是造成心理紧张和心理障碍的主要原因。挫折是在某种动机的推动下，所要达到的目标受到阻碍后，因无法克服而产生的紧张状态和情绪反应。用人才学的语言讲，挫折就是一种逆境，冲突是一种选择的困境，一种面临多个目标时难以选择的矛盾和焦虑。一个心理素质良好的人，就是一个能够忍受挫折、超越挫折和具有明智选择能力的人。根据实习生的心理特点，应有针对性地讲授心理健康知识，开展辅导和咨询活动，帮助实习生树立心理健康意识，优化心理品质，预防和缓解心理问题，增强心理调适能力和社会生活的适应能力。

（2）培养良好的心理素质

良好的心理素质对于实习生的成才具有巨大的推动作用。从目标确立到事业有成，成才和成功的过程是一个长期的、充满矛盾和挫折的过程，它需要我们具有顽强的意志和坚持到底的决心，否则将一事无成。爱因斯坦早就指出，智力上的成就，在很大程度上依赖于性格上的伟大，也就是指高尚的道德品质和良好的心理素质。

一个自信心强、富有进取心，做事谨慎、具有坚忍不拔的毅力的人定会成为祖国优秀的栋梁之材，也一定会取得事业上的成功。作为一名未来的临床医生，在实习阶段要学习的知识非常多，除了对学校所学理论知识进行实践外，在实际工作中还应着重学习如何去合理安排工作程序，让工作始终保持有序而高效地运转；注意培养良好的人际交往能力，学习怎样才能和同事合作时既默契又愉快，以营造良好的工作氛围。在学习业务知识方面，既不能胆小，什么事都不敢动手，缺乏应有的自信心，也不能盲目自大，认为什么事情都很简单，好像什么都不用学，看不起人家的劳动和成绩，在这样一种心态下，就不可能虚心向师长求教。其实，世上真的无难事，只是这句话有一个必不可少的前提，那就是"只要肯攀登"，如果一个人不用实际行动去攀登、去努力，肯定会一事无成。

（3）强化专业知识的学习

在校所学的知识是成为一名合格医生所必备的。由于医学知识涉及的科目繁多，实习生不可能熟练掌握每科知识，有许多内容比较生疏。因此，实习生在实习前有必要重温与临床密切相关的科目和基础知识。

总之，在市场经济时代，训练和培养具有自信、合作、进取、抗挫、创新等现代人必须具备的心理素质，从某种意义上讲，比让我们单纯地接受前人的思维成果和知识信息更重要。同时，处理好环境适应、自我管理、学习成才、人际交往、求职择业，人格发展和情绪调节等方面的困惑，能有效避免医学专业的实习生在实习期间出现一些不良的心理问题，促进自我在德、智、体、美、劳全面发展，为医学事业贡献自己应有的一份力。

2. 患者心理应对策略

（1）建立良好的医患与护患关系

建立良好的医患和护患关系是我们实行人性化、个性化服务的一个良好开端。医护人员在这方面起着主要的作用。首先，医护人员要在已经掌握的医学知识的基础上不断扩展自己的知识广度和深度，在与患者做病情介绍和入院宣教时尽量不要用医学术语，要用患者能听懂的语句来描述，这样可以消除患者心中的恐惧和不安。不要出现"这个问题说了你也不会懂""这个你没有必要了解"等语句。其次，要尊重患者人格，包括在操作时保护患者的隐私，这样能使患者避免窘境，得到患者的信任。再次，在工作中要做到"四轻"：操作轻、说话轻、走路轻、关门轻。这样患者会觉得自己在医院得到了充分的尊重，会消除对医护人员的一些隔阂和恐惧。对患者的一些依赖性和退行性行为，应允许其充分地、适宜地表现，同时医护人员要给予安慰和鼓励，如"你很坚强""你很努力"等口头安慰。

（2）消除患者的恐惧

患者在患病期间难免会有恐惧心理。作为医护工作者，我们要体现一切"以患者为中心"的服务宗旨，在生活上要多给予询问和帮助，做好健康宣教。在进行各项操作时要做到准确无误，做到娴熟，要讲求成功率，以增加患者对我们的信任，消除患者对医护人员的疑虑，减少恐惧，对其将要做的各项检查和治疗以及如何做，都要讲解清楚。一方面可使患者了解自己的治疗措施，另一方面可以减轻因对各种检查和治疗的不了解而带来的恐惧心理，取得患者的主动配合。对需要手术的患者，前一天要对其进行心理指导，指导他如何配合麻醉和手术，缓解心理压力。

（3）调动患者的主动性

人多少都有对发生在他周围的情境有控制能力的需要。医护人员要让患者知道，疾病的康复只靠治疗是不够的，其主要还是依赖于患者自己的努力，要有战胜疾病的信心，要保持一个良好的心态，要持之以恒。战胜病魔不仅靠高超的医疗技术，还要靠自己，人的心理是客观现实的反映，是以活动的形式存在的。心理活动会有一定的躯体表现，而有了躯体疾病必然会有相应的心理活动。

心理活动影响着一个人病体的康复。依据现在"生物—心理—社会"的医学模式和"整体护理"理论，我们在治疗时不仅要注重医学技术，还要依据患者在住院期间不同时期表现出的不同心理特征进行相应的心理护理和疏导，才能更好地体现"以患者为中心"的服务宗旨。疾病影响人的心理健康，心理健康影响着人的身体健康，两者相辅相成。因此，我们在忙于做各种治疗时，千万别疏忽了患者的心理特征。

第二节 临床实习中的沟通能力教育

一、实习生与医护人员的沟通技艺

在实习期间，实习生打交道最多、最直接的莫过于医护人员，因此，与医护人员建立良好的人际关系，是圆满完成实习任务的重要条件，应该注意把握以下几个方面。

（一）尊重他人

实习医院都是与学校有着良好合作关系的兄弟单位，对实习医院工作人员的尊重，既能建立师生之间融洽和谐的关系，又能体现实习生良好的道德风貌。在人际交往中，最重要的原则或者说最主要的技巧，就是对交往对象的尊重。受人尊重是人们的一种心理需要，是对人生价值的一种肯定，尊重是建立良好人际关系的基础，每个实习生都渴望得到社会和他人的尊重，那么首先就要学会尊重他人。实习期间，要牢固树立尊重医护人员的观念，真正把医护人员当作自己的老师，在言行举止上做到有礼貌，如每天第一次见面时主动打个招呼，说话多用敬语，问话多用请教和商量的语言；服从带教教师的安排，认真完成带教教师布置的各项任务，虚心接受带教教师的指导；穿戴举止大方得体，但也不要过于拘谨，保持谦虚谨慎的态度。

（二）诚实做人

诚实是做人最基本的品格，是人际交往健康发展的保证。实习尽管是与具体医护人员交往短暂，但因为是兄弟单位之间的合作，是一种师生间的交往、同志式的交往，所以必须以诚相待，相理解、接纳、信任，这样才能够建立起彼此良好的关系，才能有助于圆满地完成实习任务。诚实表现在虚心地向医护人员学习，诚恳地向带教教师请教问题，不懂就问，切忌不懂装懂，应真实地反映情况，实事求是地交流看法，发现问题不隐瞒，出现差错不掩饰。

（三）勤奋好学

勤奋是师生关系中非常重要的因素，勤奋也是学有所得的重要法宝。勤奋好学的学生能够得到老师发自内心的喜爱和重视，勤奋好学是与医护人员建立密切关系的重要因素。实习期间，实习生不仅要谦虚好学，还要勤奋、勤快，手脚利索，眼中有活，如经常打扫办公室的卫生，把物品摆放整齐，多做一些力所能及的诊治工作，多去看看分管的患者，发现问题及时汇报等。这样自己不仅可以多学一些知识，而且也可以给带教教师留下良好的印象，增加人际交往的吸引力。

（四）行为适度

适度是指在人际交往中要注意把握好分寸，注意内外有别，师生有别。不同的交往对象、不同的交往情境、不同的人际环境，决定了人际间的距离是不同的。实习期间，人际关系接触的面比在大学校园里广，但是接触的频率和深度却远不如在校园与同学、老师的接触那样频繁和深入。一般来说，除了各科的带教教师之外，实习生与其他医护人员接触的时间和机会是有限的。在这种不是很了解对方情况下的人际交往，就要特别注意适度原则，做到热情适度，信任适度，豪爽适度，如说话要把握好分寸，不要议论实习医院的是非长短，不要介入实习医院医、护人员的矛盾纠纷；与工作人员交往要保持一定的距离，不可太直率，不可太随便，应根据双方交往的程度和感情的深浅程度，保持正常的交往状态，避免引起误会。

二、实习生与患者的沟通技艺

在医患沟通中，口语是最基本的、使用频率最高的沟通方式，医患沟通中的口语有着特定的功能，实现特定的目的和任务，因而有其特殊的规范和要求。

根据医患沟通的内容和性质，医护人员的口语主要有以下几种类型。

（一）询问性语言

询问是医护人员进行病情调查研究的主要手段。例如，对初诊者的询问："你说肚子疼，具体在哪个部位？怎么个疼法？"只有经过必要而详尽的询问，才能保证诊断准确无误。在社会高度发展的今天，人们发病机制日益复杂，生理、心理因素相互交错，医生如不进行深入的询问和了解，匆忙得出诊断结论，不仅是对患者生命健康的极端不负责，也是对自己所从事职业的不尊重。

（二）诊断性语言

诊断主要是指医护人员在了解基本病情和掌握必要的检查资料后，经过自己的综合分析、推理判断，对病情提出客观的结论性意见，如"不要紧张，你患的是慢性咽喉炎"。

诊断是医疗过程的中心环节，是医生对患者进行治疗的前提和依据。所谓"对症下药"，只有诊断正确，才能药到病除。患者出于对自身健康安危的关注，总喜欢找经验丰富、医术高明的医生看病，正是希望提高诊断的准确性，增加治疗疾病的安全系数。

（三）指令性语言

指令性语言是医护人员在履行职责时，根据需要做出的有关治疗的专业性医嘱或需患者配合的工作性指令。如"请记好了，明天早上抽血，检查前不能吃早饭，否则检查结果无效"。

指令性语言是由医护人员下达、患者必须遵照执行的工作指示。在实践中，医护人员容易形成口气僵硬的命令式口吻，会引起患者抵触情绪。医患关系应是一种平等关系，虽是指令性语言，也应该以亲切的方式进行表达，让患者感受到体贴和关心，而不是一个机械的命令。指令性语言还必须做到清楚准确，要求患者干什么、不干什么，应言简意赅，利于患者理解执行；忌拖泥带水、似是而非。

（四）交际性语言

交际性语言是医护人员为密切医患关系，缩短医患距离，增加医护人员的亲和力和可依赖度，对患者说的联谊式话语。如医生在病区走廊里遇见熟悉的患者，可打声招呼："今天有不少朋友来看你呀！"不能以为交际性语言是可有可无的"废话"。凡是患者，最怕的是看到医生绷着一张脸，一副公事公办的样子，把多说一句话都当作是浪费。医护人员在询问病情的时候，围绕中心话题适当地拓展一些谈话的内容，会让患者感到亲切随和、细心体贴，并油然地产生对医生的信任感，放心地配合治疗。

（五）宽慰性语言

宽慰性语言是医护人员为减轻患者思想包袱，使其配合治疗而说的安抚鼓励性话语。如，"您的病是季节性常见病，不要紧的，别有什么思想负担。""宝宝，阿姨在给你打电话呢，不怕。"（儿科医生对幼儿做听诊检查）医护人员运用宽慰性语言，有着其他人不可替代的作用。由于医生是专业人员，患者总是更相信医生的话。同样一句宽慰的话，分别由医生和亲属朋友说出来，效果肯定不一样。某些场合，必须靠医护人员完成宽慰工作，如上例中给幼儿检查，医护人员如果不进行话语宽慰，仅由幼儿的父母来哄幼儿肯定是不行的。

（六）说明性语言

说明是指医护人员在为患者诊治的过程中，有针对性地做关于疾病知识、诊疗情况、治疗方案的介绍说明。新医学模式下的患者不单是生物学意义上的人，更是社会学意义上的人，他们拥有知情权和选择权。医护人员应承担让患者享有这些权利的责任和义务。这就是说，医生应该用患者能够理解的语言来说明其患疾病的基本情况，要介绍可能的治疗方案及每种治疗方案的效果及预后情况。患者在听取说明和介绍后，有选择某种治疗方案的权利。运用说明性语言，向患者进行医学知识、卫生健康知识的科普宣传是十分必要的。

三、实习生与同学的沟通技艺

实习期间，一起实习的可能既有本校、本专业熟悉的同学，也有其他学校、其他专业不熟悉或不太熟悉的同学。因此，处理好与他们的关系，也是保证顺利完成实习任务的重要内容。要做到以下几点：

（一）真诚友善

相仿年龄，相近专业，相同实习任务，使大家有许多的共同语言，再加上居住距离的接近等，这些因素就像一条纽带，很快地把大家系在一起。这种高频率接触的集体生活，既为同学之间的密切交往创造了条件，同时，也不可避免地会带来一些矛盾和摩擦。要在集体生活中消除摩擦和睦相处，首先需要彼此心怀善意，真诚待人。同学之间要相互谦让，产生误解和矛盾时，一定要冷静，寻找适当的时机坦诚交换意见，化解矛盾。实习期间能相聚在一起，也是一种缘分，是一种加深相互间友谊的机会。同时，大家在一起相处应该没有什么大的利益冲突，即使有一些矛盾或不和谐，也是可以通过交流或忍让而化解的。不要背后议论他人，更不要背后说别人的坏话，也不可心存怨恨，怨恨是一种不良情绪，它不仅会影响与同学的关系，而且还会使自己为苦恼和焦虑所束缚，扰乱自己的思维和心情，严重时则可能使自己遭遇挫折。

（二）理解体谅

实习的同学来自祖国各地或不同的学校，性格爱好不同，文化背景各异，生活习惯有别，在集体生活中，特别要注意相互理解和体谅。每个人都有自己的生活习惯和生活方式，因而不能用自己的标准去要求他人。应该在共同的集体生活中学会理解和体谅，善于接受不同的意见，能够与不同性格、爱好的人合作共事。相同的事情，不同的人会有不同的观点和做法，每个人都有自己对问题的理解或看法。只要不是关系到大是大非的问题和原则问题，都应当给与理解和体谅。对他人的理解和体谅，也是自己成熟、有修养的表现，是一种美德。理解、体谅他人，既能够得到他人的理解和体谅，同时也为自己创造了一个宽松的生存环境。

（三）严以律己

团结、有序、愉快的集体氛围，需要集体中的每个人去创造、去维护。因此，生活在集体中的每个人都应严格要求自己，自觉遵守集体的各项规定，希望他人做到的事情，自己首先做到。实习的同学分别在不同的科室轮转，有上正常班的，也有值夜班的；有报考研究生要抓紧时间复习的，也有准备工作出去联系就业单位的；有正在恋爱之中有异性朋友来访的，也有没谈恋爱的；等等。这样一些看起来不起眼的小事，如果在日常生活中不注意，影响了他人的休息、复习，有时也会酿成矛盾，引发纠纷。所以，在集体生活中共处一个空间，要把问题想得周到些，对自己多一点严格要求，多替别人想想，多考虑一些他人的感受。如自己的行为是否影响了别人的学习或休息，自己是否注意维护其共同生活环境的整洁和安宁，是否积极参加了集体劳动。有了从自己做起、从小事做起的行动，就掌握了建立良好同学关系的主动权。

（四）开诚布公

实习期间，在生活上可能不如大学那样有规律，可能会遇到一些特殊的事情，会有些经济上、物质上的来往和你借我还，会发生一些相互间磕磕碰碰的事情。要保持集体生活中和谐、稳定的状态，同学之间必须开诚布公，坦诚相见。经济上不能"亲密无间"，不分彼此，要做到"亲兄弟，明算账"，有借有还，不拖泥带水。避免经济上的纠纷，就能够杜绝生活中的相当一部分矛盾，有了矛盾不在背后议论，更不能在背后搞小动作，要摆在桌面上解决，可以通过小组会、谈心活动、批评和自我批评等方式化解矛盾。

四、临床实习与考研、就业的关系

临床实习阶段也是大学的最后阶段，因为接近毕业，许多现实问题会摆在面前需要思考和决定，如今后的发展方向问题，是选择基础还是选择临床，或是做其他相关的工作，是考研还是立即寻找就业单位参加工作等。实际上，不管是报考研究生还是寻找一个比较理想的就业单位，都是需要花费大量时间和精力的事情，都可能与实习发生矛盾，甚至产生冲突。考研或者寻找就业单位都是与今后的发展密切相关的问题，不认真考虑或不下大气力去做，要想有一个比较满意的结果也是不可能的。对此，提几点建议供参考。

（一）充分认识实习阶段对今后发展的重要意义

实习不仅是一个临床医疗实践的过程，同时还是一个巩固医学基础理论、拓展医学实践领域、了解医学科学发展前沿的过程。通过临床医疗实践，能够把书本知识和临床实践紧密地结合起来，在临床实际工作中加深对医学基础理论的认识；能够使自己对医疗卫生工作的全过程有个比较全面的了解，扩展自己的专业视野；能够比较详细地观察临床医生的工作过程，学习他们丰富的临床工作经验和处理一些突发性事件的经验；能够通过对一些疾病的诊断、治疗，掌握临床医学发展的最新进展等。这些经历和体验，不管对今后从事基础医学科学研究还是临床医疗实践，或者是从事其他相关的工作来说，其意义都是非同小可的。因此，抓住临床实习这个难得的实践机会认真进入临床实习，是非常必要的。

（二）科学安排好考研复习、应聘与临床实习的时间

临床实习虽然紧张繁忙，但也不是一点自由支配的时间都没有，只要科学安排，应该是能够做到几个方面兼顾的。如在临床实习的同时可以结合

实习的专业，有针对性地复习一些考研相关的学科、课程内容，最好能够把相关的内容串联起来，使知识系统化、形象化，这样可以使复习的效果更好；计划参加某些辅导班时，要考虑时间因素，尽量避开实习工作的高峰期；在实习轮转中也会遇到一些患者不多、实习任务不是很重的科室，会有一些相对自由的时间，只要掌握规律，合理地安排好作，同样是能挤出复习时间的。应聘问题也是如此，应聘要有一定的针对性，不是什么招聘会都要去，要选择一些适合自己专业和个人发展特点的岗位，预先安排好应聘时间和工作，解决好几方面的矛盾冲突，力争各有所获。

（三）实习、考研、应聘要统筹规划

临床实习期间，需要兼顾工作、学习，时间紧张，压力也比较大。在这种情况下，建议做一个计划，根据实习课程的安排，把考研复习计划列出来，使实习与考研能够有机地结合起来，把重要的应聘时间记下来，如有冲突，也可以预先做一些调整。最好是每周有一个计划，并且把每周的工作、学习、重要事情等都做一个备忘录，便于记忆和总结。临床实习期间可以更多地接触社会，更直接地学习带教教师的医疗实践，因此，要注意在实践中不断积累、总结经验，使自己在各个方面都有所提高。

第三节 临床实习教育方法与创新

21 世纪的医学任务将不仅仅是"救死扶伤"，还包括预防、保健、医疗、康复和健康教育等各种社会服务。作为一个临床教师，我们在面对知识更新快，边缘科学不断涌现的今天，很有必要研究医学教育方法，思考如何抓好医学教育质量，提高临床教学水平，尽可能多地培养一些具有整体优化的复合型人才，这是目前我们临床医学教育所面临的一个重要课题。

一、讲授法教学（Lecture-Based Learning，简称 LBL）

LBL 教学是教师帮助学生夯实必要的基础知识，补充新的医学进展的重要教学方法，便于学生构建全面系统的医学知识体系。临床医学内科学的课程包括见习课，仍是以教师为中心的灌注式教学模式，过分强调教师在教学系统知识的传授过程中的地位和作用，忽视学生的主体作用及其自身能力的发展。

老师正常教授知识的时间和学生的消化理解的时间不成正比。并且，学院或医院治疗特色较为单一，导致医院病种少而学生多。一个病症典型患者可能要接受 2 ~ 3 个批次学生采集病史，常常导致患者不愿配合，极大影响了临床质量。

在 21 世纪的医学教育领域中十分重视学生能力和综合素质的培养，该教学方法的弊端也日渐凸显。目前，该方法在发达国家已不是主要的传授手段。

二、以问题为基础的教学（Problem-Based Learning，简称 PBL）

该教学方法最早起源于 20 世纪 50 年代，先后在 60 多所医科院校中推广并改进。这是一种以培养学生独立学习，根据问题探索式学习以达到解决问题的教学方法。20 世纪 80 年代，我国医学院校开始试行、推广 PBL 教学。而选择 PBL 在临床内科学的教学，应重点考虑以下配置。

（一）病例设计方面

吸取国内、外的先进经验，应用一些水平较高，难度适中，实用性较强的病例，分批分层次地渗透到教学的过程中。

（二）教师素质高要求

教师不但要掌握所培训教材的全部内容，又要不断学习最前沿知识，还要有丰富的教学以及实践经验，并能将理论与实践融会贯通，更要有良好的组织管理能力。讨论后及时进行总结，点明要点。

（三）教学资源方面

要有丰富的教学资源（教材、图书馆、网络等）做后盾。

（四）教学效果的评价

目前，我国医学院校对于 PBL 教学方法的教学效果评价体系仍不完善，也没有统一的执行标准，因此我们应该结合我们自身的实际情况，制定出适合我们自己的评价体系。

三、启发式教学（Models of Heuristic Teaching，简称 MHT）

启发式教学模式提出了倡导者关于问题解决法和学习策略——包括学习和记忆知识方法的教学。

该教学方式基本阐述了教学过程中的多效能等方面，与 PBL 教学方式不同的是这些效能超出了对学习针对性知识及答案的范围，进而包括怎样学习、怎样发现和解决问题、怎样发展、使用学习计划等老师与学生互动式的教学方法。启发式教学是把学生认为学习的主体，发挥学生的积极主动性和创造性。使用这种方法的学生，在今后离开校园与教师后有利于个人继续教育及深造，在终身学习中培养良好的学习习惯。

四、病例式教学（Case—Based Learning ／ Study，简称 CBL ／ CBS）

目前，我国的医学教育较为普遍采用的"三段式教学基本法"：基础医学、临床医学、临床实践。该模式的缺点是学生在校学习期间与临床实践是基本脱节的。如何能在课堂有限的时间内，教给学生最多的理论知识和最实际的知识运用，成为我们面对的主要问题之一。

病例式教学在很大程度上缓解我们目前所面对问题的压力。指教师根据所授课的学习目的不同，以病例为基本教学素材，将学生从基本理论的知识层面升华到医学实践的真实情境中，其间不断的师生之间、生生之间的互动，通过模拟及发现等讨论问题方式的加入，能有效提高学生对复杂临床现场的判断力和行动能力等综合素质。

五、循证医学教育（Evidence Based Medical Education，简称 EBME）

20 世纪 90 年代提出的循证医学教育，是以问题为基础的教学法在信息时代深入，符合医学教育的发展趋势，对医学生素质的全面提高将起到极大的作用。

该教育方式则是以病人的问题作为出发点，以学生讨论为中心，让学生围绕问题进行思考、推理、分析，老师以引导的方式作用整个过程，为充分调动学生积极性，老师不直接回答学生的问题。培养学生合作精神、多学科间的交流、培养批判性思维的意识和提高主动学习的能力。

总之，在改进医学教学的同时，也要将提高学生能力素质考虑在内。新时代医学教育要求我们要与时俱进地改变传统的满堂灌等不良的教学方式，在教与学的过程中充分运用以上各种已探知的教学方法和成熟手段，调动学生的学习积极性。有理、有据、有节地培养学生临床思维，以提高解决实际问题的能力，使学生在校期间形成完整的医学知识体系。随着我国教育体制的不断改革与完善，新的教学方法将会有更好的发展及普及空间。

第八章 现代医学教育改革

第一节 现代医学教育中的转化式医学教育

胜任能力就是在常规医疗中，熟练掌握、准确运用沟通技能、共情表达、科学知识、专业技术、临床思维与决策，以及价值取向和个人经验积累等，让所服务的群体或个人获得利益。

过去百年医学教育改革推进了现代医学的快速发展。然而百年末的医学却面临诸多现代性危机与困境，医学教育新一代变革迫在眉睫，传统教育模式已经不能胜任当今的医学教育，学生存在明显的质量缺陷，突出表现在缺乏现代医学的岗位胜任能力。当今以系统为中心的教育变革就是要通过各种教学和体制方面的调整，以达到转化式教育目的，使教育与医疗系统将相结合，形成互相依赖的教育体系。转化式教育是新一代系统性转型的必要途径，它以卫生系统需求为基础，注重胜任能力的转化，将医学基本知识有效转化成为临床服务技能，为医疗卫生系统培养优秀医学人才，以适应现代医学的快速发展。

一、新一代医学转化式教育

（一）转化式教育价值指向卫生系统需求

1. 转化教育目标指向岗位胜任能力

以课程设置为手段，培养学生必备的胜任能力是教育改革的主要趋势，并以此作为教育发展目标。转化教育强调掌握知识以外的核心岗位胜任能力，包括以患者为中心理念下的医疗和护理、履行循证实践活动、加强跨学科团队合作、提高诊疗质量，以及有效运用信息学及整合公共卫生资源等能力。大学本科教育要重视培养学生终身学习的能力。传统的教育目标是以科学知识为导向，其标准是完成计划课程就可以毕业，而医生标准就是通过由学术机构指定的专业考核就可以加入医疗职业团队。长期以来，课程设置一直是根据专业需求加以制订的，很少得到校验，只是适应知识的新进展，偶尔加以简单调整。更多的是学校老师习惯教什么，课程设置就安排什么内容。这样的教育过程中，课程设置并非由预设的目标所决定，而是教学目标由课程设置所决定。

胜任能力培养是一种目标导向式教育方法。首先决定要解决何种医学问题，并以此确定医学毕业生应该具备何种胜任能力，然后根据既定目标设置所需课程，并让学生能够实现既定目标，最后进行整体改革效果的评估。胜任能力就是在常规医疗中，熟练掌握、准确运用沟通技能、共情表达、科学知识、专业技术、临床思维与决策，以及价值取向和个人经验积累等，让所服务的群体或个人获得利益。在以胜任能力为基础的教学改革中，高度体现出的是个体化学习，而非仅用单一的传统课程设置。理想结果是，只要能最终获得所需要的胜任能力，学生们可以自由选择课程与学习方式，而且不受时间限制。以胜任能力主导的教育理念重在教育最终结果，整个教育过程透明，这样可以让学生、教育决策者和利益相关方均能信服。

2. 转化教育重点指向批判思维能力

面对现代技术主体化困境，转化教育重点应该指向培养批判思维能力。该能力是"决定应该相信什么或应该怎么做而进行合理或反省的思维"。单纯科学为基础教育模式下，学生批判思维能力一般均较为薄弱，极容易陷入单一思维的陷阱，简单相信"凡是科学证明的就一定是正确的"等宣教。因此，强化学生批判性思维能力是当今医学培养标准中至关重要的能力之一。当今医学教育严重缺陷在于忽视医学教育自身反思与批评。人们过度沉迷于技术发展速度与效率奇迹，更痴迷于科学的自然纯洁和自我净化能力。技术绝对化倾向致使医学泛化和目标歧化。面对医学现代性困境，不仅要细致反思与清理，更要在医学生心中树立现代性批判意识。医学教育要使学生懂得现代技术应用伦理与责任，懂得应该做什么和能够做什么。重视技术讲授和如何将技术有效应用于医学实践是医学教育两大任务。

批判性思维能力是有效知识获取的基础，对当今新技术知识不是简单地接受，而要批判地吸收，理性审视技术发展与医学走向。倡导以问题为中心的教学模式，首先要训练学生提出问题的能力，并在知识接收、分析与总结中寻求答案，在梳理归纳过程中建立知识的系统与完备性。科学是在相对时空中和一定条件约束下可知的认识。科学并非永恒的真理，而是不断实践探索，并阶段性地接近真理。尤其是当代医学技术很多都是面对未来的，具有很强的不确定性和不可预知性，如何运用医学知识和技术需要内在的思维沉淀。因此，建立批判性思维是21世纪医学教育的主要任务之一。同时，也要认识到批判并非仅是一种否定思维，而是兼顾创造和建设性思维能力，在批判地接受医学知识过程中培养有效的胜任能力。

3. 转化教育务必注重职业道德素养

转化教育就是要促成形成式学习的过程。要在医学教育的整个期间，培养学生将学到的知识有效运用于临床实践的能力，注重临床课程与实践阶段的教学设计，从而形成和提升职业素养和岗位胜任能力。高尚的职业素养不仅仅是遵守基本医学法律和履行传统医学理论，更重要的是要有责任担当意识。责任伦理强调人们必须自觉考量自身的行为，并对行为可能产生的后果负责，而不是单纯形式上的不违反规则。这种责任不是强制性的法律约束，而是一种超越道德义务的自觉担当；不是被动的事后追责，而是事先防范，主动进行对自身行为的预测与干预。因此，构建责任意识是职业道德培养的核心，医疗服务者要履行好自身责任，首先要有善的动机，并愿意自觉尽责，更要努力使这种善的动机达成最佳结果。作为一种新的道德思维，责任伦理承担的是一种预防性或前瞻性责任，是一种道德责任而非法律责任，虽然这种道德思维在实践中仍有很多困境，但从医学本质和仁学特征出发，积极践行责任伦理准则，对现代医学发展和人类未来福祉均有重大历史意义。

除具体人文课程设置外，团队合作精神是培养职业道德素养的一个重要侧面。以团队为基础是职业素质教育的主导性理念，培养学生在团队合作中的能力。在跨学科协作的教育中，来自不同专业的学生可以共同学习，通过共同上课和专业互动了解不同专业的职业角色。目前，临床医学教育中这种团队式教学模式正在起步阶段。由于不同专业都有独立的院系和不同的课程设置，职业群体的排外性、过度分化的学术方向，以及严谨的资格认证标准等，这些都是医学教育工作者所面临的困境，使多学科联合教育受到限制。实际上，现代医疗服务领域离不开团队合作，而医学教育变革也需要将团队合作精神贯穿于整体教育之中。当下关键问题在于要认识到其重要性，促进团队合作精神发展，并使其居于医学教育的优先位置。以团队式学习和跨专业教育不是仅局限于课堂，有关报道显示，定期开展跨学科专题讨论、不同专业学生在一起上课、在一起做志愿者、在一起食宿等，都是学习和培养团队精神的有效方法。

（二）转化式教育改革的基本路径探索

1. 教育回归临床与总体重心"后置"

培养胜任能力的途径在于教育回归临床。回顾千年医学教育史可清晰显示，医学教育起源于临床医学，而当今教育却有脱离临床的迹象。因此回归临床是医学教育的必由之路，并向岗位胜任能力转化，因为医学教育始终是为临床医疗服务的。医学教育承担着传授知识和如何有效应用知识的双重任务。基础医学教育只是医学教育的一部分，而真正将知识转化为临床胜任能力，必须重视临床课程设置和临床实践环节的教育。转化教育就是要以临床需求为中心，临床需要什么样的医生，学校就要设置什么样的课程，以求培养什么样的学生。教育回归临床不仅是系统整合的方向，同时可以弥补传统教育的不足，提高解决医学现代性困境问题的能力，诸如应对全球医疗安全问题的能力、协调日趋复杂的医患关系问题的能力；临床医学中的语言沟通能力、法律与伦理意识等，均需要在临床实践中实现最终转化。

胜任能力为导向的教育变革中，医学教育整体设计重心需要"后移"，即以贴近临床实际为出发点。传统本科五年制的医学教育过程，常常是重视前三年的基础医学教育，而轻视后两年的临床医学教育，尤其是进入临床实习阶段更是放任自流，毕业生的质量明显与临床需求不相匹配，使医学教育难以实现最终的胜任能力转化过程。医学教育一般包括基础医学、临床医学和医学实践三个连续过程。临床医学是学生必须掌握的专业课程，而临床实践又是检验所学知识的必经之路，这是学生向医生转化的过渡时期，因此医学教育整合就是要向胜任能力培养转化。改变"重前三轻后二"的传统教育过程，注重医学教育转化阶段的教育管理，尤其注重临床实践转化阶段的教学管理，将临床实践作为医学教育转化的终极平台，实现获得胜任能力培养的教育效果。

2. 早期接触临床与专业课程"前移"

教育转型重点不仅在于临床课程内部整合，而且需要将临床课程设置"前移"，即将基础课程与临床课程交叉整合，将临床课程适当"前移"融入基础课程阶段，让医学生早期进入临床课程，早期进入医疗模式，早期感受医学责任。这可以促进学生拓展临床思维，激励学生主动寻求医学知识的欲望。系统性教育变革不仅要使学科界限淡化，促进多学科和跨学科交叉联系，实现知识的多层次整合；也要淡化基础与临床课程界限，打破传统的基础与临床课程分割的课程设置，促进学生知识与思维整合，实现基础与临床课程全方位多靶点的结合。虽然临床课程前移可能涉及某些未讲授的基础医学知识，但并不影响临床医学教育质量，而且可以促进学生对未知基础知识学习的兴趣，有利于对未来岗位胜任能力的培养。因此，务必要让学生早期介入临床，早期懂得学习知识和技能的最终目的，同时要充分发挥大学附属医院临床教育的核心作用。

近代科学发展提高了对生命与疾病的理解，其成就显著。但当今医学教育所面临的主要问题是系统性的，仅用还原方法很少对当今教育中的诸多问题给予解释，更难以规划医学教育远期发展方案。医学教育务必将还原论与系统论相结合，形成一种新的医学教育方法论。主动寻求与教育学、心理学的相互合作，尤其是充分运用对医学生学习机制的研究成果。良好的转化教育应利用一切学习途径，充分挖掘各种教育潜能，大力开发信息技术在医学教育中的有效应用，充分利用信息技术革命所带来的新型转化式学习，转变传统的信息传递式教学，向更具挑战性，以知识搜索、筛选、分析和应用为主的能力培养过渡。教授学生在解决具体问题的过程中，如何运用创造性思维和处理海量信息的能力。如果医学教育仅关注人体组织和器官，将会淡化各个器官赖以生存的整体人。在医学生头脑中只有脏器概念，而失去由不同脏器组成的完整生命，那将是一个严重的系统缺陷。

3. 全程人文教育与转化重点"后移"

医学教育的每个环行都要渗透人文精神。人文教育不仅要从新生入学开始。而且要贯穿医学教育全程。医学自古以来就是最具人文精神的一个学科。因此、基础医学教学务必要重视对学生进行敬畏生命和追求人性培养。在基础教学实验中让学生感到掌握知识的艰辛，树立救死扶伤的高度责任感。关注校园文化对学生职业素养的正向作用，如实验室、教室和图书馆设计；学生守则、校训、校规等制度文化；校风、学风、价值观、人际交往、升旗仪式等精神文化建设。而且人文教育近点后置，即向临床医学及临床实践阶段转移，强调人文教学回归实践，注重医学生在临床的服务能力培养，包括职业态度、价值观和行为方式的培养，许多先进国家已经开始利用各种模拟训练程序培养学生这些能力。

人文知识转化的最集中场所是在临床实习阶段，这也是强化专业知识和转变社会角色的关键阶段，培养重点内容是实践中的人性化理念。课堂所学的人文知识与技能只是人文教育的起点，临床实践才是人文转化的最后场所。仅有人文教师很难实现医学人文的临床转化，必须发挥临床医生的积极配合，这是当前人文医学转化的关键环节。务必充分利用临床教师优势，在查房和其他教学中，选择高关注度的人文教学内容，并结合具体临床病例进行人文解析，让学生在临床医疗中体验到医学人文的巨大作用，在实践中迈出人文医学转化的第一步。人文教育转化务必要充分发挥大学附属医院的核心作用，建立相互依存的教育体系。加强临床技能训练中心课程整合，在基本技能模拟训练中增加相关人文要素、医学伦理要素和医学法律要素，形成以胜任能力为导向的综合训练模块。包括语言沟通、仪表行为等元素，建立多元化技能训练考核站。

4.大学附属医院与医学教育改革

在全球以系统为基础的医学教育改革进程中，附属医院具有不可替代的重要地位。医学教育以临床需求为目标，以岗位胜任能力为导向，只有将临床医学教育作为人才培养的重点环节，才能履践医学人文精神，培养具有职业道德素养的医学人才。大学附属医院在教学上具有不可回避的责任，而且临床医学实践是医学专业知识和医学人文精神转化的终极平台。附属医院的临床医生承担医疗和教学的双重任务，承担医学生终极培养的神圣职责，这也是大学附属医院与地方专科医院一种本质上的区别。

回归临床的教育改革进程中，要充分发挥大学附属医院的教学作用。就临床医学教学而言，教学并不仅仅限于上课，而是要求临床医生应有教学意识,认为"教学就是单纯地承担课堂授课任务",是对大学附属医院教学概念的一种理解误区。临床工作中每一个医疗行为都是在教学,教师言行举止都会被学生看在眼里,记在心里,模仿在行动上,甚至影响毕业后在医疗岗位中的医疗行为,教学中的不规范行为会自觉不自觉地误导医学生的临床思维,以致种下医疗隐患的恶果。同时,可以发挥附属医院临床技能综合培训中心的教学作用,通过模拟临床诊疗各个方面,培训学生的综合岗位胜任能力,促进转化式教育的终极产出。

综上所述,医学发展中的现代性困境是对医学教育的严峻挑战。我们期待一个新型医学教育时代的到来,一个以转化式学习为目标的新时代,一个以相互协调和依存为基础的变革时代。当今新一代医学教育是系统性、全方位的变革,以胜任能力为导向培养适应现代医学发展的新型人才,以转化式教育模式推进转化式学习的产出,培养学生主动求知的能力,在当今全球信息和知识流动条件下,具备获取适应未来医学发展的胜任能力。医学教育改革任重而道远,需要观念上的全新转变、教育方式全面调整和所有利益相关部门的关系协调。同时,在教育回归临床并向临床转化的变革中,务必要发挥大学附属医院的教学核心作用,在教育与医疗系统相互依存的基础上,推进医学教育改革取得更大成绩。

第二节 现代医学教育中的非技术性技能在临床决策中的作用

临床诊疗决策是现代临床医学的重要内容。随着技术的快速发展,尤其是对生物医学的研究成果,提升了对疾病的认识与治疗,人们似乎感觉技术可以实现无所不能的医疗效果。然而,事实并非如此,随着新医学模式的不断深化,单纯技术主导的临床决策逐渐显露出其不足,表现在科学证据的绝对性、决策思维的单维性、缺乏人际沟通能力、弱化心理社会因素的介入,导致科学的临床决策出现非技术性的失误,这是对临床决策能力的一种新的挑战。临床医生每天都处于临床决策之中,需要具备多因素决策理念、良好的社会认知和语言沟通等岗位胜任能力。建立合理的临床决策不仅仅有赖于技术数据支持,更需要非技术性技能的参与,从而使临床决策更全面、更有效。

一、非技术性技能在临床决策中的重要意义

（一）临床医生非技术性技能及其基本内容

非技术性技能概念起源于非医学领域，近年引入卫生保健行业。医生非技术性技能是指那些与医疗专业知识、药物应用或设备等不直接相关的行为，包括人际交往能力和社会认知能力，诸如医患沟通、情势判断和决策能力等。这些技能并非是医学专业技术，而是具备胜任能力的临床医生应掌握的能力。随着对减少不良事件和协调医患关系的关注度不断增加，非技术性技能也成为临床决策的重要部分。临床专业具有很强的不确定性，尤其是麻醉学专业，手术与麻醉过程中的安全是动态的，系统时刻都受到各种外部和内部的、预期和不可预知的风险袭击，突发医疗事件随时都可能发生。因此，要求优秀的临床医生应具备完善的决策思维能力，能根据患者条件和疾病特点，以及心理社会因素，量身制订有效的个体化管理方案，准确预判潜在危险因素，及时纠正诊疗方案中的缺陷，对临床医疗中最糟糕的局面设定最积极的防控措施。除科学的临床决策分析外，良好的非技术性技能有助于保障这个过程的顺利完成，从而降低临床医疗相关风险。

（二）科学证据视域下的决策优势与不足

科学决策是依据专业理论、临床经验和国内外最新科研证据，针对专业实际情况，经过调查研究和科学思维，充分评价不同方案的风险与利益，选择最佳方案进行实践的过程。科学临床决策遵循科学的原则及决策过程，包括四个步骤：询问病史和产生诊断假设、收集资料以检验假设、评价假设、采取医疗处理行动，并通过信息反馈进行必要的调整。不论何种类型决策都具有同样的决策程序，人们通过决策分析的定量技术使临床决策更加准确。临床决策分析方法主要是决策树模型分析和灵敏度分析法。临床医生在诊疗工作中，需要运用临床诊疗技术整合大量医学信息，做出科学的临床决策。随着科技和信息技术的迅速发展，临床决策取得突飞猛进的发展，并将临床决策、技术决策、专科决策逐步过渡到科学决策。

科学决策是决策科学化的前提。认为具有科学成分的决策就是科学决策是一种误解，仅注重科学程序而缺乏科学思维不是真正的科学决策，仅关注局部的科学决策，可能是整体的非科学决策。目前的所有决策均是以科学数据和技术支持为基础，虽然对疾病治疗具有重要指导意义，但在新医学模

式下的临床实践中，由于患者情况的复杂性和不确定性，心理及社会因素的广泛参与，单纯技术支撑下的决策分析也有其局限性和不足，科学临床决策仍存在很多偏差和失误，突出表现在如何协调医患关系、如何践行患者参与诊疗决策、如何满足患者的心理和社会需求等方面。比如临床诊疗很科学，但是费用太高使患者难以承受；科学证明应该进行手术治疗，但患者不接受手术怎么办？诸多问题均是对医生决策能力的一种挑战。临床决策不仅要遵循技术的准则，也要兼顾患者心理和社会需求；不仅要解决疾病问题，还要维护心理和社会安定。因此，非技术性技能对于保障复杂社会技术系统安全性至关重要。面对一个多因素参与的现代临床决策过程，也必然需要技术和非技术性技能的综合考量。

（三）临床决策中非技术性技能的重要地位

目前，我国医疗卫生服务系统在技术方面已经达到先进水平，而对于医疗系统的安全管理仍处于相对落后状态。由于现代医学技术系统的复杂性，非技术性技能因素引发的各类事故也显而易见，因技术缺陷引发的医疗事件所占的比例逐渐降低，而决策思维和文化内涵等因素所占的比例日趋升高。80%以上的麻醉投诉和不良事件是由人为失误所引起的，例如沟通不足、思维偏激、管理不善以及情势判断觉察能力不足等因素。可见，减少此类不良事件的发生率，就需要临床医生具备一项额外的特殊技能，称为"非技术性技能"，这是现代临床决策不可缺少的部分。

在当今复杂社会因素介入下的医疗环境中，尤其是面对技术主体化的困境，生物医学证明最佳的诊疗决策，在实际应用中不一定是最适宜的选择。临床决策不仅体现在技术的有效性，更重要的是技术的适宜性，标准化的技术规范不能完全满足个体化的患者需求。例如，一般常规手术麻醉采用无创血压监测手段，而对危重病人大型手术麻醉中，采用有创性监测手段则更精准和及时，包括直接动脉压、中心静脉压，甚至肺动脉漂浮导管监测等。然而无视患者和手术情况的差别，统一采用有创监测手段就是一种过度医疗行为，不仅增加不必要的费用，也大大增加二次伤害性，甚至诱发严重并发症。人是医疗行为中的主体，除人之外似乎都不可能担当，临床决策在很大程度上取决于"人的因素"（human factors）。对于临床医学来讲，突发事件随时都可能发生，需要临床医生能对隐患和失误做出准确判断，迅速采取应对措施。在很多情况下，非技术性技能缺陷是临床医疗决策失误的重要根源，只考虑不违背技术规范的决策是明显不够的。因此，重视临床医生非技术性技能培养对临床决策具有重要意义。

二、当前临床决策分析过程存在的相关问题

（一）单纯生物医学思维面临心理社会因素挑战

单纯从生物医学角度出发，未能考虑社会、心理、行为等方面因素，因而对病情判断，往往忽略了人的全面性。特别是由于当代社会问题和人际关系复杂等因素，使人的心理障碍和心理疾病日渐突出，存在医患关系紧张、医患信任缺失等风险，需要医生的审慎考量。例如，拟行手术的患者在麻醉之前，常常表现出血压升高、心率增快以及血糖水平升高，甚至有些患者会对麻醉医生说"我不怕死，就怕疼"。这不仅反映患者面对手术伤害的紧张状态，也映射出对麻醉效果不信任的心理，这种负向的心理效应对手术中的麻醉管理效果具有很大的干扰作用。另外，当今临床决策对医学经济学的处理，常常缺乏正确的指导原则，因而往往给患者造成不应有的经济承受力，诸如过度使用高价药品和辅助药物，过度应用高新设备和高新技术，甚至为了医院多创收而无视患者实际需求的考量。虽然科学的证据决策是正确的，但不一定是患者最适宜的选择，高费用先进技术是有效的，但对具体患者并不一定是能够承受的选择。如此种种表现，均反映出当前临床决策仍面临诸多非技术性因素的挑战。

（二）技术主体的临床决策缺乏多因素决策考量

当今技术主体已成为医学中的独立力量。关注诊疗技术对人体生理方面的作用，忽视诊疗技术对伦理、法律方面的影响，忽视当代医学技术对传统伦理和社会问题的挑战。由于当代技术对人体的干预越来越大，其引发的伦理与法律问题也越来越多。尤其是单纯注重新技术效益和经济利益，而忽视患者的心理和生命质量问题。特别对那些病情危重而经济贫困的普通患者，在挽救生命与最大限度争取较好的心理需求之间常难以取舍，这也是当今治疗决策研究的重要课题。例如，当今麻醉新技术、新药物不断涌现，如可视喉镜技术、麻醉超声技术、麻醉深度监测技术，以及各种心肌保护药物、抗炎症反应和提高机体抵抗力药物。然而每项技术或每种药物均有各自的适应证，临床麻醉医生务必要对新技术和药物运用进行伦理和经济考量。尤其

在危重患者救治中，为了炫耀技术有效性而忽视技术的适宜性，甚至大量应用效果不确定的高价药物或高费用技术等，均是一种单纯技术主体化的临床决策。另外，当今很多临床决策仅仅从医生本人专科知识和专科经验出发，缺乏相关学科的合作决策。由于临床决策内涵和方法已发生了深刻变化，诸多因素影响或决定着决策质量，包括证据与经验、创新与人文、技术与费用等关系，需要从临床、经济、社会、伦理和法律等多维视野加以研究和探索。

（三）医生主导的决策模式缺乏患者选择自主性

医学科学的快速发展为疾病诊治提供了多种选择。就麻醉而言，其方法包括吸入麻醉、静脉麻醉、椎管内麻醉、神经阻滞麻醉以及局部麻醉等。同样的手术可以选择不同的麻醉方法；同一麻醉方法也可用于不同的手术。由于患者情况不同、手术范围不确定，以及手术和麻醉医生本身的技术水平差异，存在一个如何选择麻醉方案的问题。当今很多临床决策常常过多地取决于医生主体的思维定式，不论直接或间接的决策，患者多数是处于被动地位，缺乏对"替代治疗"方法进行必要和充分的比较，容易让患者心存疑虑。例如，术后镇痛是麻醉学人性化医疗的一个方面，但镇痛治疗属于医疗保险之外的项目，需要有患者的签字同意并承担镇痛费用。如果忽略告知义务而增加治疗项目，即使是出于善意，也可能会引起纠纷。特别是当前医院某些医生的临床决策，完成是由主治医生个人说了算，这对某些危重患者的重大手术和重大处置，常常是一种危险的独断专行的决策，在当今以病人为中心的医疗模式中，对如何发挥患者参与决策作用，如何让患者感到决策的适宜性，是临床决策的重要环节。临床决策务必要强调共性和个体化选择，相同医学问题落在不同的患者身上，临床决策过程可以是完全不同的。特别是患者临床表现不典型时，务必要考虑患者的意愿和需求，以构建医患共同参与型决策模式。

三、非技术性技能在临床实践教学中的应用

（一）循证医学原则下的多因素决策方案

证据为基础的多因素决策是循证医学的基本原则。理性决策在于崇尚科学但不迷信科学，科学数据分析证明是有效的，临床效果未必一致；高新技术是最佳的治疗手段，但对个体病人未必是最适宜的；临床决策务必要打破"科学绝对论"的束缚，建立多因素的决策理念。由于客观事物的复杂性、

不确定性和人类思维的模糊性，近年来，对不确定多属性决策方法的研究已成为国内外学者研究的热点。循证医学最新定义为慎重、准确和明智地应用目前可获取的最佳研究证据，同时结合临床医生个人的专业技能和长期临床经验，考虑患者的价值观和意愿，完美地将三者结合在一起，制订出具体的治疗方案。在临床诊疗方法选择上，要遵循医疗实践规律和需要，坚持"病人至上"的原则，尊重患者个人意愿和实际可能性，例如，麻醉医生根据手术要求而科学选择麻醉方法。但临床也常遇见拟定硬膜外麻醉的患者，因过度紧张而坚决要求给予全身麻醉；相反有些拟定全身麻醉的手术，而患者坚决要求清醒状态下硬膜外麻醉，麻醉医生应根据患者要求，在科学可行性基础上给予考虑。可见，循证原则是合理选择治疗方案的前提，通过科学、经验和患者意愿等多因素结合，从而达到临床诊疗的最佳效果。

在科学证据的基础上，重视临床实践的重要性。例如，丙泊酚与瑞芬太尼复合麻醉是广泛认可的，不熟悉该药物特性的麻醉医生来说，并非是最佳选择，而根据证据解决临床实际问题，采用麻醉医生最熟练的麻醉方法才是最佳麻醉选择。在临床实践中，各专业医生从正反两方面临床经历中逐渐积累决策经验，形成合理处理各种情况的方法和能力。但经验决策要避免单纯的"个人经验主义"，即仅凭个人经验而缺乏科学证据的行为。例如，肌肉松弛剂是全身麻醉常用的辅助药物，必须要在机械控制通气的条件下应用。但有些地方医院甚至较大医院的某些麻醉医生，常常会凭个人经验而将减量的肌松药用于非机械通气的手术患者以减少腹肌紧张，这种缺乏科学依据的个体经验是有悖于临床麻醉准则的危险行为。虽然缺乏对某些新技术方法的了解会限制新技术的有效应用，但对某些无效或有害的诊疗方法，由于个别医生长期形成的习惯而继续被采用，也是一种十分危险的医疗行为。我们强调多因素参与的决策思维，并非是弱化科学证据，而恰恰相反，医生个人经验或患者个体意愿首先要以科学依据为前提。

（二）社会认知能力在临床决策中的作用

情势觉察判断能力是临床医生非技术性技能的重要成分。在现代医疗环境中的临床决策分析，务必要进行复杂社会因素的考量。如何建立有效的临床决策是当今诊疗中的关键环节，需要医生具备良好的情势觉察与判断能力，使科学的临床决策能有效地应用于临床实际情况，有效规避非技术性技能引发的医疗风险和医疗投诉。首先，依法行医是临床医疗的基本底线，但医生只考虑和从事不触犯法律的医疗是远远不够的，单纯过分强调决策的合法性就有可能无意识地背离医学人文性，导致医患矛盾日益加重。例如，对于癌症晚期患者发生呼吸衰竭或心跳骤停时，从法律上讲，抢救与否都没有真正的临床意义，但如果临床医生求助麻醉科医生进行紧急气管内插管时，麻醉医生必须要马上到场并配合抢救插管，否则可能会引起不必要的医疗纠纷。因此，麻醉医生及临床医生要具备对临床不稳定因素的觉察和识别能力，对不同层次、不同文化背景患者的认知能力，从而制定符合临床实际的诊疗决策。

认为"由于患者方面原因而贻误治疗，造成不良后果并不构成医疗事故"是一个严重的决策误区。当今新医学模式进程中仍存在许多混沌地带，尤其是法律与伦理层面的各种冲突更为明显。诸如，保护性医疗原则和知情同意权之间冲突，法律要求医生既有告知又有不告知的义务，但如何"如实"告知、达到何种程度，如何进行"不告知"，如何避免不利后果等，均要求医生具备理性的决策能力。例如，南京某医院的一名高龄女性患者，因患肺癌需要手术治疗，而当麻醉医生在术前访视患者时，为了安慰患者说"现在技术好了，得了肺癌手术也可以治好的"，患者一听"肺癌"，因紧张引发心脏意外死亡，结果麻醉医生被告上法庭。因此，医学专家应从法律的角度审视自身行为，不仅要具有专业知识还需要有法律意识，虽然我们承认临床医生不是法律专家，但决策中首先要具有法律与伦理考量意识。尤其对某些可能引起医疗纠纷的个体情形，需要具有敏锐的风险觉察和预判能力。

（三）语言沟通能力在临床决策中的作用

良好的语言沟通是所有临床诊疗决策的基础，不仅可了解患者身心状态，而且可以建立相互信任和理解，从而提升医疗的满意度。在当今医患关系紧张的环境下，将语言作为一种诊疗工具也是势在必行，因为"会说话"的医生本身就是一种治疗。现代医疗决策所涉及的不仅仅是技术应用，还涉及治疗效果多义性、患者高期望心理、医疗费用合理、服务态度满意度等。而所有这些因素都需要医生具备良好的语言沟通能力，比如恰当履行医疗告知义务，合理分析高费用技术，理性解读治疗效果的差异等。当今人本原则下的医患合作式决策模式是临床医疗的主流趋势，而语言作为一种非技术性技能，也必然是当今临床决策中不容忽视的力量。掌握沟通技巧和语言艺术可以缩小医患之间距离，建立医患共同参与式诊疗模式。医生了解患者的实际需求有助于医生的诊疗技术选择；患者理解医学的复杂性有助于患者合理定位自己的期望值，从而实现临床诊疗决策科学性和适宜性。

以麻醉医生为例，语言沟通不仅仅限于医患之间相互联系，而且还涉及医疗内部医生之间的沟通。比如麻醉医生要面对不同手术科室、不同手术医生、不同手术过程和不同术者习惯，以及不同医生的不同性格等。麻醉医生不仅要根据患者情况和手术要求选择麻醉方式，而且还要对不同医生的不同性格和不同技术水平进行考量，对某些麻醉相关的手术过程，要及时与外科医生进行沟通。例如，腹腔镜气腹压力控制、手术体位对麻醉影响、术中是否需要唤醒、单肺通气对患者的影响、控制性降压的时长等。可见，外科医生的诊疗决策直接影响麻醉医生的临床决策，而良好的术前沟通是确保手术患者安全的重要环节。优秀的麻醉医生要有能力根据外科的手术决策和术者操作习惯，制订相应的麻醉管理方案，准确预判非技术性风险，及时纠正手术方案的缺陷，对手术过程中最危急的局面采取积极预防和治疗措施，避免不良后果发生。反过来也是一样，优秀的外科医生应善于利用麻醉医生的技术能力，为自己手术创造良好环境，并根据麻醉医生的建议，合理调整手术方案，避免不必要的伤害和增加麻醉风险。

临床决策务必要进行伦理学考量，强化伦理决策意识，因为医学技术应用本身就是一种伦理决策，医生就是重要的决策者，临床决策过程都包含着决策者的伦理取舍。因此，医生的职业道德素养是正确临床诊疗决策的精髓，只有真正做到以患者为中心，才能获得真正意义上的合理临床诊疗决策。虽然科学证据是临床决策的主要部分，但非技术性因素的作用更是不容忽略，多数医疗纠纷的发生并非是因病情太危重，也不是由于患者太特殊，究其原因更多的是非技术性技能缺陷导致的临床决策失误。

第三节 现代医学教育中的法律与伦理教育

法律、伦理和人性化是医学人文的三个主要层面，首先必须坚持依法行医的基本原则，并在行医中遵守医学和社会共识的伦理道德规范，而代表医学仁学特性的最高层面是医疗的人性化，它不仅提升了人们对医学的信赖，也是医生神圣形象的塑造。然而，在当今履践人性化医疗的进程中仍存在诸多困境或混沌地带，尤其是医学的法律与伦理层面之间的某些冲突更为明显，如何实现医学人文各层面的有机契合是当前医疗改革的一个重要环节，需要患者、医生及全社会的共同努力，直面问题和解决问题，推进人性化医疗的系统性整合。

一、履践人性化的医疗所面临的多元困境

（一）依法行医与医学伦理间的冲突

临床医疗必须进行依法行医和在行医中守法的教育，这是医学人文的基本底线，依法行医是对患者权益的保护，但医生绝不能仅限于守法行医，如果医生仅考虑不违法，只从事不触犯法律的医疗，很明显是远远不够的。实际上，古今中外的所有医生都在从事远远超出法律规范以外的医疗活动。从依法行医的法律角度来讲，凡是可抢救可不抢救的患者一律不能抢救，凡是可有可无的检查一律都要查，这也许是运用法律手段来保护医生自己，但这样的医生一定不会受到患者认可，对于那些处于危重症状态但仍有希望通过抢救而生存的患者来说，岂不是一场人造灾难吗？单纯地强调依法行医就可能无意识地偏离医学的仁学宗旨，导致医疗中的冲突以及医患矛盾的日益加重。

医疗机构管理条例规定，手术和其他特殊治疗必须要取得患者的同意，并取得患者或家属的签字，这种知情同意是法律赋予患者的权利，从法律层面上来说，因为患者方面的原因而贻误治疗，导致的不良后果并不构成医疗事故，但这在危重患者的救治中就有可能违背医学的伦理道德。

（二）医学法律自身存在的矛盾因素

首先是患者的医疗救助权和知情同意权之间的冲突问题。医疗机构对危重患者应当进行立即抢救，同时，在实施医疗行为前又必须取得患者方面的同意，在这个环节上存在着一种冲突，在患者及家属在场的情况下，知情同意权大于医疗救助权，即在患者拒绝的情况下医院如何行使强制治疗权呢？但对危重患者又不能不施救，那么医院和医务人员在放弃还是抢救的问题上会很矛盾。例如，曾报道一名大学生因心脏刺伤、心脏压塞而面临死亡，家属不在，医院在全方位准备的前提下，实施急救开胸手术抢救成功，后来

家属赶到医院时十分感谢，然而，此类情况如果抢救未成功，医院是否可以免责呢？可见，面对紧急救治的医疗情况，如果没有患方的知情同意，医院积极救治和放弃救治同样都具有法律风险。就好像在丁字路口"确保安全的情况下，红灯允许直行"的交通法则一样，其前提是确保安全，否则难逃违章。这也是医疗救助中的一种"火柴理论"问题，医生如何才能事先就能证明每根火柴都好用呢？面对患者的投诉，医院拿什么来抗辩呢？拿什么来证明不救治一定会死，而强制救助一定能成功呢？既然是不可证明的，又有谁敢冒这无名的违章风险呢？

其次是保护性医疗原则和知情同意权之间发生冲突。临床上对癌症患者有一个保护性措施，就是不能让患者知道自己得了什么病，可以说是善意的谎言。在法律规定上，保护性医疗制度优先适用于知情同意。

法律和伦理是医疗的两个翅膀，折断了任何一个都将失去平衡，必然会偏离方向或陷入困境。当今医患的矛盾倾向不断加剧的原因是复杂的，首先是医疗资本化、技术主体化倾向，使医院逐步进入商业化行列，资本的利润驱动使医学人文逐渐缩小，医患矛盾也就成为必然的结果。因此，为维护广大患者的利益，医疗改革也在不断深化，针对不良医疗行为的法律规范也不断出台，医疗过程从伦理道德规范提升到医疗法律规范，希望通过严格的法律约束来改变医疗不良行为，改善医患关系。然而，随着对医疗领域的"重磅出击"，医患紧张趋势仍越发加剧，医院也成为社会和媒体的聚焦之地，在人们心中原本崇高的医疗逐渐变得黯淡了，患者就医的同时就带有不信任的感觉，医院的信誉和医疗的神圣已经荡然无存，医患矛盾的不断加剧致使伤医事件不断升级，因此，在当今的医疗环境中，如何调整医患关系是一项值得深思的问题。

医疗的人性化关怀应该是双向性的。患者对医疗的不信任，一方面是医疗不良行为所致，另一方面在很大程度上是源于社会舆论与媒体导向。由于来自对患者单向的关照，而医生逐渐成了弱势群体，相关法律的锋芒直指临床医疗，如侵权责任法、医疗事故罪等，医务人员任何疏忽都随时面临牢狱之灾，神圣的医疗成了高风险职业。医生不仅要掌握专业知识，更重要的是要有专业的法律知识，不仅懂得如何治疗，还要学会如何经商，如何让患者的钱花得更有价值，如此在医务人员内心形成了不可规避的巨大压力。医患关系是对立统一的整体，缓解医患矛盾的根本目标是推进医疗的人性化进程，因此，医患双方的利益决不能割裂开来，而是要努力实现二合为一的融合。推进人性化医疗的核心要考量医患双方利益，不仅要保护患者利益，也要考量对医生的人性化关怀。医疗有赖于医生和患者共同努力，双方对立或偏执必然使医疗改革从一个极端走向另一个极端。

二、医疗的人性化转型在于直面问题和解决问题

（一）建立医患信任是减少冲突的核心

人性化医疗具有一个极为广阔的空间，涉及法律与伦理层面的有机契合，医学的人性化是对医学的更高要求。当今医疗的资本化是一种医学的现代性危机，医疗的市场化必然导致医患之间的利益冲突，从而损害患者对医疗机构和医务人员的信任，其因素是多层次的复杂系统，务必需要全社会、全方位的系统性整合，实行国家的医疗体制重大改革。人文医学的根本目标是构建医生内心的人文精神，从被动地遵守职业道德向主动的人性化医疗转变，从被动地依法行医向自觉地遵从医疗法律转化。虽然转变"以药养医"是解决医患冲突的一个措施，但其根本转变仍有赖于全民整体素质提升，不论多么完善的管理制度，执行制度的仍然是人，如果没有人的根本转变，所有的制度都是不完善的。因此，包括医患在内的全社会人文道德素质教育是一种不可忽视的核心力量。

医患双方彼此不信任，把责任完全推到患者身上也不公平，个别医生的一些恶劣事件，包括过度医疗、医疗欺诈等是其原因之一。而媒体舆论的导向也是不可忽略的驱动力量，医疗的负面消息报道得过多或夸大，而救死扶伤的先进事迹宣传得太少，医务人员在抗震救灾、抗击"非典"和禽流感等大灾害面前的献身精神曾给人们留下不朽的记忆，但在正常的医疗环境中，极少数人的医疗劣迹并不能否认医疗卫生事业主体的崇高地位。因为医疗本身的仁学特性，社会和舆论导向应该以维护医疗神圣形象为准则，大力宣传医疗的公益性和福利性，并严厉整治损害医疗信誉的各种不良行为，打击借助医疗之便而行违法之事的罪恶活动，还给社会一个健康和谐的医疗环境。迄今为止，医疗的各项法规或条例均没有对医患关系做出明确规定，容易给人们造成各种误解。然而，将语言作为一种治疗工具也不失为一种缓解医患关系的过渡性医疗措施，因为"会说话"的医生本身就是一种治疗。

（二）努力推进法律与伦理之间的无缝契合

人性化的医疗有赖于法律专家与医学专家的联合，因为每一个人并非是全能专家，不可避免地具有专业视野的偏执，法律专家要站在医学的角度审视法律条文，医学专家也应从法律的角度审视自身的行为。具有专业知识的医生需要有法律意识，但并不是法律专家；懂得去依法行医，但不一定对法律专业条文的每一个细节都非常清晰，因此，需要制定更详尽的医学法律条文，使医疗工作有章可循。可以说现存医疗法律法规及其条例还是很全面的，包括医疗告知和知情同意、紧急医疗救助、保护性医疗等，只是在细节上还不够详尽，对较专业的法律条文容易产生误解。我们承认任何法律、任何原则都不能够普遍适用，即在适用的过程当中都有局限性，关键问题就在于发生冲突的时候怎么去办？这也是医院和医务人员感到最困惑的地方。因此，有必要对容易引起误会的模糊词语，如特殊情况、适当措施等做进一步解释，增强条款的可操作性和可诉性。

医学伦理是人文系统中具有连接和桥梁作用的中间层面，医学活动中必须遵守伦理道德规范，严格履行相关技术应用的道德戒律，并尊重患者自主权等。医疗领域也同样存在此类问题，不仅要从契约关系上明确，也要从无因管理制度上赋予医院一个正当地位，并对特殊的无因管理制度建立有利于医疗方面的规定。另外，将同意权视为如此重要，过分夸张同意权的作用，在患者把生命安全托付给医院这种信赖关系当中，却在医院这个地方绵延着官僚主义的气氛。这两句话对我国当前的医疗环境非常贴切，因此，加强法律与伦理层面的有机契合，是医学的人性化发展的主要环节。

（三）人性化的医疗需要全方位的顶层设计

医疗的人性化层面是医学人文的最高层面，是一个多层次、多拐点、全方位的整合，不仅需要医务人员和广大患者的共识和努力，而且需要国家的医疗和立法部门的顶层设计和进一步细化。直面人性化医疗的问题并寻找解决办法是当今医疗改革亟待解决的问题，如何完善我国现行医疗立法，妥善调整医院、患者、家属之间的医疗权的分配，如何协调医疗救助权和知情同意权、保护性医疗原则和知情同意权之间的冲突，如何缓解医患关系紧张问题等，需要医患双方和政府立法等多方位的协调统一。虽然在目前的法律环境和舆论环境下还很难实现立竿见影的效果，但追求人性化医疗的理念则是十分必要的，人性化的医疗环境不仅仅是对患者的人性化医疗，也包括对医生的人性化关怀，医患关系互相的不信任，更多的是患者对医院的不信任阻碍了医学的发展，这其中因素也包括政府及其相关职能部门的责任。

法律细则上的不完善，导致医疗行为的违法性认定困难，因缺乏判断的依据，使医务人员常常处于无法操作的尴尬境地。因此，针对现行的规定采取一些补充和完善措施，有必要对它加以细化，尊重患者及家属的决定权符合患者的巨大利益，又要适度强调对医院合法权利的保护，两者并不是对立，而是有机地结合。因此需要有对现行医疗制度的顶层设计，按照以人为本的科学发展观的基本要求，对于涉及医患关系的法律、行政法规和部门规章，还有《医疗机构管理条例》进行全面清理和补充。医生也要不断更新自己的法律意识，消极不作为同样会有法律风险，积极有为才能避免和摆脱法律风险。树立以人为本的主流伦理观和核心价值观，探寻一个公平和效率兼顾，患者和医院利益并存的新型医患关系。

总之，医学的现代性危机，包括技术主体化、医疗资本化以及由此引发的医患关系问题，需要用医学、社会、伦理与法制手段来解决，以确保实现医疗质量和人文关怀的双重目标。改革医疗体制以建立和谐医疗环境是一项宏大的系统性工程，需要举全社会共同协作之力，医务人员需要提高自身医德修养，并逐步形成尊重患者权利的职业习惯；就医群体也要加强法律意识的普及，促进身心的双重康复。随着我国医学和社会的发展，医疗改革的进程将会不断深化，新医学模式下的医疗卫生系统的人性化转型必将成为普遍趋势，医学的法律、伦理及人性化层面的无缝衔接必将推进新的合作型医患关系建设。

第四节 现代医学教育中的语言沟通能力教育

语言是一门艺术，会说话是一门学问，在现代生物—心理—社会医学模式下的医疗卫生服务行业中，语言沟通依然具有不可替代的重要作用。然而，由于致病因素的改变和复杂社会因素的影响，医疗环境也逐渐变得越发复杂化，技术主体化倾向使医生的语言功能逐渐退化，语言能力的欠缺不仅影响医患关系，也直接影响疾病的治疗效果。一个不能有效与患者沟通、交流的医生，其医疗结果将是难以预测的。在当今诸多医学及复杂社会因素的影响下，将语言作为一种治疗工具必将成为现代医学整合的新趋势。

一、语言作为治疗工具的必然性和紧迫性

（一）技术主体化倾向使医生语言功能退化

古老医学因技术差而更注重对患者的态度和语言交流，通过同情、语言安慰给患者以情感关照。随着科技迅猛发展，现代医学发生了巨变，主体化倾向越来越明显，医学试图以技术维度来解决医学的所有问题。医疗仪器和设备装备了现代医院，医生凭借仪器设备就能准确、自动地诊断和分析病因和功能变化。这种医患关系的物化趋势，使医生逐渐地离开了病房，走进化验室、CT 室等医技科室，与那些不会说话的机器打交道，医患关系在某种程度上被医生与设备的"医技关系"所取代；脱离了与会说话的患者相接触，使医生的语言功能逐渐地退化了。临床医学逐渐走向"临技医学"，迷恋技术的绝对化作用，忽视了语言的治疗性作用。

现代技术给医疗带来的巨大荣誉与权威，使医生们的兴奋点由病人转向了对高新技术的探索，使语言逐渐淡化，人文越来越远，人们相信"实验室科学代表着正确、严谨、精确和统一"。由于时间就是效益，留给患者的时间则被压缩到极限，使临床医学从以往交谈的艺术走进了沉默的技术。患者的身体变成了医生与技术交流的客体，医生看病可以省略详细询问病史和体格检查，省略与患者的情感沟通和需求的考量，看病变成单纯的机械化和程序化过程，使整个医疗过程中的语言交流大大缩减，医患之间变得少言寡语，甚至无语。很多医生认为在疾病的诊断上，科学依据比患者感受重要，治疗疾病靠技术而不需要更多语言，并习惯于不使用语言作为治疗工具。因此，也必然导致医患关系的矛盾化加剧。人们没有认识到话语的治疗作用及其科学性，更没有准备将语言作为一种治疗性工具。

（二）医生"不会说话"是一种医源性致病因素

医生们的"不会说话"不仅会诱发医患矛盾，同时也是一种医源性致病因素。医生不会说话不仅影响患者心理，也影响患者生理功能。一系列研究表明，情绪压抑会引起相应的生理变化，长期情绪压抑，如愤怒、敌意和焦虑等是导致冠心病及高血压发病和形成的主要危险因素，也与癌症、哮喘、高血压、慢性疼痛综合征和长期精神疾患密切相关。临床工作中，很多医生

看病常常忙于效益。

语言表达容易使患者陷入迷惑而心情忐忑。例如，"这个病因还不清楚，先打这个药试试吧"等含糊语言，"这个病不算大，但说不定啥时会变恶性的"等恐吓性语言。医生对语言的忽视，让患者摸不着头脑，不知道自己得了什么病、为什么得病。医生"不会说话"的另一个侧面是"不好好说话"，诸如很多患者建言希望医生讲话时"不要像领导教训下属一样"，更不要说"跟你说了你也不懂"这类的话来刺激患者。在现实医疗中，因医生不会说话给患者带来意外伤害的现象已司空见惯。

语言具有治病和"致病"的双重作用。一句鼓励的话可能使患者消除疑虑，增加信心、希望和力量，从而坚定战胜疾病的信心，对增强患者的免疫力、代偿力和促进康复能力均有着重要作用。相反，一句泄气的语言可让患者焦虑、抑郁、一蹶不振甚至不治而亡。然而，当今一些医生对于语言的运用不屑一顾，没有考虑伤害性语言的破坏性和致病性，甚至对患者的需求也不加理会。其主要问题在于医生的心理因素，诸多医生并不认为语言或回应患者的情感需求是疾病诊疗的重点内容。医生不会说话是人文智慧的缺陷，而学会"说话"已不仅仅是一种道德的规范，也是医学整合进程中的重要环节。因此，在当今生物—心理—社会模式的医疗环境中，面对诸多由心理和情绪主导的慢性疾病挑战，要想成为一名好医生，就一定要从学会说话开始。

（三）语言作为治疗工具是医学整合的必然趋势

从现代医学模式角度看，语言的主要功能在于心理治疗和社会和谐，而人是社会构成的核心部分，不考量人的特性和社会的复杂性因素，将是现代医学整合中的一道障碍。由于致病因素的变化导致疾病构成必然发生变化，使高血压、冠心病、糖尿病甚至是癌症等慢性病成为人类健康的主要威胁。因为慢性病是一种多因素引发的复杂疾病，涉及生物、心理、社会、生态等诸多方面，使现代医学也变得越发复杂，单纯的生物医学模式似乎进入了一个"瓶颈"。当今推进临床医学与预防医学整合是医学转型的重要方面，控制慢性疾病必须要从加强患者的健康教育入手，临床医生不仅要知道患者得了什么病，而且要让患者知道他为什么得病，如何才能不得病。医学从治疗向预防转型也必然离不开语言的鼎力，面对整个社会群体，医生不仅是医疗健康的提供者，还必须要成为社会医疗的决策者，让患者懂得"什么是健康"也是医生的职责。医学的责任不仅限于没有疾病，创造心理和社会的安宁与和谐也是医学义不容辞的重任之一，而缺少语言这个工具性手段，所有的转型将是难以实现的。

复杂社会因素也是现代疾病构成的重要致病因素，也是对语言运用能力的一种挑战。医疗领域的市场化和商业化趋势，使医院和医生处在诸多复杂社会关系中，医生在诊疗过程中的语言也显得软弱无力。然而，法制化的医疗环境下，又迫切需要医生具备语言的智慧，需要医生对其医疗行为规范做出合理的司法解读，而实现这一过程的唯一工具就是语言。当今医院和医生所面临的诸多困惑之一就是判断"医生会不会说话"，其标准取决于医疗的最终结果，就是说，患者满意一切合理，如果出现患者"不满意"的结果，不论治疗之前医生怎么说的，都可能因"解释不清楚"而成为社会不和谐的因素。这也是临床医疗中的一种"火柴理论"问题，如果事先就能证明每根火柴都好用，这个火柴也就没有用。面对医疗中的法律困惑，最积极有效的方法就是直面问题，主动寻求解决困境的方法，甚至是寻找一个没有办法的办法，将说不清楚的事情尽量说清楚，不言而喻，这个办法的关键环节仍然是语言的功力。

二、语言作为治疗工具的可行性和有效性

（一）语言是缓解患者疾病痛苦的特效药

当今医生应该思考的一个问题是，治疗疾病、身体或者是患者，医生要懂得为何疾病影响患者的心理，负性的心理为何也会导致机体的痛苦。很多医生错误地认为，患者的痛苦就是因为疾病或疼痛，因此，不遗余力寻找新的治疗手段，应用各种可用的药物，希望能彻底治愈疾病或解除疼痛，其结果并非如人所愿。例如，伤口不痛了，但心里不舒服；疾病治好了，但花钱太多而心里难受；虽然是良性肿物，可患者被吓得萎靡不振等。诸多表现说明医疗仍缺少一种药物，就是"语言"。医生不仅仅要知道怎么治病，而更重要的是要让患者知道自己怎么得病的、得的什么病，这样才是最有效的治疗方法。医学研究人是怎么得的病，而医疗是研究得病的人应该如何治疗，因此，不论患者的疾病有多严重，临床医生总会能够帮助到患者的，因为医生"会说话"本身就是一种治疗。

语言是情感沟通的门户，善用语言可以有效缓解患者的心理压力，从

而减少不良情绪对机体的损害。患者的心理安定源于对医生的信任，而信任感则取决于医生对患者的关注度，要善于倾听患者的陈述，重视信息的反馈。医生对患者说话时，应采用目光接触、简单发问的方式，让患者感受到医生的专注和信任感。采用"开放式谈话"是维持沟通的有效方法，例如，患者说"我头痛"，医生说"吃一片镇痛片"，这样的谈话就无法继续了，然而，医生说"怎么痛法，什么时候开始的"或"痛得很严重吗"，这种通过患者的回答继续提问的方式，使医患的谈话得以持续进行。开放式谈话是临床常用的一种语言艺术，也是缓解患者痛苦的良方。语言沟通是一种交流的艺术，也是临床医疗中不可忽略的治疗手段。

（二）语言是修复患者精神损伤的黏合剂

从患者对医学的期望值来看，促进医学人性化发展就要使专业技术向更好满足患者要求的方向改进，尽可能减少患者的损伤与痛苦，争取最理想疗效和最少花费，将满足患者心理社会需求纳入诊疗范围，尊重患者的自主权和选择权，认真履践从生物医学到生物—心理—社会医学模式转变。在患者的眼里，医学是神圣的，医学技术的高度发达，应该是无所不能的。虽然医学为治疗疾病而生，但医学并不能解决所有疾病问题，面对某些难治性疾病，临床医生有责任对医学上的无能为力给予合理解释，让患者了解疾病，消除心理障碍，选择适合的期望值，是疾病康复的重要环节，而语言在实现这一目标中是责无旁贷的。因此，要在新医学模式下建立新的疾病观和治疗观，充分发挥语言工具的治疗功效，同时，语言也是缓解当今医患关系紧张的黏合剂。例如，针对医疗中的法律与伦理之间的冲突，需要医生运用语言工具给予适当地解释，加强医疗法律意识，注重告知中的语言艺术，实现告知与不告知义务结合，紧急救治与患者知情权并重，解决疾病的问题的同时也要兼顾医疗的社会问题。

由于致病因素的改变，医疗模式也需要相应调整，面对当今医疗环境中的各种社会复杂化因素，语言必将成为一种有效的治疗工具。医疗过程不仅是信息互动过程，也是心理互动过程。伤害性语言常以负性信息给人以伤害刺激，并通过皮层与内脏的相关机制扰乱机体的生理平衡。临床上要避免使用如训斥、指责、威胁、讥讽患者等直接伤害性语言，同时，医生有意无意的消极暗示性语言也会给患者造成严重的不良情绪。而积极暗示性语言可以使患者的心理活动受到良性刺激，缩小医患之间的距离，并以信任的态度面对医务人员，从而增强临床治疗效果。医生也要学会对不同层次的患者给予不同的鼓励性语言，兼顾语言的科学性和通俗性。当患者对医生建立了信任感，医生的语言工具常常收到事半功倍的效果。

（三）语言必将成为现代医学的主导工具

早在荷马时期就有将语言用于临床的论述，如祝愿语、鼓励病人、提供人道救助、祈祷上帝驱赶恶魔。随着现代神经、免疫和内分泌学的进展，诸多研究涉及情感状态对机体内环境的影响。例如，脑内啡肽的产生与分泌可以受各种外在因素影响，人们通过对免疫和神经内分泌系统之间相互联系的研究，深入理解人体整体的功能状态与抵抗疾病能力之间的联系。因此，医生使用语言作为治疗工具也是科学的、很容易理解的。现代研究已显示，语言具备治疗性价值，在诊疗过程中的语言运用应该引起医生们的足够重视，掌握语言的治疗价值、从而规避其副性作用和毒性作用。然而，当医生遇见心绞痛患者时，首先的治疗是告诉患者"别紧张，你的病没有问题，你很快就会好起来"，患者会因此而镇静下来，从而减少心肌梗死致死的风险。此时，语言作为一种信任关系被应用于治疗，运用语言也是临床医学中的一种哲学，其功效是不言而喻和不可替代的。

在现代医疗活动中，语言的功能已远远超过以往的水平，语言不仅是医学人文所要掌握的重要环节，也是实践生物—心理—社会医学模式的基本要求。从治疗效果的多义性上看，当今医疗不能仅盯住局部病变的治疗，而要拓展到心理社会方面的治疗，这也是新医学模式的关键所在。新医学模式中的心理社会干预，主要的手段并非技术设备、药物等硬件，而是以健康教育为主导的软件管理，其中语言的效果是不可忽略的。这就需要医生改变传统的诊疗习惯，关注那些包括语言在内的，增进健康、减少发病率的软件工程应用。例如，一个心脏外科医生发现患者的心理因素影响其病情的发展，但当今的医院基本没有能解决此类问题的部门，因此现代医生迫切需要掌握语言这一治疗工具，消除患者心理疾患而促进全面康复。目前心理干预还没有形成规模，其重要原因在于没有真正认识心理因素对健康和疾病影响的关系，更没有认识到语言这种治疗工具的意义。因此，在当今医学整合进程中，务必关注语言的主导作用，切实将心理干预纳入疾病诊治范围中。

综上所述，将语言作为一种治疗工具是当今医学整合的重要环节之一。实际上，医学中的语言功能对所有医务人员来说并不陌生，实践语言在医疗上的复兴工程也是一种"老药新用"的扬弃过程。尤其是在医学全面转型发展的今天，语言必将会成为临床医学及预防医学中的主导工具。语言治疗效果的关键在于医生是否具有以患者为中心的服务意识。狭义的语言指口头表达的语言，而广义语言还包括医务人员形体语言和书面语言。掌握语言功能的运用也是现代医生最基本的哲学，今天我们强调语言的作用，并非是指望出现语言治疗的魔力，而是强调科学技术与人文精神保持适当的张力，立足于科学基础，同时不能忽视治疗情感的医疗作用，在当今复杂的医疗环境下，运用语言工具也不失为一种最直接、最有效的医学方法。

三、临床医学中的利益冲突与化解之道

临床医学中的利益冲突是当今备受关注的问题之一。这种利益冲突是医患双方相互否定对方合理利益存在而发生的一种对抗状态。临床医学中利益冲突主要表现在医患之间的利益纷争，包括临床试验中的利益冲突、医疗体制引发的利益冲突、临床诊疗过程中的利益冲突。当今这些冲突不断加剧的原因，已不仅仅是医疗费用的增长，而且涉及直接的医学损害和潜在的健康危机。利益冲突不仅损害医疗的公平和可及性，而且对整个医学和人类社会发展也将会产生不可预测的损害。因此，务必充分认识利益冲突的潜在危机，寻求理性化解之道。

（一）临床医学中的利益冲突

1. 科学引发的伤害谁之责

临床试验过程是对科学成果的最终验证，然而因为经济利益的驱动，很多临床试验报告具有预设的结果导向，使临床新药缺乏科学性和可信性，以次充好，放大疗效。

医药购销中的商业贿赂，还导致医药开发中假冒伪劣泛滥。据国内制药集团知情人士透露，在药品申报中虚假成分不属罕见。某些集团以科研课题合作为名，对医院专家进行赞助，以此获得精美的临床试验报告；甚至更有连试验都没做，就直接伪造数据和报告行为。原本一种新药从药理试验、动物试验到后期的临床试验，需要几年才能完成，但有些人却能在几个月内获得生产批文。我们不难知道，作为商业贿赂而用于药物开发与销售中的所

有资金，以及药物应用中的不良后患，最终都将由广大患者所承担。

医学试验中的利益冲突还表现在诱骗受试者，不履行知情同意准则，甚至谎报试验数据和研究结果，不履行约定的承诺。

2. 集体导致的后果谁承担

当前临床医疗中的利益冲突，大多属于体制性冲突，即由国家卫生保健政策造成的。正是这些政策和医疗机构局部运行机制，促使临床医生们开大处方、多开大型设备检查，过度应用高新技术、过度治疗或重复治疗，从中获取个人利益或集体局部利益，医疗机构从以药养医到以药谋利，大大加剧了患者经济负担，从而导致医患利益冲突不断加剧。尤其在当今医疗领域竞争机制中，各大医院为了医学资本的快速增长，争先购买大型设备、高收入仪器，过度开展新技术、罕见技术、别人没开展的技术等，以此提高诊疗费用，增加医院经济效益，这种医疗运行机制的资本化、市场化转变，无疑加剧了临床医学中的医患利益冲突。

当今过度医疗常态化现象是一种有组织的不负责任行为。在医疗资本化运行中，逐利机制促使医院自身有组织地扩大医疗范围，经济收入是医院攀比的核心指标。随着医疗体制改革进程，当今利益冲突形式也在不断隐匿化，例如，以精准医疗为科学依据，增加 CT、MRI 等大型检查项目；以提高服务质量为借口，增加各种付费服务项目，如分解收费项目、细化治疗项目；以关爱生命健康为口号，扩大技术范围，如滥用基因预测技术、扩大乳癌筛查人群，甚至降低疾病诊断标准；以加强医疗安全为理由，增加各种化验检查项目，增加各种监测手段。例如，常规手术麻醉中常规使用非常规技术，虽然这些技术是科学的，但常规化应用就不一定是合理的，即使让麻醉费用增加几倍或十几倍，但因很多有创技术是伴有损伤的，随着医疗费用的快速增长，其医疗风险也在成倍增加。同时在医学资本化进程中，医生个人责任模糊，似乎所有医疗行为都是集体所为，医生只是履行集体共同目标责任。这种有组织的非道德化竞争机制，是对患者利益的不负责任，危机医疗公平与可及性，使利益冲突雪上加霜。

3. 医疗价格的虚高谁之过

当前医患利益冲突是全球性现实问题，在以医疗市场化为导向的国家更为尖锐和突出，集中表现于医生与药商之间关系上。药业对医院和医生的投入会产生何种后果呢？这种经济上的行贿严重影响医生诊疗决策的客观性，增加了患者负担，损害了医患信任，更可怕的是导致各种假药出笼，严重危及患者生命安全。与其他国家相比，目前中国医患利益冲突不仅广泛，而且更深刻尖锐。除药品价格虚高表现外，其他卫生材料或医疗用品也同样存在明显价格虚高问题，尤其是伴随高新技术而衍生出来的各种医疗材料更是令人叹息。

在各类投诉调查中，一半以上属于医生的医疗行为侵犯患者的利益。因为有虚高的价格，而价格限定是政府行为。例如，药品采购招标中的价格是由政府机构统一定价的，而进入各大医院的药品价格普遍高于市场零售价格几倍以上。难道这是为了"以药养医"，还是另有缘由？这种虚高空间来自何处？在医生群体中也有人认为，虚高价格是药业集团非正当所得，不要白不要，因为患者并不能从不要"回扣"中得到利益。这也是利益冲突产生的一个负面刺激因素，需要从根源上加以治理。

（二）利益链条中的医学损害

1.医商利益联盟损伤患者健康

医学界与医药界合作，一方面促进技术转化，另一方面也产生利益冲突等问题。特别是临床试验环节，直接关系受试者的安全和健康，当试验成果广泛应用于临床治疗时，将直接影响广大公众的健康，因此，临床试验中利益冲突带来的问题也备受关注。由于很多研究结果的不确定性，尤其研究者的偏见对受试者健康具有潜在的风险。同样在当今中国的转化医学领域中，也有许多基因研究的临床试验需要审慎实施。

当今资本利益诱导下过度干预的医学，其利益冲突不仅仅是医疗费用的快速增加，更在于过度医疗本身带来的附加伤害在持续攀升。由于现代医学的很多领域都是采用现代工程探测技术的成果，很多现代诊断设备在提高精准基础上，也大大增加了伤害性。例如，众所周知 X 光检查具有伤害性，可以诱发癌症、白血病以及其他遗传性疾病，而 CT 产生的辐射量远高于传统 X 光的百倍以上。临床医源性疾病在持续增加，尤其是抗生素滥用更加普遍和严重。

2.医患利益冲突残害人类未来

很多人可能认为，过度医疗干预只不过让患者多花一点钱而已，也许还会带来意想不到的好处呢。其实这是一种十分错误的认识。美国一项调查研究显示，过多享有先进医疗干预并不一定会带来相对应的健康效果。研究阐明，包括医疗设备和就医次数在内的医疗效果，当达到一定密集程度后就会逐渐降低，并开始产生损害，他们称为"医疗边际效应递减"。当代技术忽视对自然力的提升，其结果除使医学进入高消费和远离大众外，还会因过度干预而引发对人体的严重不良效应，甚至是反作用。因此，现代医学需要改变自己的极端思维，过分依靠外部干预的医学，其后果是难以想象的。

浮躁是现代医学抹不去的伤痕。临床医疗中各种急功近利的心理、行医谋利的动机常常会误导医学思维。当今医患利益冲突不仅是直接对个人过度侵袭，还可通过对整个环境的作用，对人类健康造成潜在的破坏。过度依赖药物保护，会使人类生命基本功能趋于退化；过度医疗不断增加人们的心理压力，增加人类过度依赖而产生新的痛苦，人类对不适或疼痛的忍受力降低，丧失照顾自己的权利。例如，滥用抗生素引发的超级病菌和人类自然抗病能力下降；过度辅助检查给人体带来生理功能的潜在退变；目前用于乳腺癌健康普查的钼靶乳腺摄影技术，也存在诱发乳腺癌的风险。尤其是当今瞩目的基因工程治疗技术，其未来结果更是令人担忧。当今利益冲突的种种现象如果不能遏制，其结果必然是误在当代而恨在千秋，当今的错误决策可能成为未来的永久遗憾。

3. 创造疾病运动导致人类恐慌

以前人们只知道癌症是不治之症，但得癌症的患者毕竟是极少数，而现在的癌症患者却随处可见，人人都害怕得癌症，甚至陷入癌症恐慌的地步，这是对人类心理的残酷损害。在临床医疗中常常可见到，本来不需要手术的微小包块，可患者却坚决要求手术。此类因为恐惧心理而过度治疗的情况日趋加剧，而且这种恐惧会长时间压抑人类的心理，成为引发各种慢性病的潜在危险。据某些肿瘤专家称，可怕的不是癌症本身，而是对癌症的恐惧，实际上癌症死亡病例中约 1/3 是被吓死的。当今所谓"恐惧癌症复发"（Fear of Cancer Recurrence，FCR）就是过度诊断所致的一种心理障碍，与现代医学的过度干预密切相关。

在医疗及商业利益的诱惑下，创造疾病运动正有愈演愈烈之势。商业生产什么，医院就推销什么，是新技术和新药物在决定临床医疗要做什么。

诸如早期诊断技术发现癌症、癌前诊断技术发现未达到癌症程度的癌症，然而技术的欲望是无限的，当今预测癌症运动正快速兴起，它可以预测一个现在健康的人什么时候会得癌症等。按照创造疾病运动的"科学"解释，当今社会已经没有真正健康的人群可言，只有患者、亚健康人和即将得病的健康人群。现代技术带给人类的"后遗症"就是这种对患者心灵的摧残。而在医生中"宁可过度治疗，也不放过一个癌症"的心理也是当今利益冲突的一个不可忽视的侧面。由于医生盲目地诱导患者接受某些新药物和新技术，久而久之，致使广大患者从被动接受逐渐走向主动需求。例如，盲目使用高价药物，追求不确定高新检查技术，甚至拒绝医生的好意劝说、坚持自己盲从的决策，更有甚者不惜损害身体而进行不必要的治疗。过度医疗留给人们心灵上的后遗症需要很长时间去抚平，尤其要坚决抵制和防止那些只为赚钱而无视患者生命和健康的过度行为。

4. 资本利益诱惑摧残职业精神

资本化和市场化的卫生政策，诱发部分医务人员的贪婪之心。利益诱惑导致的过度和滥用医学技术和资源，不仅加剧医患之间利益冲突，而且也在腐蚀和摧残卫生队伍的职业精神。少数医务人员和个别医院的这种极度贪婪，又传染、腐蚀了医疗卫生队伍，其他医务人员或医院看到别的医务人员或别的医院如此敛财，也开始借市场化的卫生政策巧做文章，不断扩大市场化的卫生服务领域，甚至违反起码的市场规则，大肆掠夺患者。这也是近几年来医疗费用不断高升、人民叫苦不迭的原因之一。长期以来医学的神圣地位在医患利益冲突中开始动摇，以往以救死扶伤为宗旨的临床医学，如今却希望患者越多越好，并从中获取更多非正当利益，医学专业的职业精神在异化，医学资本的诱惑让医生沦为摧残医学自身的帮凶。

医学目的和手段换位加剧医患利益冲突。当今医学资本化与技术自主化进程中，不论医院的资本扩张，还是医生逐利的现状，以及由此引发的利益冲突，都在不同程度上扭曲了医院形象，对医学事业长远发展带来消极影响。以往的医学为了治疗疾病而寻求技术手段的支持，而现代医学却为技术发展而过度治疗患者，或者为了个人利益而寻求技术，致使医学的目的与手段发生了颠覆性的换位，例如，小病大治、重复检查、降低诊断标准、扩大手术指征、诱导使用高费用技术，以复杂技术替代适宜技术，在不需要技术的地方应用技术等，其目的是验证技术的有效性，甚至是获取经济利益。这种背离医学宗旨的行为，正将现代医学推向恶的边缘。

（三）探寻医学利益冲突的化解之道

1. 强化以法制约束为辅的管控机制

当今一些医生虚开昂贵药物和检查，过度滥用新技术，与当年某些滥用人参的医生毫无二致。当今利益冲突已不仅仅是因为费用增加，更涉及对生命健康的损害，其严重程度已经到了不管不行的地步。虽然强制性法律管控不是医学发展的最终目标，但也是目前最有效的手段之一。临床指南制定中应该考量利益冲突政策，公开参与人之间关系和所附费用，限制有利益冲突研究者参与人体研究；改革医生与产业机构财务联系，禁止给医生送礼、请客吃饭、提供药样（除非用于无钱就医患者）以及其他有价物品；医生不得在产业机构控制下进行教学演示或发表科学论文；不能将医生和患者以临床研究形式列入市场计划，以及建立关于制度性利益冲突的独立委员会等。

摒弃以生命代价换取的资本利益，控制涉及巨大伦理风险的"灰色技术"的滥用，避免给患者带来潜在而严重的伤害，包括克隆治疗技术、基因治疗技术、人工心脏植入技术、自体干细胞和免疫细胞治疗技术等。弊大利小并难以克服的技术严禁滥用；利弊各半技术需要慎用，具严重风险技术一般不用，有成本风险技术要根据患者不同情况而慎用；存在某些伦理风险的技术要制定风险防范措施；背离基本道德准则、对人类尊严有伤害的技术坚决禁止。坚持优先发展适宜技术原则，鼓励与临床紧密结合的技术；对出自商业利益动机的技术，国家坚决不予提倡和支持。

2. 阻断利益冲突产生的诱发环节

限制医学资本市场化的运行机制。如今药价虚高的根源在于相关机构定价故意留有空间，很多医药厂家都有本身的药品成本价格，而虚高的价格是用以弥补经营中的所谓宣传费、开发费等，很显然，从根源上阻断药品虚高环节，限制这些额外费用进入药品定价，就会大大降低药品价格，从而降低药品经销中的贿赂和回扣等行为。当今进行的医药分开政策就是降低药品利益冲突的重要举措之一，有助于切断医院、医务人员与药品营销商之间的经济利益关系，调整医药购销环节既定利益分配格局，达到减轻广大患者不合理的费用负担。当今医疗特点是看病就医多集中于大医院，不仅出现"看病贵"与"看病难"问题，还导致医疗成本大幅度增高。分级诊疗制度是当今医疗改革的共识之路，其目标就是合理配置医疗资源，方便群众看病就医，提供高质量的便捷服务，从而减少临床医疗中的利益冲突。

调整医疗行业质量标准评估体系。例如，改变以经济指标为主要激励机制的评估标准，而以患者满意度、治愈率、死亡率、投诉率等人文医学指标为主导，打造患者信得过的诚信医院。当今医学的主要对手是慢性病，因此应以发展适宜技术为主体，建立惠及广大民众的医疗体系。科学技术研究是中性的，但技术的临床应用却处处充满伦理和道德，以患者利益为中心的技术为善，为个人利益而伤害患者就是恶。因此，对临床医疗领域的绩效评估中，务必要权衡经济与服务指标之间的利弊关系，重视临床医疗中的职业精神和胜任能力。当今利益冲突的原因之一就是技术的超前性与道德的滞后性之间的矛盾。因此，必须重建临床医学中的专家信任，摆脱政治和资本权力对医学目标的操控，促进临床医学的人性化发展。

3. 构建以职业精神为本的人道医学

未来的医院里应该只有医生之分没有"专家"之别。我们需要具有仁学特质的医务人员，而不是单纯掌握专业技术的医疗机器。优秀医生不是以技术论高低，而是以德本才末为标准。要以积极态度激励职业精神，而不仅仅针对已经发生的伦理道德问题加以制止。临床医学不仅要寻求利益冲突的化解之道，更要重视以积极心态弘扬职业精神，防患于未然。积极正向的职业精神不仅需要医生自身修炼，更需要的是创造一个适宜的培养环境，让医学始终保持纯洁与神圣的地位。

美德是医学伦理构建的重要基础。因为医患双方处于不同社会关系之中，存在一些利益差别或矛盾也不足为奇。而始终能维持诚信关系，其根本原因在于医生的专业精神。每位医生对自身利益的追求要恪守利益限度原则。每个人只有在自己的权利范围内行动，只能在自己权利范围内进行利益要求。医生不应该寻求超越患者利益的个人利益，而当今医患利益差别演变为利益冲突，正是因为医生未能遵守利益限度原则，突破合理利益的底线。医学专业精神要求，履行利他主义的承诺，坚持患者利益为首原则，建立科学的诚信精神，医疗决策无偏倚行为，同时还要考量专业精神与医患关系等问题，并有义务承担医学知识宣教任务，缩小医患之间由于知识不对等而产生的冲突，这也是医生职业精神的一个重要侧面。

综上所述，当今医患之间从差异、矛盾而走向冲突，意味着医学发展中的现代性困境已经到了最危险的地步。然而可怕的是，面对利益冲突现状，医学界显得十分平静，甚至麻木不仁。虽然现代医学价值观建立在工具理性和资本效率等基础上，但并不意味着具有必然的"掠夺性"和"物化性"。我们务必要认识到，在看似平静的医学内部仍存在很多"暗流"，其结果必然危及医学发展和人类未来。因此，临床医学务必要打破这种平静与沉默，直面利益冲突问题，反思医学利益冲突，开发人性中积极的心理品质，缩小医患之间对医学及其知识认识中的差异，增加相互理解与信任，让医学技术真正成为维护人类生命和健康的强大力量。

第九章 生物—心理—社会模式的现代医学教育

第一节 现代医学教育的创新与调整

今天占统治地位的疾病模型是生物医学模型，分子生物学是它的基本学科。这种模型认为疾病完全能用偏离正常测量的生物变量来说明。在它的框架内没有给疾病的社会、心理和行为方面留下余地。生物医学模型的还原论忽视整体，造成医生集中注意身体和疾病，忽视了患者是个人。而生物—心理—社会医学模型研究、教学结构和卫生保健的行动计划提供了一个蓝图。

目前在新医学模式下的医疗服务领域中，对医患合作式医疗模式仍存在着一定争议，其焦点在于医疗的决策权是由患者还是医生来主导的问题。实际上，这个问题提出的本身就是一个问题，是一种集体无意识状态下的有意识的争议，其结果一定是没有结果。只有用发展的观点、整合的视角和系统的思维方式，才能达成一致的共识。当今医疗卫生系统所进行的是两种人之间特殊交流，即需要服务的患者人群和有能力提供服务的医疗人群。而医疗行业的社会认可基础是技术能力、服务能力、职业道德与社会责任心，这也就是医疗服务模式构建的基本要素。所谓"依从性"不仅是患者服从医生，还包括患者愿意服从医生的决策，依从性以相互信任为基础。医患合作式决策模式涉及的不是技术问题，而是人文问题，包括医学人文和社会人文。在当今的复杂社会医疗环境下，单纯机械地把决策权交给任何一方都有弊端，只有寻求医患合作式的决策方案，才能实现双方共赢而达成一致性。

一、新医学模式下的医疗服务模式转变

（一）医学模式决定着服务模式的转型

生物医学的发展是医学发展史中的巨大进步，是医学成为科学的根本原因，也是医学作为科学的基本标志。然而，随着社会整体的发展，疾病谱发生了巨大改变，慢性病成为医学的主要对手；生活环境的改变，心理状态成为疾病的重要因素；复杂社会因素与疾病和健康密切相关，使社会医学也走进医疗的核心部位。由于生物医学模式的局限性和"瓶颈"效应，转换新医学模式刻不容缓。生物—心理—社会医学模式的主要内容决定医疗服务模式的转型方向。生物—心理—社会医学模式的主要内涵是将患者作为整体人和社会人；重新定义健康与疾病概念；并以系统论方法进行诊断与治疗。因此，新医学模式下的医疗服务方式，不仅是治疗疾病，还要承担躯体、精神和社会上的完全安宁的职责治理疾病的三个层次，体现出古代医家人格价值的理想追求。医生的职责在于治病、治心、治人，富国强民，人人享有健康，最终摆脱疾病困扰。

（二）医患合作型医疗服务模式的探索

从生物医学角度看，医生为主导有利于疾病的治疗。从新医学模式观念看，医生为主导已不能适应现代医疗环境下的医疗服务，而需要融入心理和社会医学因素。因为患者是医疗的主体，医院所有活动都是围绕患者进行的，没有患者就没有医院，萨斯和荷伦德曾提出，医患关系有三种模式，即共同参与、指导—合作、主动—被动型。主动—被动模式特点是医生"为患者做什么"，可以发挥医生的专业作用，但缺乏患者主能性；指导—合作模式特征是医生"告诉患者去做什么"，医生主动而患者是被动地"主动"接受，对医生指令性诊疗措施只能依从与合作，虽然医患双方都有主动性，但医患之间决策权仍是不平等的。现代医学实践中，互相参与模式正在成为医疗的主流方向，即医患合作式关系，其特点是医生和患者具有平等的权利和地位，双方相互配合，并共同参与医疗决策及其实施，主要内涵是医生运用自身的专业知识，帮助患者进行自我治疗，其优势是有助于增进医患双方的了解和信任，消除医患隔阂，建立良好和谐医患关系。医患合作型决策是医学发展的阶段性模式，需要实行二合为一的有机整合，即掌握医学知识的医生与要求健康的患者之间的结合，医生要通过患者的共识达到科学医疗的

目的。因此，在当今复杂社会因素交汇的医疗环境下，一种新型和谐的医患合作式服务模式必将成为医疗的方向。

（三）服务模式转型关键在于观念转变

适应新医学模式转型，其服务模式需要考量的内容包括：①医学是关于人的科学，离开整体的有意识的人，就无所谓病的存在；医疗目的要与患者需求相契合，治疗疾病要与生命质量相结合。②健康不只是消除病痛，而是获得身体、心理和社会安定；认识医学的目的与痛苦的根源，卡塞尔医师曾说：痛不一定是痛苦，而痛苦也并非一定要有痛。患者就医是因为疾病影响了他的心理，而只关注躯体而脱离心理经受的威胁，患者痛苦就没有得到解决。③重视患者主观能动性，做有利于恢复健康的社会与心理因素调整。科学标准与患者意愿相结合，发挥患者的主动配合，遵从循证医学原则，重视医学技术的个体化应用。④谋求技术主体与患者主体之间的协调，摆脱技术主体化定势思维的束缚，反思技术万能论的迷信观念，将临床意义与治疗价值相结合，医生是诊疗专家而患者是执行的决策者，医生要通过患者的认可来实现医学自身专业的价值。

二、医患合作式模式转变中面临的困境

（一）法律与伦理间的冲突困惑

当今医疗服务领域存在诸多法律与伦理困惑，也是医患合作模式争议的焦点之一。医疗服务必须遵循依法行医原则，这是医疗服务的基本底线。但如果医生仅考虑不触犯法律的医疗是不够的。自古以来的医生都在从事着超出法律以外的诊疗活动，那么以前没有问题，现在为什么会成为问题呢？究其原因在于社会与医疗环境发生了巨变，突出表现在医疗法律与伦理之间的某些冲突。例如，法律规定医疗决策必须取得患者同意并签字，从法律层面说，因患者原因而贻误治疗，引发不良后果不能构成医疗事故，但这有可能会违背医学伦理道德。同样法律也要求，在病情需要的情况下，医疗机构对危急重症患者必须立即采取抢救，并必须在抢救前取得患方的同意。但在患者家属无法接受的情况下，采取强制性紧急医疗措施具有极大的法律风险，因为紧急强制医疗的"准确度"难以掌控，这是医疗服务领域中"十字路口"的潜在法规，即"确保安全情况下，红灯允许直行"，前提是确保患者安全，否则难逃违章。在当今医疗领域中，此类困惑还有很多，例如，

医生既有知情告知义务又要履行保护性医疗制度；既要主导医疗决策又要遵循患者意愿；不仅要懂得医学还要了解法律，在不可能的环境下实现可能的诊疗。医务人员应该充分认识这些困境的影响，才能真正领悟医患合作模式的深刻内涵，这就是现代医疗服务领域中的岗位胜任能力。

（二）医患关系之间的信任缺失

现代医疗环境中，患者就医要求以患者为中心，但其本身并不是要求患者决定治疗方案，而且患者也没有能力决定如何治疗，所以才来找医生帮助。其实患者争取的不是治疗权，而是要掌控决策过程，患者希望医生能告诉他，得了啥病、为啥得病；有几种治疗方法，哪个方法更适合他。而医生为主导论者认为，看病就得听医生的，患者应该无条件依从，否则来医院干什么；跟患者说了也不一定懂，甚至会引起误会等。因此，常常忽视必要的解释与沟通，或因工作紧张而无暇顾及患者的感受。更是因为医疗上的种种负面影响常常笼罩着患者的内心，患者处于希望治好病和害怕治不好的双重感觉中。久而久之，必然产生医患之间的信任危机，成为医患合作式服务模式的一道障碍，事实上，如果简单地把所有治疗决策权统统交给患者决定，是对医院和医生价值的一种否定，医生会因此而消极；同样这也不是患者群体想要的结果。例如，临床常规的一种医疗行为就是"签字"，医生会把所有能想到的容易引起纠纷的项目，统统都让患者签字，似乎这样就是"以患者为中心"，把医疗决策权还给了患者。其实这是医生的无声抱怨，如果没有实质性的观念转变，所有的"签字"都只是一种毫无意义的表面形式。

（三）语言沟通能力的普遍缺陷

从某种意义上说，医患合作型医疗服务中的核心技术是"语言艺术"。由于复杂社会因素，当今医疗服务的语言功能比以往任何时代都重要。语言功能障碍是医患关系困境的主要因素。现代化装备的医院使医生语言运用功能逐渐退化，商业化的服务使医生语言表达逐渐变得模糊或失真，尤其是"不会说话"成为医患合作关系的最大障碍。语言欠缺不仅拉大医患合作的距离，也会直接降低医疗服务的效果。一个缺乏有效运用语言工具的医务人员，很难成为患者心中的好医生。在当今医疗环境下，语言作为第一治疗工具对建立医患合作关系具有重要意义。例如，因医生不会说话引发的医患纠纷屡见不鲜；而有效运用语言化解医患矛盾的事例也比比皆是。因此，复兴语言功能是推进新服务模式的必然趋势，医生要学会合理解释现代医学的复杂性；告知患者临床治疗效果多义性；掌握共情语言艺术满足患者高期望心理需求。另外"不会说"和"不好好说"是两个概念，前者可以通过学习而提升，后者则是个人医疗素质问题，缺乏基本的岗位胜任能力。

三、推进合作型医疗模式转变基本对策

（一）信任是医患合作模式的基础

医患关系是医疗服务中矛盾的统一体，一个人得了病就必须向医生求助，诊疗过程中也就形成了医患关系。在医疗交往中，医患双方有着治愈疾病的共同目标。当今医患关系中的主要障碍是信任不足，患者常认为医生对自己的内心不理解、不关心而感到失望；也因医生没有主动进入患者思维的框架，单纯从生物学技术角度出发，很难理解患者的真正需求，因而也就很难做出具体而有针对性的个体治疗。试想，患者说"医生为主导"可以，但治不好找你；而医生说"患者为中心"也可以，治不好别找我，很显然是不行的，可见信任是和谐医患关系的前提。实际上医疗决策本来就是医生的职责，因为医生是专业人员，懂得如何治病；如果让患者自己决定如何治疗，医生怎么想？患者能愿意吗？医院还有什么用？同理，决策权由医生控制，医生说怎么治就怎么治，患者的权益哪去了？患者花钱你说了算，患者心理能舒适吗？因此，以人为本，以患者为中心模式需要建立医患合作型关系，为了共同目标而达成一致。换句话说，医生站在患者的角度考虑疾病，满足患者心理需求的同时消除身体疾病。患者站在医生的角度思考决策，以医生为主导而实现共同决策。因此，相互信任是医患合作式决策诊疗的基础。

（二）语言是协调医患矛盾的桥梁

希波克拉底说"语言、药物和手术力"是医生的三宝。当今医疗服务领域从事的是人与人的交流。在医生与患者和社会人群的交流中，其核心因素是医疗人群，当一个问题在别处找不到答案时，其问题一定在医生自己。患者眼里的医学是神圣的，甚至是无所不能的。而医生有责任对医学上的"不确定性"给予合理解释，让患者了解疾病，消除心理障碍，选择适合的期望值。不论患者的疾病有多严重，医生总是能够帮助到患者的，因为会说话的医生自身就是一种治疗。不会说话是人文智慧的不足，而学会"说话"已非仅是一种道德规范，也是医患模式转型的重要环节。面对心理和情绪主导的慢性

病挑战，成为一名好医生就一定要从学说话开始。尤其在法制框架下的医疗环境，迫切需要语言工具，主动寻求医患合作的方法，甚至要探索没有办法的办法，将很难说清楚的问题尽量说清楚。不言而喻，其关键环节离不开语言的功力。当今诸多医患紧张现象表明，医疗仍缺少一种药物，那就是"语言"。医生的胜任能力不仅体现在懂得怎么治病，更重要的是让患者知道自己得的什么病、为什么得病，如此才是最有效的诊疗模式。因此，掌握语言运用也是当今医生最基本的哲学，医生不仅要知道对不同层次患者应用不同语言艺术，还要兼顾科学性和通俗性。在相互信任的基础上，语言工具可获得事半功倍效果。

（三）道德是服务模式运行的核心

当今医院最大的变化就是它已进入社会资本行列。由于资本的逐利特性和无序运行的规律，形成了医学的一种潜在性危机，医疗商业化必然导致医患间的利益冲突，从而损害患者对医疗机构及其医务人员的信任。资本诱惑引发的盲目扩张和过度医疗，也必然导致医疗费用的上涨，严重损害医疗的可及性与公平性。作为人性的医学，遏制资本无序运行，防止资本挟持医疗，关键问题在于对资本运行的道德管制，控制资本逐利范围。医学资本并非都是坏事，现代医疗发展需要人才、技术和先进设备，无疑也需要资本支撑，产生更大的服务效益，能供得起健康和生命需求。医学从未曾拒绝资本，只需要掌控其运行方向。医患合作模式的有效运行，需要以社会共识的道德标准做底线。

医疗服务领域务必要规范资本进入医疗的范围和领域。例如，规范医学与资本合作的条件，禁止企业对医疗指南的干预；改革医疗服务价格，完善医疗激励机制；整治炫耀性消费，打击欺骗性医疗；加强医学道德和专业精神建设，提高企业社会责任。在当前医疗服务领域中，道德良知只是被麻醉并没有完全切除。然而不管道德良知在利益诱惑、资本和技术权力面前有多么苍白无力，在恪守不作恶道德命令中，它仍具承担历史责任的作用。只要医疗服务模式在道德上运行，医学发展规模越大越好。医学人文的终极目标不仅是形式上的医患合作，而是构建医务人员内在的人文精神，从被动遵守职业道德向主动医患合作模式转变。不论多么完善的医疗模式，履践模式仍需要人，如果没有人的根本转变，所有的模式都是一种"泡沫"，因此，包括医患在内的全社会人文道德素质教育是一种不可忽视的核心力量。

在现代医疗环境中，任何单一服务模式均很难收到预期效果。医患合作是其必然趋势，这也是现代医学岗位胜任能力的体现，建立和谐医患关系是医生的责任，而不能或不愿意完成这个职责，则是医生胜任能力上的缺陷。探讨医患合作式服务模式的焦点，不在于确定"谁说了算"的问题，其关键在于如何在医患两者之间建立和谐的连接。医患双方是同一整体内相互对立的两个方面，相互依存、相互促进，单纯强调任何一方都是片面的，是从一个极端走向另一个极端。医患合作模式应该是在"以患者为中心"的原则下，医患共同参与的新型医患关系，以此实现诊疗决策上的共识。

第二节 积极心理学理念在医学实践中的应用

随着社会经济发展，技术主体化与医学资本化趋势，临床医疗环境也越发复杂，临床医生也面临来自多方面的压力和挑战。积极心理学（posilive psychology）以一种开放性、欣赏性眼光对待社会人群的内在潜能、行为动机和正向能力等。

它强调心理学要为广大普通人的健康和生活质量提供技术支持。目前积极心理学主要集中研究人类积极情绪和体验、积极个性特征、积极心理过程及其对人类生理健康的影响，从而弥补以前心理学研究单纯重视病理性特征的不足。积极心理学理念必将大大促进现代临床医学的正向发展。

一、积极心理学理论及其发展趋势

（一）积极心理学兴起的背景

积极心理学兴起于20世纪末期，由心理学家Seligman和Csikzentmihalyi所首倡。它最大特点在于强调心理学要向研究人类积极力量和品质方向发展，强调心理学要为提高广大普通民众的生活质量提供技术支持。积极心理学研究人所具有的优点和存在价值，关注正常人心理功能变化，重视人性中积极方面开发，提倡针对个体实施的更有效和更积极干预，以此促进个人、家庭与社会之间的良性发展。心理学这种积极转向意味着心理学要重建人类新人文精神，体现心理学上的人文关怀，实际上这也就是积极心理学发展的目标所在。从积极心理学性质意义上来说，它是在过去消极心理学思想体系基础上发展起来的，是一种推陈出新的进步，它和消极心理学并没有截然的分界线。

医学的转型对积极心理学发展有着直接影响。20世纪五六十年代的医学非常重视治疗，但在临床实践中逐渐发现，预防一种疾病要远比治愈一种疾病更容易实现。现代医学开始由仅关注生理疾病的诊断与治疗转向积极调动人体自身免疫系统，开始将重心转向疾病的预防上，这是一条提升人类生命质量的最核心途径。心理学研究发现，积极人性层面的力量和美德在心理疾患治疗中，具有不容忽略的调节与缓冲作用，也就是相当于生理疫苗的作用。当代心理学不仅着眼于心理疾病诊断与治疗，更应该探索如何发掘、培养和发挥人类积极的心理品质。研究人性优势要比仅仅修复人性疾病更具价值，因为人性积极品质乃人类赖以生存与不断发展的核心要素。在当代心理学研究视野中，积极已成为一种全新的价值取向。

（二）积极心理学的科学证据

消极心理学对人类及其社会发展曾做出巨大贡献，但随着时间推移也发现，患有心理疾病的人数也在成倍增长，这似乎背离了心理学实践的初衷。消极心理学实践已证明，仅仅依靠对问题修补来获取人类幸福是不够的，心理学必须向发掘人类积极品质方向转型，倡导积极心理学理念，真正让人类有能力到达幸福的彼岸。一个人的幸福感就是其价值观和目标在外部因素与生活质量之间如何进行的协调。一个保持乐观心态的患者更可能具备提高健康的行为并获取社会支持，该研究对通过预防和治疗以促进健康将具有现实意义。

心理学研究表明，积极情绪能够增加心理韧性，并能使人忍受更大的痛苦。在试验中将手伸进冰冷的水中，普通人仅能忍受 60 ~ 90 秒，而一个具有出色积极情绪的人，常常能忍受更长时间。乐观心态是抵御疾病侵袭的第一道防线。积极心理和情绪状态在保持人类生理健康上具有重要意义。研究显示，积极和消极情绪均与一种免疫抗体分泌 SIgA 的水平有关，积极情绪状态可以相应提高机体免疫系统的活动，而消极情绪则相反。积极乐观情绪可以增加人的心理资源，勇于面对各种压力事件，相信结果会更好，也更不易生病；处于积极情绪下的患者也更愿意接受医生的建议，并配合治疗和进行锻炼。

（三）积极心理学的基本内涵

积极心理学目标就是从关注修复生活中最糟糕的事物向同时挖掘积极品质的方向转化。当今心理学研究焦点不仅仅是那些抑郁、痛苦、病患和伤害性体验，还包括联结或联想、满足感、健康和幸福等内容。它也涉及心理治疗领域观念的转变，现代医疗干预不仅仅是为了减轻病痛及其症状，更应该增进患者的幸福和满足等积极品质。这是心理治疗本然的目标，同时也可以起到预防疾病、缓冲症状，甚至自愈的功能。积极心理学这一思想为心理治疗提供了基本理论预设和方法论指导。从一定意义上说，积极心理学充分展现了以人为本的理念，倡导积极人性论，它消解了传统心理学过于偏重病理问题的片面性，真正恢复了心理学本来应有的功能和使命。

目前积极心理学研究模式大概分为三个方向：首先是主观层面关于积极情绪及其体验研究。积极情绪"扩展—建构"（broaden-build）理论认为，积极情绪具有拓展人们瞬间的"知—行"（thought-action）能力，并能建立和增强个人资源，如增强体力、智力与社会协调能力等，而且积极情绪有助于消除消极情绪。其次是在个人层面关于积极人格特质研究，认为培养积极人格特质的最佳途径在于增强个体积极情绪和体验，如乐观、向上、爱心、宽恕、勇气、智慧和创造力；最后是群体层面上关于积极组织系统研究，主要焦点在于如何创造良好社会环境，如何促进个体发挥其人性中的积极一面，如责任感、利他精神、道德文明、心理韧性和职业伦理等。

二、临床医学中消极心理情绪辨析

（一）技术主体化趋势中的消极恐惧心理

技术高速发展使其成为主导医学各领域的核心力量。医学试图以单纯技术维度来解决医学全部问题。然而，技术不断更新与疾病不断增加的现实形成鲜明的反差。单纯生物医学技术似乎进入了"瓶颈"效应。尤其是全球性的癌症恐慌心理与日俱增，无数的人们都把最后希望寄托于基因诊疗上，然而事实上，基因治疗的几百项研究，迄今仍没有证明任何一项是对人类完全无害的技术。由于医学的不确定性，也必然导致对癌症等疾病拉网式的技术干预，以防止极少数的癌症发生。

医疗目的与手段换位致使技术在无限扩张，人体生态环境遭受严重破坏，人兽混合胚胎、克隆自我、人造生命等医学新成果不断涌现，在追逐健康和幸福的愿望中，人们的内心始终被希望和恐惧的双重感受所笼罩，单纯技术绝对化主导的医学，在无意识地将自身徘徊于善与恶的混沌中。如此种种的不确定性和负面作用使人们心中产生消极的恐惧情绪，尤其是医疗手段对患者的二次伤害性趋势越来越增加患者的消极恐惧心理。滥用抗生素产生的"超级病菌"，过度医疗引发的抵抗力下降，过度放化疗对正常组织的伤害，以及癌症基因预测技术引发对未来的恐惧心理，均是技术主体化的负面结果。当今技术从手段性走向目的性，已形成现代医学一种令人担忧的矛盾状态。

（二）医学资本化运行中的消极无奈情绪

医学资本化形成了一种局部性医疗和医疗局部化的无序状态。各个医院只对自身发展和经济利益负责任，而对整个医疗系统存在的看病难、看病贵等负面结果置若罔闻。资本的逐利目的、资本对医学垄断也必将导致医疗整体秩序的混乱。医学资本化已使医院营运模式发生颠覆性转变。曾以救死扶伤为宗旨的医疗服务系统，如今所攀比的则是经济数字的高低，以减少疾病为目标的医疗如今却希望患者越多越好。资本与技术主体化的联合作用更是加剧医疗费用的急剧增长，而医疗行业又会以种种"科学"理由掩盖其逐利的目的。如此在人们心中形成一种消极无奈的情绪心理，严重危及了整体医疗卫生服务的普及性与公平性。

当今医学资本化运行已产生诸多负面医疗行为。突出表现在过度医疗的常态化与普遍化现象，如某些仍然有效的传统技术被高新技术所取代，很多有效的简单技术被复杂技术所取代，抗菌药物过度使用也更普遍而严重，甚至在无须使用新技术的地方使用新技术等。此外，还有以开发医药器械为目的的医疗行为，因而也就产生了人为性的疾病状态和非疾病性医疗，如情绪不稳、掉头发、皱纹多、胆固醇含量高低等。经济利益诱惑引发的负面行为在不断增加，其中也不乏各种炫耀性和欺诈性医疗事件。然而，医疗是广大民众不可规避的健康需求，而看病难和费用贵又是人们力所不能及的现实，这种消极无奈情绪不仅影响疾病的诊疗效果，也是医患矛盾的潜在因素。

（三）社会复杂化因素中的消极应付情绪

现代医学也是由社会和技术系统组成的复杂社会技术系统之一。在各种复杂社会因素的交汇中，医疗环境也逐渐变得复杂。医患关系紧张是当今临床医疗领域的主要困境之一，究其根源是多方面、多层次的，包括医学本身的不确定性、技术主体的过度干预、资本主体的盲目扩张等引发的负面效果，以及患者群体的过激情绪引发的各类伤医事件等。整个社会及医疗系统陷入前所未有的现代性困境之中，医学的神圣地位面临严峻的挑战，医生的职业热情在逐渐走向消极，甚至很多医生选择躲避或推脱等消极方式，小心翼翼，对复杂疾病能不看就不看，尽可能少接触患者，希望以此避免不必要的医患纠纷。但实际上，这种保守不动的态度并不能有效缓解医患关系，反而会拉大医患距离。

当今医患共同参与式诊疗模式正在成为临床医疗的主流方向。然而很多医生仍存在消极应付情绪，在新诊疗模式转换中，消极地将临床诊疗的决策权统统交给患者，患者说怎么治就怎么治。例如，临床诊疗"签字"中，医生将所有容易引起纠纷的项目统统由患者签字，似乎如此行为就是将医疗决策权还给患者了。实际上这是一种不负责任的消极抵触情绪，是对医生价值的一种否定，同样也不是患者想要得到的结果。另外，当今医疗法律与伦理间的冲突也是消极情绪产生的原因，而导致违背医学伦理道德。在社会诸方面的相互作用下，医生的消极应付情绪也必然会带来医疗上的消极影响，如果没有实质性的观念转变，所有"签字"均只是一种毫无意义的应付形式。

三、积极心理学在临床医学的应用

（一）积极心理激励提高临床诊疗效果与质量

积极心理学人性观涉及一种治疗取向问题。患者自身具有美德和力量，其本身也就是最好的医生，医生的任务在于帮助患者倾听自己内心的声音，发掘自身积极品质潜力。治疗目标不仅是判定患者症状及其生物学根源，而且要促进患者向积极健康的方向转化。提升患者的乐观与幸福感也是在治疗病症和减轻痛苦。促进患者发挥优秀个性品质就是解决心理问题和改善生活质量。实际上这种治疗取向蕴含并表达了积极心理学的元理论观点。科学技术并不是临床诊疗的全部，还需要一种更深层次的表达。因此，积极心理治疗是奠基于科学之上的一门艺术，是科学和艺术相结合的治疗体系。既在科学治疗的基础之上，更要关注医患关系的重要性。治疗成功的关键取决于医生价值观与态度表达能力，以此帮助患者重新领悟生命意义和价值，这是科学技术本身所无法实现的。

　　传统心理学与积极心理学在治疗理念上不同，但两种思维模式在方法学上是可以互为补充、相互促进的，务必要对消极的症状因素进行再认识。患者消极的心理因素并不一定意味着其作用结果也是消极的。从进化论观点上看，消极的情绪和经验对患者的心理也具有一定保护和提醒作用。虽然积极心理学更关注力量和未来希望，但消极心理因素并非完全没有意义，完全忽略对消极心理的考量是不应该也不允许的。例如，面对冠心病、高血压及糖尿病等慢性病，如果患者完全无视疾病的危险因素，完全不在乎必要的治疗和生活规律调整，则是一种过度积极的危险行为。因此，在心理治疗领域，积极心理激励务必要与消极心理防御相结合，从而促进身体与心理双重康复效果。

　　（二）积极临床共情促进共同参与式诊疗模式

　　共情（empathy）是人际交往中一种积极的感觉能力，最早由人本主义心理学家罗杰斯（Rogers）所提出。其内涵是通过求助者言行，了解对方内心世界以体验其情感；借助科学知识和经验，掌握对方体验及其经历与人格之间的联系。从而理解对方问题的实质，以及运用技巧，把自己的共情心理传达给对方，以此影响对方并获取反馈。临床共情是指医务人员在临床诊疗中，有能力进入患者的精神境界，识别和体会患者的情绪与感受，并对患者的感情做出恰当的反应。临床共情中情感传播效应与脑部镜像神经元系统活动增强密切相关。MNs能直接在观察者大脑中映射出他人动作、情绪和意图等，具有特殊映射的功能，MNs参与人类行为理解和模仿、共情和社会认知等活动。

　　共情是医生心理资本的一个重要维度。临床共情并不是单纯的"同情心"，或简单地感受和分享患者的情感与经历，而是包含"情感"和"认知"两种部分，即不仅要有为患者着想的同情心，而且要具备掌握患者内心情感与需求的能力。共情能力被认为是所有情感要素中的最高层面。医生的积极共情不仅能提高患者满意度，也能给医生自己带来积极情绪，提高职业成就感。快速认知患者心理情绪、耐心倾听患者情感体验，能够促进患者脑部情感调节过程，鼓励患者表达内心想法可增强免疫力和缓解负性情绪，从而促进疾病康复。据分析，30%心绞痛患者是因发作时过度紧张而导致心梗致死。然而，当患者发生心绞痛时，医生利用共情语言告诉患者"别太紧张，你没有大问题，有我在，一会儿就会好起来"，患者会因感受到共情而安静下来，从而大大减少致死风险。

（三）积极心态调整构建医患和谐的医疗环境

保持医疗环境稳定需要坚持和谐原则，不断调整自身心态以适应医学模式转变。面对当今医患关系紧张状况，单纯保守不动的态度并不能有效缓解医患关系，单纯依法行医也并不能解决严峻的医患纠纷问题。例如，面对法律与伦理的冲突问题，医生消极应付情绪将对医疗产生消极的影响。虽然坚持"依法行医"存在伦理风险，而消极退缩不作为更是一种潜在的矛盾隐患。因此，需要医生调整心态，充分激发自身的潜能与智慧，在困境中寻求有效的解决办法。务必要以积极主动的心态促进医患双方契合，直面问题才能有效解决问题，变躲避患者为接触患者，在和谐的医患关系中实现和谐的医疗服务。现代医生不仅仅是医疗保健的提供者，也是患者医疗的决策者，需要医学伦理、费用伦理、技术伦理等深层次考量。

积极的人格包括正性利己特征（positive individualism）和与他人的积极关系（positive relations with others）两个独立维度。既要自我激励又要激励他人。积极的人格有助于个体采取更有效应对策略，从而更积极地面对医疗中各种压力情景。随着复杂社会环境变化，现代医生面临诸多生物学、心理学和社会学困境，需要医生以积极的心态应对医疗环境中的消极情绪。乐观是积极个性特征中的重要部分，因为乐观让人更多地看到好的方面，但有时会产生盲目乐观而不够现实。

（四）警惕积极心理学应用误区与偏执陷阱

积极的意义是相对的，它不是一个固定的结果和最后结局，而是一个伴随体验的行为过程。积极与个人处境相关，是指个人选择最佳环境和发挥最高潜能的行为和态度。身患绝症的患者和技术精湛的医生，所面临的人生状态虽然不同，但在积极状态上会是一样的，他们都可以是积极的。只不过患者是在与病痛抗争而感受生命的勇气，医生是在创造医学高峰中而感到生命的激情。这种心理素质促使一个人热爱自己，热爱他人，热爱整个世界。在和谐医患关系上不仅需要医生的积极心理，也需要患者积极情绪的契合。疾病治疗不仅要激发患者积极快乐的力量，也需要患者正视现实而理性应对的配合。

积极是指主观上的感受，包括个人的认知、情绪与行为。积极一词很容易让人产生误解，人们倾向于认为积极是努力取得成功，获得社会地位或经济地位。但这种积极只是外在的，或与人性无关的数字。真正的积极是一种出色心理素质和积极生活态度。积极本身并非总是指一个人积极有为地征服外部世界。超过自身能力范围的欲望，以主观意愿代替现实的客观，是一种脱离现实的不合理行为。这种非真实的积极只能导致矛盾和冲突。而真正的积极有时包括无为，面对现实客观和如实接受。接受该接受的和做自己能做的，看上去很消极无奈，但它却是最佳的积极。

积极心理学与消极心理学相对应，积极并不是否定消极，而是在消极心理学基础上的进步，是积极与消极的整合，是心理学的新进展。为构建和谐的临床诊疗环境，心理学研究需要将重心转向人性积极方面，积极心理学倡导探索人类的美德、感激、宽恕、智慧、乐观等。以积极的心理学理念"正心正举"，有助于促进新医学模式的正向发展。人文关怀是21世纪的主题，心理学发展是人文关怀的必由之路，这也是积极心理学的本质与目标。积极心理学的兴起和发展是一种必要和必然，引领和推动着现代心理学从消极研究向积极趋向转变，对现代心理学将产生积极的影响，使现代心理学走出一条面向人类自身、面向社会与面向应用的合理之路。

第三节 临床共情能力与医疗技术相结合

共情是人际互动过程中的一种心理现象，即同理心，是一种能体验他人内心世界的能力，通过对方言语和非言语的表达，觉察和认识他人情感和情绪需求，并对其做出恰当的回应。当今共情的临床应用已受到广泛的重视，良好的共情对改善医患关系，提高医疗质量，促进患者康复等方面均具有重要作用。临床共情可以舒缓患者的心理压力而促进康复，但根除躯体上的病变仍有赖于技术的有效性，因此，提高专业技术，减少医疗中的伤害也是临床共情的重要方面，临床共情与医疗技术的有机结合，才是人性化医疗的根本方向。

一、临床共情内涵及其理论依据

（一）共情与临床共情能力

共情（empathy）是心理学家罗杰斯（Rogers）提出的心理学理论。共情是通过语言和非语言线索，探索和处理他人情感的能力，包括"认知"和"情感"两种成分。前者是指对他人目的、企图、信仰理解，强调个体对他人的角色采择能力，即对他人的想法、意图进行理解，并由此推测其未来的行为，并用预测反应来修正自己行为的能力。后者指对他人情绪状态的感受，是对他人情绪的一种替代性分享，二者有机结合可增强个体的社会交往能力。罗杰斯认为，良好的沟通和治疗关系本身就具有治疗功能，而共情则是建立良好沟通关系的核心条件，在与患者交流时，能将心比心地进入患者内心世界，并对患者的感情做出恰当的反应。临床共情就是指共情在临床上的运用，即医护人员能够识别患者情绪状态，对患者的情感需求给予恰当回应，从而促进临床优质医疗。

临床共情可分为四个维度：①情感维度：感受患者情感与情绪，分享其情感和经历，此维度有类似于同情；②道德维度：是医务人员产生共情的内在动因；③认知维度：是运用知识和经验分析、判断推理等方法，察觉并理解患者内心情感的能力；④行为维度：是将对患者情感与态度的理解转化为恰当的临床行动，如采用语言或非语言等沟通方式反馈给患者。情感活动包括两个层次：深层行为是指积极主动、发自内心地培养自身真实情感去感受和理解患者内心世界；浅层行为是指医务人员针对不同患者调节自身的情绪状态，有意表现出一些"非真实"的情感以利于临床治疗和促进护患关系，如对某些患者表现出"非真实"的热情、关心和兴趣。

（二）共情理论的科学基础

共情被认为是体会他人情感和情绪的一种能力，隶属心理或交际范畴。随着现代科学发展，镜像神经元（mirror neurons，MNs）已成为近年神经科学领域研究的热点之一，20世纪90年代意大利科学家Rizzolalli等人，先后在灵长类动物和人类大脑Broca等区域发现镜像神经元MNs，不同区域的MNs可能有不同的功能，研究表明，MNs是能直接在观察者大脑中映射出他人动作、情绪和意图等，具有特殊映射功能的神经元，MNs参与人类行为理解和模仿、共情和社会认知等活动。

　　临床共情中情感传播效应与脑部镜像神经元系统活动增强密切相关。情绪不仅能相互传染，还能影响自身的情绪体验，研究表明，医务人员表现的正性情绪，尤其是快乐、微笑的面部表情，不仅能提高患者的满意度，增进护患了解，而且也能给医护人员自己带来积极情绪，提高职业成就感。

　　（三）临床共情的实践意义

　　在人际交往中，沟通双方会通过大量非言语行为表达内心情感，如面部表情、肢体动作、眼神交流等方式。医患沟通时，医生不仅要观察患者的非言语行为，也要注重自身的非言语行为。研究显示，通过培训沟通技巧可以提高临床共情能力，提高患者的满意度。同时耐心倾听和有效的交流互动方式能够提高患者对治疗的依从性和临床效果。鼓励患者表达内心真实想法能提高其免疫力、促进疾病康复、并可以大大减少医疗纠纷的风险。

　　在临床医疗中，大多数患者并不直接向医生表达自己情感和内心想法，而是借助一些言语或非言语方式，间接、含蓄地表达内心情感。例如，患者回避与医生眼神交流表示害怕、恐惧；语言断断续续提示可能有难言之隐等。医护人员需要敏锐观察患者的非言语行为，及时采取恰当措施来缓解患者的情绪。例如，患者对医生说"我好害怕啊""我真不知道该怎么办好"等就是共情机会，此时使用共情语言有效地回应患者的共情机会，能增进医患关系而取得患者信任。

二、临床共情的障碍与缺陷分析

　　（一）忽视共情时机的选择、缺乏语言沟通技巧

　　尽管临床共情对患者和医护人员均能产生良好的效果，但共情的实际临床应用却很少见，即当患者及家属表达共情时机时，医护人员的回应率很低。当有临床共情机会时，很多医生经常转换话题，去谈论一些疾病的专业知识或重新叙述疾病问题，从而中断与患者的进一步沟通。由于某些医生缺乏共情意识，对患者的悲伤、恐惧等负面情绪很少使用临床共情。除医疗工作繁忙外，最主要原因在于缺乏共情的深层情感活动，不能积极主动、发自内心地培养自身真实情感，以感受和理解患者的内心世界。多数医生并非认为理解和回应患者情感需求是疾病治疗的重点之一，或者因为缺乏医疗相关知识，无法解答患者的问题，而有意回避共情时机。

（二）忽视共情疲劳的倾向、缺乏感同身受体验

医疗人员对患者和疾病等消极状态的共情唤起，如担忧或无力感，加之医疗的职业因素，对患者的紧张和焦虑反应习以为常，每天都要面对众多患者，因而很容易使医生产生共情疲劳。由于快节奏的现代社会，医疗压力也非常大，同时常因工作繁重而压缩与患者交流的时间，难免会存在冷漠的情绪。有些护士常常认为治病是医生的事，护理就是执行医嘱，因而缺乏主动沟通意识，例如，有的护士会对患者说"这个事护士不管，我不知道，你找医生去""让你打针就打针，问那么多干啥"等。很多患者曾建言：希望医生和护士讲话时"不要像领导教训下属一样"，更不要说"跟你说了你也不懂"这类的话来刺激患者。由于疾病的复杂性和患者个人社会、心理需求的差异，部分患者面对某些情境，会不断产生愤怒、敌意、抑制和焦虑等负性情绪，而认知共情能力则可以帮助医生选择最合适办法去帮助患者。

（三）忽视二次伤害的共情、缺乏医疗人文关怀

患者的痛苦源于躯体和心理两方面。来医院就诊时，常常处于希望与恐惧双重感觉中，既希望早点把病治好，又恐惧治疗过程中的痛苦和伤害；疾病对患者是一次伤害，而临床诊疗和护理过程中的附加损伤则是对患者的二次打击，如抽血化验、动静脉穿刺的疼痛反应，放置胃管的不舒服，术后对疼痛的恐惧，术前备皮时的窘境，动脉采血的损伤性，以及导尿、灌肠的不适应等，而某些医生常常认为医疗技术是为了治病，有点伤害也是正常的。临床医疗中，医生很容易忽视对二次伤害的临床共情，缺乏换位思考的理念，患者紧张又焦虑，而医生淡漠不着急，岂不知这种医患关系本身就是对患者的不良刺激，容易成为医患矛盾的导火索，而良好的情感共情可以产生利他行为的动机，具有压制暴力行为的作用。

三、临床共情与医疗技术的结合

（一）培养临床共情能力，强化医疗语言效应

共情能力被认为是所有情感素质中最高级的层面。目前共情能力的培养已逐渐受到广泛关注，它能够预测正常及异常情感交流能力、对异常情感的宽容能力，以及对患者的责任感。在沟通过程中，医患双方都是专家，医生懂得疾病治疗技术，患者熟悉自身的病史。因此，建立相互信任的医患关系，才能进行真实的信息交换。帮助患者控制情绪是医疗工作的首要任务之

一，快速认知患者的情绪，耐心倾听患者想法能帮助患者调节脑部情感，鼓励患者表达内心真实想法能提高其免疫力、缓解负性情绪，促进疾病康复。

患者就医时常由于疾病、环境因素使心中充满不安和紧张、犹豫甚至恐惧，医疗人员运用语言或非语言方式进行临床共情，可以显著改善医患关系。例如，医生。重症患者和家属表达"我能想象出您的处境有多难""当您知道自己得肿瘤时，我可以感受到您的害怕"等共情语言，患者的内心会受到良好的安慰。此外，医生对患者应尽可能使用"第一人称"，将"你、你们"转换成"我、我们"可以更多地增进亲切感和安全感，使患者或家属感觉到被认同和尊重。沟通中可以经常使用"我们共同努力""我们会一起想办法"等语言，能够轻松拉近医患间的心理距离，从而也增加对医护人员的信任感。

（二）掌握临床共情时机，规范医疗礼仪行为

根据反应产生的先后，情绪调节可分为先行关注情绪调节和反应关注情绪调节两方面。在言语沟通之前，医疗人员运用自身的非语言行为，尤其是面部表情和眼神、善意的微笑和适时眼神交流，在短时间内可稳定患者情绪，缓解心理压力，这一过程属于先行关注情绪调节，对于提高医疗质量、促进护患关系十分重要。当进入正式语言交流时，则属于反应关注情绪调节阶段，通过言语沟通解除患者疑虑，增强护患联系。在临床医患沟通过程中，通常先行关注情绪调节的效果要优于反应关注情绪调节的效果。由此可见，医疗人员的礼仪和行为在和谐医患关系中具有关键作用。

礼仪和行为是在人际交往中，以非语言行为作载体，即通过眼神、面部表情、空间距离、肢体动作、服饰着装和周围环境等进行的信息交流。在所有沟通信息中，非语言交流所传达的信息可占65%，它表达了个体内心真实感受与难以用语言表达的情绪。非语言交流是建立良好护患关系、提高患者满意度的前提。在临床医疗过程中，患者的满意度与医生的礼仪行为明显相关，有效运用这些非语言交流能让患者真切地感受到医生的情绪变化，其中以面部表情和眼神交流是沟通的核心，代表着彼此的关注；此外，沟通时身体的倾斜角度、语音、语速、手势动作等都可决定患者的满意程度。

（三）提高医疗技术质量，减少患者二次伤害

从医疗的人性化角度来看，消除或减少医疗技术带来的伤害是临床医疗不

可回避的挑战，也是对患者恐惧心理的一种临床共情。现代医疗技术虽然带来医学的迅猛发展，但技术主体化的负面后果也是严重的。医疗不能没有这些技术，但我们首先需要对医疗手段的伤害性特征求得共识，面对技术如何才能避开伤害性而迅速提高的问题，我们还应该从医疗技术本身寻找突破口。高仿真医疗模拟技术训练就是一项提升医疗技术的人性化手段，可以迅速提升医疗技能，为临床实际操作奠定坚实的技术基础，同时也可以通过培训过程提高医疗临床共情能力，这是临床医疗走向人性化发展之路的重要环节。

医疗并非是简单地执行诊疗规范，而是需要用心关爱患者。在进行临床医疗和处置过程中，医生首先要让自己安定下来，哪怕仅有几秒钟，患者会因此而放松，至少感受到医生愿意把时间花在他身上，这也是医生的基本哲学。匆忙了事、心不在焉或盲目地记录医疗数据，不全面询问、检查患者，不仅削弱医疗的人文精神，也导致临床医疗失误率的上升。为了更好地减少患者的恐惧，稳定患者的情绪，务必优化自身的医疗技术技能，同时在医疗方法上融入人性化关怀，以弥补医疗技术中的缺陷和不足。精湛的医疗技术与优质的临床共情相结合，必将是构建人性化医疗的重要举措。

总之，共情在临床医疗中具有十分重要的作用，适时掌握临床共情，不仅是医学基本要求，也是医学人文所要掌握的重要环节。临床医疗实践是共情应用的终极平台，我们强调临床共情的作用，并不能忽视技术的根本作用，而是需要将技术与人文之间保持一定的张力，达到适当平衡而规避极端倾向。在当今医患关系紧张、医疗环境复杂的境况下，务必要重视运用临床共情，使其更有效地推助医疗学的人性化发展。

第四节　现代医学由快节奏到慢节奏的调整

为了快速控制并攻克肿瘤等慢性病，现代医学一直在寻找新药物和新技术，其攻坚的节奏越来越快，但结果却是慢病越治越多，范围越来越大，控制慢性病及其蔓延的目标仍看不到希望。究其原因，医学在应对慢性疾病方面开错了药方，迷失了方向。实践证明，控制慢性病的关键不在于"治"而在于"防"。单纯生物医学模式对抗慢性病的方向不对；以办大医院方法控制慢性病路子不对；广泛运用高新技术不是慢性病防控的首选。因此，降低过度技术干预的速度，调整医学发展方向迫在眉睫。慢节奏调整是一种健康发展战略，是临床医学快节奏发展中的阶段性调整，不仅要控制"超速"行为，而且要修正方向的偏移，让临床医学真正走向健康可持续发展之路。

一、快节奏的现代医学与面临困境

（一）快节奏的时间概念与医学界定

节奏是自然、社会和人的活动中一种有规律的变化节奏。变化为事物发展的本原，而节奏的快慢与速度相关。快与慢是一种相对时间的概念，物理上的速度是一个相对量，即一个物体相对参照物位移在单位时间内变化的大小，是描述物体运动快慢和方向的物理量，速度不仅有大小也有方向，而速率则只有大小没有方向。医学发展速度也包括快慢和方向两个方面，本文所述的快节奏主要是指医学在应对慢性病过程中所采取的各种生物技术干预的速度。技术发展是以医学目标为参照物，即控制慢性病的发展与蔓延。而技术干预的频率加快却不能遏制慢性病，不能到达甚至背离医学目标，这种"快节奏"并非是真正的速度，而本文所述"快节奏"也主要界定于此。

虽说"快节奏"与"浮躁"是两个不同概念，但快节奏必须防止"浮躁"。浮躁是现代医学一道抹不掉的伤痕。浮躁以"快"为特点，但缺乏实际效果。浮躁认识论根源是唯心主义、主观主义，行为不受客观条件约束，全凭主观想象行事。想要五年攻克肿瘤，就认为五年内就能攻克肿瘤，结果却耗时、耗力，最终让医学陷入困境。

（二）单纯的快节奏带来的种种弊端

现代医学节奏的特点之一就是快，不仅科学研究节奏快，技术应用也相当快，尤其是很多不确定性技术的广泛应用，其效率甚微，甚至造成损害，这种表面上"快"的结果实际却是"慢"。然而，近半个世纪以来，耗资巨大的快节奏攻势，不仅没有减轻肿瘤对人类的威胁，反而新发肿瘤在不断增加。这种以"杀光、毒光、切光"为手段的快节奏抗癌战略，虽然技术已近乎顶峰，但方向却大大偏倚，其结果只能是延长慢病防控进程，甚至永远达不到目标。与此同时，冠心病、高血压、糖尿病等新增病例也在呈持续上升势态，医学正处于进退维谷状态。

单纯生物技术对慢性病为什么显得无能、无力呢？关键问题是治疗方向的偏移，将"急性病"治疗方法应用于慢性病的治疗上，其效果当然微弱。当今过度技术干预不仅没有遏制疾病发展，而且严重损害人类的健康质量。例如，滥用抗生素导致机体免疫功能下降，过度抗癌治疗严重损害机体的器官功能，尤其癌症"三早"方针的实际结果也在面对深刻的质疑。医学在致力于与疾病斗争的过程中，不断走向极端，完全忽略慢性病产生的多元化因素。就肿瘤研究角度来说，目前仍不能完全解释肿瘤发展过程，也不能找到确切的肿瘤治疗方法。这也正是这些抗癌疗效不稳定、不显著，甚至无效的原因之一，也是近几十年人类抗肿瘤治疗的策略失误，可见，现代医学似乎已经走进瓶颈地带。

（三）盲目快节奏导致医学方向偏倚

随着医学资本化进程，尤其当医学在资本运行中获取日益增长的经济效益。医疗干预的节奏也在不断加速。在资本利益的驱动下，经济利益成为医院运行的主要目标，逐利的脚步也越来越快，尤其是技术与资本的联合作用，临床医疗干预手段也不断升级，过度医疗范围也在不断扩大，很多医院购买大型仪器和设备，以增加经济效益，经济学家称这种现象为"诱发需求"，其目的并非完全为了患者需求，而是为设备和技术需求去诱导消费者。尤其是各大医院凭借技术、设备优势，成为医学资本垄断的龙头，节奏快而无秩序的资本运行逻辑，其负面效应也日趋显现。以至于医学技术不断提高，慢病控制却收效甚微；服务能力不断加大，但民众的满意度并没有相应提高。结构性"看病贵、看病难"问题已成为当今医改的主要困境。

快节奏医学在快速资本化的进程中，各种负面医疗也全面登场。除过度医疗干预的常态化和普遍化趋势外，还包括开发性医疗和人为制造的疾病，因而就出现了非疾病性医疗。医学已经发展到，所谓的健康人只是表示他还没有接受医学的系统检查。为了扩大医学资本，就要不断增加患者数量，就要加速新技术干预。如此种种以过度医疗为核心的快节奏医疗，不仅没有遏制慢性病进展，却使医患冲突加剧，这种快节奏所带来的负面结果是医学方向的偏倚。快节奏的发展冲动导致冲动的超速发展，快节奏发展的医学，其功能也无止境地扩大，技术无限扩张已远远超越了自身应有的限度，尤其是技术的经济意义更是非同寻常，面对医学极端化趋势所带来的整体性失衡，需要速度控制和方向调整。

二、由快节奏到慢节奏的战略调整

（一）慢性病特征与慢节奏调整

慢性病主要指心脏病、高血压、糖尿病、慢性呼吸疾病和癌症等，其主要特点是发病缓慢，病程迁延时间长，与急性传染病相比，其变化相对缓慢；慢性病原因复杂，涉及生物、社会、环境等多方原因，从根本上治愈难度很大，治疗只能限于缓解病情和减少痛苦。由于慢性病带有终身性质，其演变过程一般是治疗、复发、再治疗、再复发直至死亡。由此可见，控制慢性病并非一朝一夕的过程，以应对急性病的方略应对慢性病的路子走不通；单纯从生物学角度寻找慢性病病因其目标渺茫；仅仅依靠高新技术控制慢性病是难以成功的，采用慢病快治的方法是不行的。因此医学需要由快节奏治疗向慢节奏预防调整。

慢节奏包含两层含义：①降低"无效"快节奏的速度，改变战术形式，对于生物技术的失利原因进行反思，倡导适宜技术，对于久用无效或效果甚微的不确定性技术要限制其应用范围，降低盲目快节奏干预所造成的自身损害和时间拖延。②防控战略要向预防慢性病方向调整，实践证明，慢性病不可能在短时间内得到完全控制，必须将治疗中心向预防中心转移，要进行医学整体整合。正如樊代明院士所言：整合医学是医学发展新时代的必由之路，医学缺整体观医将不医；医学缺发展观医将不准；医学缺医学观医将不顺；医学缺整合观医将不灵。

因此，医学务必要摆脱浮躁情绪，杜绝急躁行为，跳出单纯治病的局限圈子，走向医学健康发展的光明之路。

（二）慢节奏调整的战略证据与意义

慢节奏就是要降低过度过速的医疗干预。实践证明，医疗投入并不是越大其成效就越大。过度医疗干预是弊大利小，而且，认为多多就医可以延长寿命也不过是一种妄想。由于慢性病是一种多因素、多环节介入的复杂疾病，其防控措施已远远超出其生物学范畴，单纯依靠高新技术实现"快治快愈"的目标是不可能的，只有实施"慢病慢治"战略转型，从个体治疗向群体预防转变，才能从根本上提高健康质量。

慢节奏就是要从治疗向预防转型。实践证明，应对慢性病的最佳方略不在于"治"而在于"防"。不仅要做好二级预防，更重要的是要切实落实一级预防，因为只热衷于人群普查、早期诊断、化疗预防等二级预防，无助于癌症等慢性病发病率的下降；仅从生物学角度研究肿瘤不能全面揭示肿瘤发生原因，只有重视预防才能有效提高慢性病的控制速度。日本曾经是胃癌高发国家，但他们将防控重点调整到预防方面，通过饮食调整、生活习惯改变和心态行为的调整，多年后胃癌发病率大大下降。而采取积极技术干预控制癌症的美国，胃癌发病率并没有下降。这也反映出当今慢性病防控的方向远比速度更重要，快节奏医疗干预只能是"欲速则不达"，只有调整健康发展战略，才能有效增加质量与绩效。

（三）慢节奏转型为何仍困难重重

慢节奏方略实施的困境之一是技术主体化趋势。医学对技术的过度迷信导致全面技术化的医学，由此推动着技术应用的无限扩张。技术主体化修改了医学的本质，技术代替了医学，技术决定着医院的规模、等级和发展方向，医院水平被简单地视为技术装备水平。技术作为一种独立力量，遵循技术自身发展逻辑，作为医学对象的人也被越来越碎片化，人类的躯体成为现代技术的"练兵场"，而医学却将此作为发展目标和辉煌的标志，这种将人作为工具的医学似乎在为技术的目的而服务，就此医学的目的与手段发生了颠覆性转换。另外，技术也是一种政治、权力和权威的象征，强烈刺激着医疗机构和医生的每一根神经。

慢节奏实施的另一个困境在于资本主体化进程。由于资本的诱惑和利润的驱动，医疗利益集团难以摆脱逐利的目标，尤其是快速发展的医学已经获得巨大的经济效益之后，医疗转型必然困难重重。特殊利益争夺曾经是美国医改困境之一。为维护自身经济利益，医疗利益集团极力抵制医改进程，对政府控制费用的政策极力抵触。医疗产业已经逐渐成社会资本重要部分，资本利益必然带来医疗利益集团的激烈争夺。因此，协调政府与医疗利益集团之间关系也是各国医改的主要难题。当下中国的医疗改革也是如此，各大医院都将医改视为巨大"挑战"，想尽办法不让患者分流，想尽办法开发新的经济途径，因此也势必成为医疗改革的一道阻力。可以说，大医院的动作是慢节奏转型实施的核心力量。

（四）慢节奏调整务必提高健康素养

现代医学的一种病态就是迷信技术万能论，相信高新技术可以彻底消灭慢性病。在相当的程度上，一提到健康问题，人们立刻就想到医院，想到疾控中心等部门，不论打针吃药还是注射疫苗，主要还是在以疾病为中心，而非以健康为主导。慢性病防控的关键因素并非在医疗，而在于完善预防机制。认为维护健康主要是医疗系统责任的观点已不能适应时代的发展，需要以更广的视野、更高的层次来重新审视健康概念，坚持以患者为中心的医疗活动，更要以预防作为主要定位方向。

慢性病防控对于维护健康是十分重要的，方式主要包括全民健身、环境治理、生态保护以及保持良好心态等。可以说，将同样的治疗资金投入到预防领域，要比得了疾病再治疗的效率更高。当今慢性病防治的困境不仅仅来自医学内部，更关键在于全社会对健康的认识不足。我国城乡居民健康素养总体仍处于较低水平。因此，提高民众的健康素养对防控慢性病至关重要。健康不仅是医学问题，也是社会问题。健康是一项公民权利，是人民幸福的基础，没有全民健康就没有全面小康。

控制慢性病的三个重要阶段是环境干预、生活方式和临床干预，而且治疗为主向预防为主转向也是必由之路。医学由"治病"向"防病"转移，从时间上是由快到慢节奏的转变，但并不意味着"防病"的节奏要慢，而是需要稳定的心态，持之以恒的努力，同时向预防转移也并不意味着治疗环节不重要，而是要降低过度医疗干预的节奏，从速度型转向质量型，从浮躁激进走向踏实严谨。实际上，医学快节奏发展中的慢节奏调整，涉及多层次、多方位的关系联动，在很大程度上取决于医疗体系的结构改革和机制转变，尤其是在权利与利益的诱惑面前，务必要控制现代医学发展进程中的浮躁心理，勿忘医学初心，坚守医学宗旨，才能让现代医学在可持续发展的道路上快速前进。

第五节 医学技术与人文相结合的医疗模式

现代医学可持续发展需要技术，更需要医学人文，技术与人文的结合才是医学发展的未来走向。

一、医学技术是打造辉煌医学的基础之一

（一）快节奏科学催生技术主体化

回首医学史，"技术"和"利益"似乎就是其关键词，二者联合共同

打造出一个辉煌的百年医学。从诊断到治疗，新发明与新技术的引入改变了医学的面貌，当今医学所见的所有先进仪器和设备，几乎都是20世纪的成就。医学基础理论与技术空前发展，诊疗手段现代化、自动化、信息化、精密化；医学全面走向体制化、专业化，大医院成为庞大的技术中心。在技术的支撑中，一系列危害人类健康的传染病得到控制，以前不能治的病能治疗了，以前不敢想的技术实现了。从克隆技术、胚胎技术、干细胞技术、生物技术，到时下最盛行的基因工程技术等，大量的工程探测技术也在不断引入医学，大大提升了医学诊断的清晰度和精准度。

（二）技术在医学理念中发生了变异

当今医学与以往的医学完全不一样了，医院和医生所追逐的目标也不一样了，医学理念也已发生根本的变异。究其根源就是医学的资本化进程，医院就如一架大型医疗机器，在资本逻辑运行中，"利益"成为资本追逐的最终目标。因此，在这种由技术武装起来的的医学中，技术就理所当然地成为创造资本利益的"下蛋鸡"。当新型药物与先进仪器逐渐成为健康和医疗的代名同时，过度技术干预就堂而皇之地浮出水面。技术这只"下蛋鸡"带来的产量让人欣喜若狂，为了利益最大化，过度技术干预进入常态化与普遍化状态。

技术异化并不在于技术本身，而在于技术的资本主义应用，其根本原因是人的异化，技术与资本联盟是现代医学的主要特征，由此也就产生了一种令人费解现象，一直以减少疾病为目标的医学，如今却希望患者越多越好；资本追求的不是治愈率的高低，而是经济收入的多少。由于资本天然的逻辑本质是局部有秩序而整体无规则，各大医院在极力追求自身利益的同时，必然会导致整体医疗秩序的混乱，这也就是当今医改难以走出困境的根源，也是许多现代新技术无法摆脱道德困境的原因。在越来越多人们的眼中，医生已经不再是救死扶伤的白衣天使，医院已经不再是扶危济困的圣洁之地，现代医学已经严重透支了患者的信任，医学人性在技术和利益的交织中日益衰落。

（三）过度技术干预莫过于自毁前程

技术发展的无限性刺激着医生的每一根神经，技术不仅带来专业上的成就感，也在无限提升个人的威望和权力感。然而当技术发展接近顶点时，其负向作用将会不断显现。超负荷生蛋的结果就会是逐渐走向下"软蛋""坏蛋"，甚至"扯蛋"。在过度技术干预普遍化、常态化状态下，又衍生出多种奇形怪状的蛋，诸如炫耀性、欺诈性和非疾病性技术等也大摇大摆地走上医疗舞台。现代技术不仅可以早期发现癌症，而且技术的进步甚至可以预测一个没有癌症的人何时能得癌症。试想如果该技术常规应用于临床，哪些知道自己未来何时得癌的正常人将是何种感受？在这种希望与风险并存的技术面前，如何应用技术则是现代医学面临的艰难选择。

单纯技术真能给人类带来健康和幸福吗？百年历史给出的证明是否定的。当今过度医疗的负面作用日益显现，由此引发的医学困境也越来越尖锐，过度技术干预已成为医疗保健事业中的一颗毒瘤。

二、医学人文是医学的灵魂和旗帜

（一）医学人文是医学技术的灵魂

人文是医学的灵魂和旗帜，是支撑医学发展的原动力；医学可以是科学和技术，可以是一种庞大的社会建制，但所有这一切都是为了人的生命和健康，医学技术是医学人文精神的凝结物。自从医学诞生以来，医学的唯一目的与宗旨就是救人以性命，帮助人们从疾病折磨中解脱出来，恢复健康，这是从古到今所有医者共同努力所得出的真理，几乎所有医家都将人文与技术视为治愈疾病不可缺少的两个方面，既要懂科学知识和技术，又要有高尚的医德情操。毋庸置疑，医学不仅是一门特殊的科学，更是一门人学，是为人的健康和幸福服务的，技术应该是或只能是一种医疗工具，人本立场和人道精神才是医学的真谛。

随着健康定义的发展，医学关注的不仅是身体疾患，还要注意引起疾病的社会问题和心理问题，医学的仁学宗旨让我们懂得药物、手术刀是用来救人的；医学技术发展可以是无限的，而人类所需要的却是有限的。当代医学需要的不是单纯的技术工具，而是需要更全面、更合理、更有效的整体医学，技术与人文的结合就是最主要的内涵之一。现代医学在科学观念的转换下，医学人文精神衰落已近乎底层，医学将走向何方是一个备受关注的问题。

（二）医学人文是技术质量的基础

人们已经有目共睹，以前医院很少有医患纠纷，现在医院随时都可能发生医患纠纷；以前医学救死扶伤为了患者健康，现在医学资本化，逐利成为核心目标；以前医院希望患者能逐渐减少，现在医院却渴望患者越多越好。如此种种强烈反差，反映出医学已经处于现代性危机之中。在技术和资本主体化趋势不断高涨的进程中，陷落的已不仅是医学的人性化温度，同时技术也在无意识地消减医学本身。

技术异化带来的弊端已不断显现。人们不禁要问，医学还是"医学"吗？医生还是"天使"吗？医学的灵魂还在吗？由于技术发展太快而灵魂没有跟上技术的脚步，所以技术需要降低速度，等一等后面的灵魂，否则没有灵魂的医学只能犹如"行尸走肉"。自然的鸡下蛋应该是有昼夜节奏的，下出的蛋才是优质蛋，而过度过量地下蛋，就会产生缺钙的"软蛋"或缺乏营养的"坏蛋"。同时，在技术主体化环境中，更要警惕"鸡肥不下蛋"现象，在技术至上的大伞下吃着"软饭"。医学需要在发展中学会观照自我，勇敢面对困境，也要学会哭泣。只有人类具备正确自我认识的可能性，才有可能让人类避免毁于自身。

（三）医学人文旨在技术发展可持续

也许医学人文的确是一只"不下蛋的鸡"，因为它根本是一只公鸡。在狂欢夜后的黎明吹响警示的号角，在欢呼雀跃的人群中保持冷静与警觉的目光，时刻提醒人们去深思或反省那些被漠视的危机，而这些问题却关乎医学的成长与可持续发展。据说很多养鸡场常常发生一个让人难以琢磨的现象，就是有些下蛋母鸡不知什么原因蹦蹦跳跳就死了，为什么呢？有人解开了这种"怪象"之谜。下蛋鸡每天关在狭小的空间内，为了下更多的蛋，日夜被灯光照射，让这些鸡只下蛋不睡觉，更是一年四季见不到一只公鸡，那些不甘寂寞的母鸡就会身心疲惫、憋屈而死。因为鸡也要繁衍，要孵化小鸡再继续下蛋，只有这样才能保证鸡的家族世代不衰。

如何才能让鸡的家族世代发展呢？鸡农都懂得，就是孵小鸡，新生的小鸡是怎么孵出来的呢？当然离不开公鸡，这是人们最起码的常识。然而，医学技术这只特别能下蛋的鸡却对此少有问津，岂不知当下蛋鸡下不出蛋的时候，又有谁来集训下蛋呢？医学人文始终承认技术是人类手中的一把利剑，可以除妖降魔；然而这把利剑如果指向偏移，将是人类不可估量的灾难。技术打造了大批医学人才，但同时技术也可能制造出很多医学"人渣"。技术应用以患者为中心是善，以个人利益为中心则恶。医学人文关注的不仅是技术的速度，更加聚焦技术可持续发展的方向。想做天使还是变成恶魔，在于每个医生内心的人性沉淀。要让技术这只下蛋鸡能世代延续，首先要让鸡身心健康，懂得为什么下蛋，下什么样的蛋。人文的功能就是以一个同盟者的姿态，对技术提出理性的批判，纠正技术偏差，并承担保护下蛋鸡世代下好蛋的职责。

三、学技术与医学人文完美结合

（一）医学技术与人文的虚实探底

技术与人文的关系，就如"鸡生蛋和蛋生鸡"的千年论题一样，谁先谁后已不重要，重要的是谁更重要。毋庸置疑，技术是一只"下蛋鸡"，是实实在在的实体；人文不能直接下蛋，只是用哲学和批判的眼光不断审视技术这只下蛋鸡的行为，是一种"虚"的精神。实际上，包括医学在内的任何管理都含有两个层面：一个是形上基础，看不见、摸不着，称为"管理哲学"；另一个是其形下的实体，具体而清晰的方法，即"管理科学"。但这具体的科学要受那看不见、摸不着的哲学所支配和控制。以"虚"的管理哲学来善用"实"的管理科学，便是"虚以控实"。现代医学也同样包括科学和哲学，管理哲学通过选择、运用和批判管理科学及其技术，才得以显现其功能。哲学是科学的最高点，当今很多科学技术问题，最终都要经过哲学层面的审视，要从人文、伦理和道德上做出最终评价。

那么，技术与哲学哪个更重要呢？这是人们最关心的问题，也是最容易引起"误区"的问题。实际上，二者是两个层面的问题，没有可比性。当今医学技术与医学人文是相辅相成的，要把虚的人文精神和实的科学技术兼顾并重，并加以合理运用，要以人文这只不下蛋鸡控制技术这只下蛋鸡的质量与方向，如果一定要问技术与人文两者哪个是"主角"，回答当然是实的科学技术更重要。因为没有实的技术，虚的人文也就无从控制了，只有人文没有技术的医学是"空中楼阁"。今天我们强调医学人文精神并没有否定医学技术的作用，相反是为了让技术更精湛、效果更人性，从而更有效服务于人类健康和幸福。

（二）技术与人文分离是医学的死穴

当偶尔在掌握医学硬技术的医生面前提及医学人文时，得到的常常是一种充满鄙夷和不屑一顾的目光。很多医生眼中的医学人文，既不能治疗疾病，也不能提高专业技能，最多只是个边缘的、辅助的、可有可无的职业情感培训。正如王一方所说，其实大部分具有医学专业知识背景的人，对医学人文学科都持漠视态度，医学技术与医学人文也就此分道扬镳。强势的医学技术和交易型的医患关系，让医学内部固有的人文精神显得很隐匿模糊，医学人文被异化了，人文关怀消失了，百姓眼里那个"神圣"的医学变得"不可爱"了。剔掉医学的人文性，剩下的也只是患者的肉身。于是当患者精神上的痛苦在冷漠中不断加深时，医患冲突就会达到临界点，一根导火索就可以使其全面爆发，致使医生本身也处于极度危机的环境之中。

鸡蛋有营养，但天天只吃鸡蛋也未必能健康。"医疗边际效应递减律"显示，过多先进的医疗服务并不一定能带来相应的健康效应。当技术设备和就医频度达到一定密集程度后医疗效果就会走向下降，并产生附加损害。据调查，当今美国的医疗投入是英国的两倍，但包括慢性病发病率、平均寿命等各项健康指标均不如英国。医学技术的使用频度绝不是愈多愈好，而必须要考量技术的适宜性和人文性等要素。目前各种现代化新技术均有一个边际效应，超过这个边际时，其作用就会走向负面。犹如物理学的抛物线一样，到达顶点一定会下降，没有例外，这也就是"物极必反"的道理。要想在最高点不下落，只有借助另一个平台，就是医学人文的介入，技术与人文的结合才是医学可持续发展的必由之路。

（三）技术与人文结合才是医学可持续状态

医学技术与医学人文的结合，有赖于医学专家与人文学者的默契协作。既要下很多好蛋，又要孵化继续下蛋的新鸡；既要保证人类对健康的需求，又不能偏离医学的根本宗旨，保证医学人性化发展的可持续状态。所有这一切，都需要医学人文精神的介入。医学科学学者与医学人文学者的合作是当今我国医学人文精神建设的根本任务。医学人文回归临床，需要广大临床一线的医生的积极参与，而单纯靠人文学者或教师是难以完成的；医学人文学者要通过医学专业人士传播医学人文精神，通过医学专家达到人文专家想要达到的目标；医学专家也要静下心来，倾听人文学者的建议，促进医学专业的正向发展和可持续发展。

科学人文观就是一种理想的现代技术发展观，以科学技术为基础，同时肯定人文精神的价值，强调以正确人文价值观为主导，促进现代科技的发展，倡导技术与人文协调共进，要向科学注入人文精神，以科学人文价值观指导科学发展，其根本目的就是要克服技术与人文的分裂状态，让技术发展能够真正为人类幸福服务。科学的医学人文所映射出的是医学最核心的气质，它可以完全置于知识与技术之上。

人文喜欢技术，不希望它走错路，相反，当技术处于"当局者迷"的境地中，如果人文对其置之不理则是害了技术，也害了医学自身。实际上，科学是认识世界的知识体系，其价值常常是中立的；而技术是改造世界的工具，其应用处处渗透着价值，甚至有些技术本身就是恶的或是禁止的。当代很多新技术是善恶并存的，具有"双刃剑"效应，因此，为现代医学寻找正在失落的人文精神，不仅是广大患者的福祉，更是医学自身健康成长所必需。如果这种反省能够来自医学系统内部，就会显得格外珍贵，它标志着一种成熟的批评氛围正在兴起，与其他学科一样，医学发展也注定要在批评声中成长。

第十章 现代医学教育发展与展望

第一节 现代医学教育新发展

21 世纪是生命科学时代、智能时代和信息时代，是人类依靠知识创新和可持续发展的世纪，科学以前所未有的速度迅猛发展，一个全球化知识经济时代悄然走来。面对全球化、市场化知识经济的挑战，未来的高等教育将更加基础化、综合化、社会化、网络化和国际化，更加重视对人格、知识、能力的全面培养，更加强调基础、鼓励创新、发展个性、完善人格。与此同时也对 21 世纪人才素质提出了更新的要求。高等医学教育是高等教育的重要组成部分，肩负着培养医学人才、维护和促进人类健康的重要使命，无论是发达国家还是发展中国家，都在努力造就适应未来社会发展所需要的医学人才。

为了适应 21 世纪对高等医学教育的需求，迎接 21 世纪对高等医学教育的挑战，必须深刻了解医学科学发展的趋势和对新型医学人才的需求特点，提出有针对性的、迎接挑战的对策，培养出具有开拓、进取精神，具有广博丰富的知识基础、创新能力、身心健康及和谐发展的一代新医学人才。

一、虚拟现实技术

医学虚拟现实技术是一项把信息医学、材料科学、生物技术、计算机技术等学科相互交叉、综合发展起来的前沿性医学技术。经过几十年的发展，虚拟现实技术不断改进和完善，如今在系统的逼真性和虚拟性方面做出了许多努力，产生了大量的新技术。从改进和创建感知工具和环境入手出现了如下技术：各种传感器及各种先进的遥感与遥测技术、立体图（stereoscopicture）和宽银幕立体电影、视景产生器（scene generator）、传感影院（sensorama）和体验剧场（experience theater）；从改进和创建认知工具和环境入手发展了如下技术：信息获取、信息融合，尤其是多种信息的获取和融合技术、高性能计算硬件系统和软件开发环境、分布处理系统、多媒体技术、面向对象（面向智能体）的系统设计和实现技术、网络计算和网格计算系统。以网络/互联网为基础的虚拟现实技术大约有20余种，大致可分为两个范畴：一个是基于图像的全景（panorama）技术，主要有 QuickTime VR 技术、Cool 360 技术；一个是基于优化图形多边形（polygon）的三维技术，主要有 VRML（Virtual Reality Modeling Language）技术、Cult3D 技术、Virtools 技术。

医学虚拟现实技术方面，目前大部分的研究工作集中在对医学图像的三维重建及其可视化等基础技术方面，对虚拟医学手术等方面的研究尚处于基础技术的研究阶段。

（一）虚拟人

虚拟人即数字化虚拟人体，是指将人体结构数字化，通过计算机技术和图像处理技术，在计算机屏幕上出现一个看似真实的模拟人体，再进一步将人体功能性的研究成果加以数字化，由信息科学家将其转变为计算机的语言符号，赋加到这个人体形态框架上，经过虚拟现实技术的交叉融合，通过操作者的调控，这个"虚拟人"将能模仿真人做出各种各样的反应。若设置有声音和力反馈的装置，还可以提供视、听、触等直观而又自然的实时感。医学上，也可以称为"虚拟解剖人"。

数字化虚拟人体的科学意义在于将人体结构数字化与可视化，建立起能够为计算机处理的数学模型，使计算机的定量分析计算和精确模拟成为可能。随着信息获取和处理技术的进步、数据采集精度的提高，将在越来越广泛的领域内更加精确地模拟人体的功能和行为，这将为多学科研究与应用提供基础，加速医学教育和医学研究的现代化。

虚拟人的应用主要体现以下几个方面。

1. 提供数字化 3D 解剖图谱

人体解剖图谱一直是学习和识别人体特征结构的主要工具。以往的人体解剖图大多是以3D形式描绘的插图或是一些实际解剖结构的图片，而虚拟人体解剖图是数字化3D解剖图谱，能让使用者在没有任何外界干扰的情况下自由地观察、移动和生成解剖结构，更快捷地学习和了解解剖信息。可设定各种虚拟环境，例如开发各种虚拟内窥镜（虚拟腹腔镜、直肠镜、鼻镜、耳镜、胃镜、关节镜等），可以在有关结构内部进行"漫游"，详细了解每个细节，这是传统医学做不到的。

2. 辅助医学培训

以往培训一位医术高超的外科医生，要在上级医生带领下，长期在患者身上积累手术经验。这种"练手艺"的过程和医学生必须掌握的视、触、叩、听基本技能，通过虚拟人体的程序设定，可在计算机上反复进行演练，让医学生和医生获得更多实际操作经验。

3. 辅助医疗诊断

可以在虚拟人身上开展各种无法在真人身上进行的诊断与治疗研究，使诊断和治疗个性化，最终要能够预测人体对新的治疗方法的响应。虚拟人技术还能变定性为定量，使医生的诊断和治疗达到直观化、可视化、精确化的效果。例如传统医学诊断主要靠医生的学识和经验，但医生也有"吃不准"的时候，这就会导致误诊。"虚拟人"就是将所有人体信息收集储存在计算机里，开处方前医生先将药物影响数据输入计算机，计算机里的"虚拟人"协助医生对症下药。

4. 辅助医学基础研究

有了虚拟人，许多实验便可以先试行，有助于治疗的发展。器官移植专家在正式操作之前可以先虚拟实验，预先得知身体可能产生的反应。还可以模拟肿瘤生长或治愈过程。

（二）虚拟手术模拟

传统的手术训练一般是采用现场观察、操作以及动物实验等方法进行的。这些方法都存在着一些缺点，如不能重复进行、可能会给操作对象带来一定程度的伤害等。虚拟现实技术使这一工作变得简单易行。近年来开发的各种虚拟手术模拟器可以使训练者处于计算机产生的三维虚拟手术环境中，并使用虚拟的手术器械进行手术操作的训练。

在传统的手术中，医生是在自己的大脑中进行术前的手术模拟，以确定手术方案，这是高效、准确、顺利进行手术所必须的准备工作，然后根据其在医生大脑中形成三维印象进行手术。但这种手术方案质量的高低，往往依赖于医生个体的外科临床经验与技能，而整个手术班子的每一位成员却很难共享某一制订手术方案人员在其大脑中形成的整个手术方案的构思信息。用计算机代替医生进行手术方案的三维构思比较客观、定量，且其信息可供整个手术班子的每一位成员共享。如果引入 CT 等三维图像，就可对具体图像与同行进行交流，在虚拟的空间进行三维手术模拟，并制订出较为完善的手术方案。如果所设想的空间能与现实空间（患者的术野）及位置能够正确地对应，在手术中就可随时以此作为参考。这种基于图像信息而构成且位置吻合的假设空间称为增强现实，这与一般意义上的虚拟现实不同。虚拟现实是把现实中不存在的东西真实地感触到，而增强现实是在实物的图像上增加现实的（或不可视的）信息。

手术的虚拟模拟主要应用在以下几个方面。

1. 模拟手术方案

能够利用图像技术，帮助医生合理的、定量的定制手术方案，能够辅助选择最佳手术途径，减少手术损伤，减少对临时组织损害，提高肿瘤定位精度，执行复杂外科手术和提高手术成功率等。虚拟手术系统可以预演手术的整个过程以便事先发现手术中的问题。虚拟手术系统能够使得医生依靠术前获得的医学影像信息，建立三维模型，在计算机建立的虚拟的环境中设计手术过程，进刀的部位、角度，提高手术的成功率。

2. 手术教学训练

手术教学训练 80% 的手术失误是人为因素引起的，所以手术训练极其重要。医生可在虚拟手术系统上观察专家手术过程，也可重复实习。虚拟手术使得手术培训的时间大为缩短，同时减少了对昂贵的实验对象的需求。由于虚拟手术系统可为操作者提供一个极具真实感的训练环境，且反馈绘制算法能够制造很好的临场感，所以训练过程与真实情况几乎一致，尤其是能够获得在实际手术中的手感。计算机还能够给出一次手术练习的评价。在虚拟环境中进行手术，不会发生严重的意外，能够提高医生的协作能力。

3. 术中导航与监护

介入治疗是在手术过程中进行荧光透视法、超声、MR下，在图像的引导下进行定位。而虚拟手术的手术导航无须在介入环境下，将计算机处理的三维模型与实际手术进行定位匹配，使得医生看到的图像既有实际图像，又叠加了图形，属于计算机增强现实。如手术使用了第二种成像手段，例如内窥镜，则将实时观测的图像与术前 CT 或 MRI 进行匹配定位融合，对齐两个坐标系并显示为图形，引导医生进行手术。

4. 保护医生

对医务人员来说较危险的动作，如在感染或放射情况下，精确复杂的虚拟手术干预将是十分必要和重要的。采用虚拟临场技术可以使医生免受射线的侵害。

5. 降低手术费用

现代外科医疗检测系统造价昂贵，医疗成本也很高。虚拟手术能够缩短患者的恢复周期、降低患者和医院的开支。虚拟手术不受手术设备的制约。

6. 改善患者的预后

虚拟手术减少手术的并发症，使患者恢复更迅速。例如立体定向放射神经外科中，虚拟手术能够优化放射手术治疗方案，降低并发症。

7. 建造定制模拟修复模型

虚拟手术能够设计植入器官（对人工假体的设计，计算机能够帮助医生在进行骨髓更换手术前，可通过非破坏性的三维成像对其尺寸和形状进行精确测量，然后定制骨髓，这样可以把因尺寸不合格而重新开刀的比例从 30% 下降到 5%。

8. 专家远程干预

虚拟手术与远程干预将使手术室中的外科医生能实时地获得远程专家的交互式会诊。交互工具可以使顾问医生把靶点投影于患者身上来帮助指导主刀外科医生的操作，或通过遥控帮助操纵仪器。

（三）虚拟医学仪器

虚拟医学仪器是在通用计算机上加上一组软件和硬件，使得使用者在操作这台计算机时就像是在操作一台他自己设计的专用的传统医学仪器。虚拟医学仪器技术的出现彻底打破了传统医学仪器由厂家定义，用户无法改变的模式。给用户一个充分发挥自己才能、想象力的空间。用户可以根据自己的要求，设计自己的医学仪器系统，满足多样的应用需求。所谓虚拟医学仪器是基于计算机的软硬件测试平台，它可代替传统的医学仪器，如心电图机、脑电图仪、多导生理记录仪、监护仪、生物信号采集与处理系统等；可集成于自动控制、数据处理系统；可自由构建成专有医学仪器系统。虚拟医学仪器有下列优点。

1. 用户可以自定义仪器

虚拟医学仪器技术的优势在于可由用户定义自己的专用医学仪器系统，且功能灵活，很容易构建，所以应用面极为广泛。尤其在科研、开发、医学测量、医学检测、医学计量、医学信号处理等领域更是不可多得的好工具。

2. 科技信息含量高，功能强大

虚拟医学仪器技术先进，十分符合国际上流行的"硬件软件化"的发展趋势，因而常被称作"软件医学仪器"。它功能强大，可实现医学数据波形显示、逻辑分析、频谱分析、信号发生以及医学图像显示与处理等多种普通医学仪器全部功能，配以专用医学传感器和软件还可检测特定系统的参数，如体温、脉搏波、心电、血压参数等多种医学数据；它操作灵活，完全图形化界面，风格简洁，符合传统医学设备的使用习惯，用户不经培训即可迅速掌握操作规程；它集成方便，不但可以和高速医学数据采集设备构成自动测量系统，而且可以和医学处理设备构成自动控制系统。

3. 改进了医学仪器制造工艺

在制造工艺方面实现了软加工，软装配和软调试，使整个工艺设计变为程序编制，计算实际上既是医学仪器的平台，又是医学仪器的加工场所，从根本上改变了医学仪器产品设计、生产的模式。

4. 数据交换和数据采集接口硬件的模块化和标准化

在医学仪器计量系统方面，示波器、频谱仪、信号发生器、逻辑分析仪、电压电流表等是必备测量设备。传统的医学仪器设备缺乏相应的计算机接口，因而配合数据采集及数据处理十分困难。而且传统医学仪器体积相对庞大，多种数据测量时常常感到功能不足。我们常见到硬件工程师的工作台上堆放着纷乱的医学仪器、交错的线缆和繁多待测器件。然而在集成的虚拟医学测量系统中，我们见到的是整洁的桌面、条理的操作，不但使测量人员从繁复的医学仪器堆中解放出来，而且还可实现自动测量、自动记录、自动数据处理。

5. 成本和销售价低

一套较为完整的医学实验测量设备少则几万元，多则几十万元。在同等的性能条件下，相应的虚拟医学仪器价格要低二分之一甚至更多。虚拟医学仪器强大的功能和价格优势，使得它在医学仪器领域具有很强的生命力和十分广阔的前景。

随着国家对虚拟现实技术的日益重视，相信这一技术在将来会取得更大的发展。可以预料虚拟现实技术在医学中更广泛、更深入的应用，将会给传统医疗带来革命性的变化。

（四）模拟实验室

医学教学可以简单地分为理论教学和实践教学，在医学生成长阶段的后期主要通过实践教学来完成对临床思维、技能和实际临床工作能力的培养和训练。

实践中最好的学习对象是患者或真实的人体，但是随着社会的进步和医学教学要求的提高，在患者身上学习和演练临床技能暴露出越来越多的困难与弊端。其一，这不符合道德伦理要求，也不符合患者的利益。临床操作大部分是侵入性的，对患者有创伤、有危险，如果让医学生在技能操作尚未规范的情况下直接施行在人体上，有可能会损害患者利益甚至危及生命，这就与医师治病救人的宗旨背道而驰。其二，不符合相关法律法规要求。为尊重人权、维护患者合法权益，世界绝大多数国家制定了相应的法律法规以规范医疗行为。其中很多都明文规定，医师必须要通过严格的理论和技能考核，取得执业资格后，才能施行一些临床诊治行为，其中就包括各种有创性的临床操作。从我国实际情况来看，在校的本科、研究生在未有一年从业经验之前，都不能考取执业医师资格。也就是说，医学生毕业后在工作时间超过一年并顺利考取执业资格证书以后，才能合法地从事一些有创性的医疗操作行为，这无疑对传统的医学生的在校教育形成巨大的挑战。其三，可供练习的患者不足。从事临床教学的老师都有切身的感受，由于患者维权意识的增加，对临床教学的抵触情绪日增，对教学的配合程度下降，就连问诊查体训练都无法圆满完成，更不要说有创性的操作以及一些隐私部位的相关学习了。其四，随着国内高校的扩招，医学生人数成倍增加，其学习要求量远远高于教学医院的承受能力，无法提供相应数量的经典病例和规范性操作训练机会。其五，老师带教积极性不足。随着社会医疗需求的增加，社会法制观念的普及，在医疗这一高风险行业中由于各种原因引起的医患纠纷日益增加。但社会对医疗服务的高风险性和医学技术有限性的认识不足，在医疗纠纷中媒体和社会同情心往往偏向"弱势"的患者，而对医师尚没有相对科学和公正的法律和保险保护。在这种情况下，指导学生在患者身上进行临床技能训练，临床带习老师往往要冒着极高的风险，很难保持高度的教学热情，这对提高临床技能教学质量极为不利。

以上这些在医学教育中存在的矛盾问题也正受到全球医学教育界的关注和重视。顺应社会发展需要，改变医学教育模式，探求更科学、有效的教学方式势在必行。知识就是力量，但必须转变为能力才是力量。知识可以转变为能力，但要实现这一转变，必须要有科学的思维方法和严格的实践训练。医学能力的培养更是如此。医学生对任何操作总有"第一次"，和其他行业的技能训练一样，也要经历从不熟练到熟练的学习过程。没有临床实践训练就不能培养出合格的医生。而没有训练的条件，就不能进行有效的临床实践训练。在真实患者和模拟患者都无法圆满完成医学临床实践训练的情况下，医学模拟技术的产生和发展，尤其是模拟实验室的产生和发展能在很大程度上解决这一问题，对基本临床技能的培训将发挥非常重要的作用。

此外，进入21世纪以后，我国高等教育进入了一个高速发展的时期，在这一过程中，高档仪器设备的配备不足与资金相对短缺的问题逐渐显露出来，已经成为制约医学科学领域教学、科研发展的瓶颈因素。虚拟实验室（VL）在许多领域的成功应用，使我们逐步认识了一条解决以上问题的途径。随着信息技术的高速发展，尤其是计算机的普及、网络技术的飞速发展，特别是网络多媒体技术的飞速发展，推动了医学模拟实验室的不断发展。完全基于标准网络环境的多媒体互动模拟实验室的出现，为实现新的教学模式和教学手段提供了强有力的教学环境支持。

模拟实验室是通过多媒体计算机模拟仿真技术同仪器设备性能相结合，在计算机屏幕上创造出模拟的仪器性能、实验条件和环境，从而达到真实实验的效果。模拟实验室具有智能化特征，无论是学生还是教师，都可以自由地、无顾虑地随时进入虚拟实验室上机操作，完成各种分析测试任务，评价实验者的操作水平与实际能力。不但为实验教学改革及远程网络教育提供了条件和技术支持，还可以让学生接触和掌握更多、更新、更好的仪器。

二、MOOCs

MOOCs，即"大规模在线开放课程"（massively open online courses）的英文简称，"大规模"指参与学习的学习者数量众多，其主要实现基于信息技术的支撑；"开放"指任何一个学习者都可以免费注册任意课程进行学习，与开放教育运动的理念一脉相承；"在线"指课程是放置在网络上的，学习者只需一台联网的计算机即可进行学习；"课程"指包括一系列学习资源、提供完整学习环境的结构化系统。MOOCs激增所带来的最吸引人的方面还在于它引发了全社会关于在线学习的重要讨论。而在这些实际试验之前，大规模在线学习本来是不可能发生的事情。

尽管高等院校正在尝试各种办法来为大规模开放网络课程定价，如对特定认证收费，但"免费"是推动MOOCs快速发展的主要动力。在现有的很多模式下，大规模开放网络课程为学习者提供了机会来免费学习不同学科的课程，获得新的技能，这些课程或技能与传统教育机构的学位也许并不匹配。例如，一个英语专业的学生可以参加学习edX中关于计算图形学或者电路电子学的基础课程。换句话说，学习者不会仅仅局限于单一的学习路径。

面授学习和在线学习的相关发展都开始强调个性化学习。如果大规模开放网络课程既可以面向全球的大规模学习者，同时又能够迎合个体的学习风格，这将会是非常激动人心的结合。目前MOOCs已经许可所有年龄、收入、教育水平的学习者广泛参与，而不必去传统教育机构注册学习。最有效的MOOCs能够创造性地应用各种教育策略，并且可以利用多媒体来解释复杂主题。unX是西班牙最新的一个MOOCs提供者，它已经将奖章作为激励学习者参与学习和掌握概念的一种方法。随着MOOC项目的激增，它们有希望创造新颖的和非正式的新方式，让大规模学习者能够展示所学。目前正在探索同伴评议系统、学生顾问、奖章制度和其他形式的评价。为了继续保持吸引力，MOOCs还需要在评价过程自动化与提供个性化的可靠的学习机会之间找到良好的平衡。

三、翻转课堂

翻转课堂的教学模式是指重新调整课堂内外的时间，将学习的决定权从教师转移给学生。在这种教学模式下，课堂内的宝贵时间，学生能够更专注于主动的基于项目的学习，共同研究解决本地化或全球化的挑战以及其他现实世界面临的问题，从而获得更深层次的理解。教师不再占用课堂的时间来讲授信息，这些信息需要学生在课后完成自主学习，他们可以看视频讲座、听播客、阅读功能增强的电子书，还能在网络上与别的同学讨论，能在任何时候去查阅需要的材料。教师也能有更多的时间与每个人交流。在课后，学生自主规划学习内容、学习节奏、风格和呈现知识的方式，教师则采用讲授法和协作法来满足学生的需要和促成他们的个性化学习，其目标是为了让学生通过实践获得更真实的学习。翻转课堂模式是大教育运动的一部分，它与混合式学习、探究性学习等其他教学方法和工具在含义上有所重叠，都是为了让学习更加灵活、主动，让学生的参与度更强。

翻转课堂模式在高等教育院校中变得越来越流行，因为它对教师和学生的面授教学与学习进行了重新安排，让课堂时间更加有效和丰富。对教师来说，这通常需要为特定课程认真创建或选择最相关的作业材料，他们可以采用自制视频资源、截屏、一系列精心挑选的引导性资源链接或是各种各样的开放教育资源（OER），曼彻斯特大学（University of Manchester）的Jorum就是一个能对主题、作者或者关键字进行搜索的免费巨型在线教育资源库。

除了观看录制的视频讲座外，其他的技术，如有协作注释功能的数字阅读材料、讨论软件等，都能使教师更加符合学生的学习模式和需求。通过查看学生网上的评论和提问，教师可以更好地备课并在面授时针对主要的问题进行解答。学习环境变得更加动态，更加社会化，学生能参与发表评论或者以团队的方式解决问题。美国马歇尔大学（Marshall University）的教师表示，如果学生错过课程内容，他不需要再占用宝贵的课堂时间为个别学生补课，而是可以提供给学生一个有教学内容的平板计算机，然后继续在整个班级当中开展实践项目。

翻转课堂的另外一个优势是有助于培养学生在工作中获得成功所需的技能。卫生保健正在向从业队伍的团队化方向发展，杜克大学（Duke

Institute）的脑科学研究所已经将翻转课堂作为在新兴从业者中培养合作技能以及创造性思维的方式。

四、学习分析技术

学习分析是"大数据"在教育领域中的应用，这个术语来源于商业领域，商家对商业活动进行数据挖掘分析，从而把握消费趋势并对消费者的行为进行预测。互联网的兴起带动了大数据的研究，并使网络追踪工具剧增，这些技术使企业能够建立储量丰富的信息并用于市场营销活动的研究。同样，教育领域也在着手探索大数据的科学分析，目的是提高学生保持率，为学生提供高质量与个性化的学习体验。研究学习分析旨在运用数据分析为教育系统的各级决策提供参考。商业分析人员运用消费者数据来定位潜在顾客并且制定个性化的广告，而学习分析利用学生数据来建构更好的教学法，定位困难学生人群，并评估项目设计能否有效提升学生保持率，是否该继续进行——这些分析结果对于立法者和管理者来说意义深远。对教育工作者和研究人员而言，学习分析对于剖析学生与在线文本、课件之间的互动举足轻重。学生们正逐步受益于学习分析，因为移动和在线平台能通过跟踪行为数据来为其创设更为互动和个性化的学习体验。

随着高等教育机构采用混合式的教学方法，学习越来越多地在网络环境下进行。在这样的环境中，成熟的 Web 跟踪工具已经可以精确地跟踪学生的行为，记录学习变量，如在页面上的点击次数和花费的时间以及越来越多的其他细微信息，如适应能力，对概念的记忆以及批判性思维方式。具体行为数据的增加使得学生信息数据库日渐庞大，教育数据的分析变得越来越复杂。

目前高等教育领域最著名的大规模分析项目就是预测分析报告框架（predictive analytics reporting framework,PAR），这是由美国西部州际高等教育委员会（WICHE,Western Interstate Commission for Higher Education）负责监管，主要由比尔和梅琳达·盖茨基金会提供资助。参与这个项目的 16 个机构分别代表教育界公立、私立和传统、革新等不同的类型。根据美国西部州际高等教育委员会网址显示，他们已经收集了超过 1 700 000 个匿名学生的数据信息，以及 8 100 000 条课程层面的记录，通过进一步的挖掘，从而了解学生流失以及学生发展的趋势。为保证学习分析这门科学持续发展，高校有必要培训新一代数据科学家来解释并翻译数据分析结果，并将结果可视化，以此来提升在线教育的体验。

有一些公司，例如 x-Ray Research 公司，正在对小组在线讨论开展研究，来确定哪些行为变量是学生成绩最好的预测指标。学习分析的这些工具在对语言、社会以及行为数据指标破译和预测的基础上，可以用于开发早期预警系统。高校研究也表明，将数据分析运用到教学中能够提高网上教学互动的质量。例如，在不列颠哥伦比亚省西蒙弗雷泽大学（Simon Fraser University），研究人员在以往使用分析方法所做的实验中发现了一个问题，即在线课程论坛不支持富有成效的学生参与或讨论。于是他们开发了"可视化讨论论坛"，学生在这个论坛中，能够基于他们帖子所形成的主题，将讨论的结构和深度进行可视化处理。在这项研究中，学生也能很容易地发现他们已经解决了哪些话题，哪些话题仍然需要关注。

五、平板计算机

上网功能以及海量应用程序结合起来创造个性化体验的新技术。随着越来越多的人使用和理解这种新设备，大家将其与智能手机、电子阅读器或笔记本计算机等其他移动设备区别开来对待。相比智能手机，平板计算机的屏幕更大，有更丰富的动作交互页面，有不断增长并且充满竞争力的市场。它们是分享内容、视频、图像，进行展示的理想工具，因为它们对每个人来讲都极易使用、视觉绚丽、十分便携。平板计算机的出现拉动了教育发展，因为用户可以无缝载入他们所选的系列应用程序和内容，让平板计算机成为个体便携的个性化学习环境。

平板计算机在高等教育中的日益普及在一定程度上是校园全世界拥抱BYOD（bring your owndevice, 即自带设备）运动的产物。对于学生而言，携带平板计算机可以轻松地从一个课堂到另一个课堂，使用它们无缝访问自己的课本和其他所需课程材料。学校正在重新思考是否还需要计算机实验室或者个人计算机。学生为他们的平板计算机选择应用程序让个性化学习环境的创建变得格外简单。他们所需的所有资源、工具和材料都集成在个人设备中。对于大多数平板计算机而言，互联网已经与它们融为一体。

提高工作效率的应用程序，包含 Cheddar,TagMyDoc、Dropbox 等（go.mnc.org/wiwip），可以让学习者随时记录和分享笔记、建立事件列表、存储所有文件和规划学业。一些服务的出现，如 iBooks Author 也在帮助大学制定有关教科书和阅读作业的战略。

移动应用程序也与社交网络紧密结合，让平板计算机变成合作与分享的高效工具。许多随手记笔记和注释的应用程序能够让用户立即以邮件形式给同事发送内容或者在他们的社交网络上发表意见。例如应用 Evernote 的学生，可以分享数字笔记，并且看到彼此实时更新的文字、图片或者视频（go.nmc.org/ever）。越来越多的教育工作者也开始使用 Edmodo（go.nmc.org/edmodo）与学生交流作业和更新日程安排。

凭借便携性、大屏幕和触摸屏，平板计算机业已成为进行野外作业的理想设备。许多机构依赖掌上计算机替代烦琐笨重的实验室设备、视频设备和其他各种昂贵的工具，因为它们都远不及掌上计算机轻便或廉价。在美国俄亥俄州的伍斯特学院，地质学专业的学生正在使用 iPad 拍摄和注解冰岛地形图片（go.nmc.org/woost）。同样，在澳大利亚的雷德兰兹大学正在使用 iPad 来收集和分享本土岩石的数据（go.nmc.org/redla）。在这些情况下，可快速进行记录和分析的工具能够使野外学习直接和有效。

近年来，越来越多的学院和大学发起了"一对一试点项目"，为学校里每个学生（或者那些参与特定项目的学生）提供平板计算机。每个平板计算机都预先装载了课程材料、电子教科书和其他有用的资源。例如美国达特茅斯学院的盖泽尔医学院正在利用 iPad 开展这种类型的项目，并且通过网站分享他们过程中的发现和资源（go.rnnc.org/geisel）。

平板计算机日益增多的功能带动了其他教育技术的发展——从实时数据挖掘到为大量基于游戏学习的应用程序提供学习分析过渡到平板计算机，对于学生来说相对容易，因为他们早已应用或者在校外使用过类似的设备来下载应用程序，连接社交网络或者上网。为了在高等教育中最大化地发挥平板计算机的价值，教师们正在探索将平版计算机整合到课业中的创新方式。

六、3D 打印

工业界众所周知，3D 打印是一种从三维以数字形式立体构造物理对象的快速成型技术，例如：三维建模软件、计算机辅助设计工具、计算机辅助断层摄影和 X 光晶体学等。3D 打印机通过电子文件创建一个实体模型或者原型样品，通过挤压法处理塑料及其他灵活的材料，或应用喷墨方法在很薄的一层材料粉末上喷涂黏合剂。机器制造出的沉淀材料可以非常精确地从下往上、一层一层地构建一个对象，其分辨率即使在最廉价的机器上显示大量细节也绰绰有余。这个方法还可提供物体的活动部件。使用不同的材料、黏合剂和颜色，部分样本可以通过塑料、树脂或金属材质呈现出来。这种技术通常应用于制造业为任一物体建造原型（当然尺寸要适合打印），包括模型、塑料和金属部件或其他任何能以三维方式描绘出的物体。

3D 打印对于教育领域的重要价值之一，在于它能够创造对事物更真实可靠的探索机会，而这样的机会对于大学来说或许非常难得。例如，在迈阿密大学（Miami University）学习人类学的学生可以操作和研究文物之类的易碎品，如古埃及花瓶已在学校的 3D 打印实验室扫描并打印。同样，在艾奥瓦州立大学（Lowa State University）的 Geo-Fab 实验室中，地质学学生和一些业余爱好者可以研究罕见的化石、水晶以及矿石的 3D 打印标本，这样不会对这些珍贵物品造成任何破坏。

3D 打印在高等教育中最引人注目的一些进步来自那些实际应用该技术发明全新工具的机构。一个来自哈佛大学和伊利诺伊大学厄巴那——香槟分校的小组人员近期打印出如沙粒大小的锂离子微电池，可以给非常小的设备提供能量，如医疗植入物和微型照相机。在医学研究领域，微观层面的创新发展越来越快。得州大学奥斯汀分校的研究人员运用 3D 打印技术蓄养细菌，目的是在近距离接触实际生物环境的情况下研究细菌感染。利物浦大学的科学家们正在开发 3D 打印的人造皮肤。高仿真一个人的年龄、性别和种族。

随着 3D 打印在高等教育中的发展，很多大学开始设立专门的场所来培育和激励围绕这项技术的创新与探索。例如，北卡罗来纳州立大学（North Carolina State University）亨特图书馆的创客空间，密歇根大学艺术、建筑和工程图书馆的 3D 实验室，加拿大英属哥伦比亚省的维多利亚大学的人类学创客实验室。这些地方配备了最新的 3D 扫描仪、3D 打印机、3D 动作传感器以及激光切割机。他们不仅提供各类工具，还鼓励创客们进行协作。

第二节 新型医学人才需求与教育信息化

一、21世纪医学科学发展的趋势

随着现代科学技术的发展和社会的进步，医学科学将会有划时代的发展。人类对自然界的探索将由对外界的认识转向对自身的认识，开始向最为深奥的生命科学进军。21世纪的医学发展将建立在已有成就的基础之上，并与其他学科结合，共同进步。分子生物学将成为医学的带头学科，生物技术和生物医学工程将成为医学的主导技术，从而带动医学各个领域的发展，加速预防、诊断、治疗等技术的更新，使整个医学面貌发生根本改观。基础医学将普遍进入分子水平，从根本上阐明人体的结构与功能，阐明疾病与疗效的机制。形态学、生理学、病理学、药理学、遗传学、神经科学及内分泌学从器官、细胞到分子水平的发展，将使基础医学发生革命性的变化。预防医学将在分子生物学和生物技术引导下产生出多种高效安全的疫苗（人工合成多肽疫苗、基因重组疫苗、独特型疫苗等）以及新的预防药物。从长远看将根据基因图谱分析及其他先进方法预测疾病，并采取相应的防治措施。以上这些发展结合环境的保护和人群自我保健能力的提高，将为疾病的预防开创新纪元。临床医学将充分应用高科技成果，不断涌现新的诊断与治疗方法，基因治疗将取得重大突破。

（一）宏观高度的综合

自然科学与社会科学的不断进步，为医学科学的研究与发展提供了理论与技术支持。医学与不同学科的相互交叉、渗透和融合，从而产生和形成了庞大的医学科学学科群，综合性地对人类的生命过程、健康、疾病进行多角度、多层次、全方位的研究。

现代医学已经发展到运用多学科知识与技术研究疾病的发病原因、发展过程、预防与诊断治疗。如对恶性肿瘤的研究，就致病因素而言：从微生物角度研究病毒、细菌等微生物感染的致癌作用，从物理学角度研究有害射线的致癌作用，从化学角度研究各种有害化学物质的致癌作用，从遗传学角度研究细胞染色体基因缺陷，从免疫学角度研究人体免疫功能缺陷或低下导致肿瘤的发生，从环境医学角度研究环境污染和某些元素含量过高或过低的致癌作用，从社会学角度研究某些肿瘤好发人群的不良行为习惯或饮食习惯，从心理学角度研究长期精神紧张、焦虑不安、人际关系紧张等因素对肿瘤发生的作用等。就肿瘤的诊断而言：可以进行细胞学检查、免疫学检查、生物化学指标分析、纤维内窥镜检查、超声波检查、X 光检查、病理活体标本检查、CT 和 MRI 等检查手段以确定诊断。就肿瘤的预防和治疗而言：有培养健康、乐观、豁达的人生态度，给以适度的心理调适，戒除不良的行为和生活习惯，治理环境污染，积极治疗各种微生物感染，放射线治疗，化学药物治疗和手术治疗等综合手段，提高了该类病人的存活率和生活质量。由此可以看出，21 世纪的医学是自然科学与社会人文科学高度综合的科学。

（二）微观高度的纵深

现代医学科学发展的另一个趋势是借助高新技术向微观纵深方向的发展。从传统的人体解剖学、组织学、生理学、病理学等宏观研究向细胞、亚细胞、分子、亚分子水平等微观研究的进展越来越深入，如细胞生物学、分子免疫学、分子病理学等。这些学科的兴起，极大地丰富了医学宝库的知识，为人们认识疾病、认识自身，预防、诊断与治疗疾病，提供了更加有效的手段与途径。以往很多人所不能认识的疾病，如一些先天性疾病、遗传性疾病、内分泌系统疾病、某些精神病和肿瘤等疾病，现在都可以通过分子病理、分子免疫和基因诊断技术查明病因，积极治疗，取得了比较好的疗效。甚至有报道，具有自杀倾向的人，可以在其染色体上找到相应的自杀基因。

（三）高新技术的参与

现代医学科学的第三个发展趋势是高新技术的直接参与，几乎所有近现代发明和发展起来的高新技术都与医学科学结缘，如激光技术、核技术、光导纤维技术、DNA 重组技术、器官移植技术等，特别是目前最具活力的几个学科，如软件业、新材料科学、信息科学、生命科学等，都通过医学科学的发展得到应用，并相互促进，使得医学科学的研究日益深入，知识和理论得到新的发展。最近几年，计算机网络和信息技术在医学科学中的应用效果尤为突出。国内远程会诊已经在多家医院实现，不用患者长途颠簸劳顿，免除了高额费用，就可以请到知名专家会诊，或者请专家指导高难度手术，犹如在眼前一般。

（四）医学模式的转变

传统的近代生物医学模式把人单纯地看作是一种生物，人体所患的所有疾病都必须在器官、组织、细胞或者生物分子水平上找到可测量的形态和（或）理化的变化，都有确定的生物和（或）理化的特定致病因素，从而找到相应的治疗手段。生物医学模式指导下的医学科学发展，使人们在能动地预防和治疗感染性疾病方面，取得了极大的成功。如采用预防接种、杀菌灭虫和抗菌药物防治疾病，使急、慢性传染病和寄生虫病的发病率降到最低限度。但是，生物医学模式有其无法克服的局限性和片面性，它立足于生物医学，单纯从生物属性上考察人类的健康和疾病，把人的生命活动视为独立于社会的实体，从而把生物因素、自然环境和社会环境割裂开来。实践证明，生物医学模式不仅在精神疾病和心因性、功能性疾病方面遇到了困难，就是在病理变化明确的躯体疾病方面也是不够的。随着人类社会的进步和医学科学的发展，传染性疾病在疾病构成中的大幅度下降和心脑血管疾病、恶性肿瘤等非传染性疾病的逐年上升，使人们越来越认识到，传统的生物医学模式已经不能适应现代医学和社会发展的需要。于是，从更广阔的社会背景、环境因素、人与人之间的相互关系及其职业特点、生活与行为方式等方面考察疾病的发生、发展并研究其防治措施。因此就形成了新的"生物—心理—社会医学模式"。

二、21世纪对新型医学人才的需求

21世纪，无论是中国还是整个世界，在政治、经济、社会、文化等各个方面都在发生着巨大的变化，新世纪的大学生面临着自然与社会、思维与观念、知识与能力等诸多方面的挑战，社会对大学生的要求也越来越高。在这种新形势面前，医科大学生的素质应该是综合性的、高水平的，即做到文理渗透、情理交融、身心和谐的统一；博学与专业、理论与实践、继承与创新的统一；理论与信仰、个性与社会、为学与做人的统一。随着医学模式从生物医学模式向生物—心理—社会医学模式的转变，医学教育必须适应这种转变，才能培养出参与世界科技竞争的医学人才。医学生是各类医学人才的后备军，医学生是否具有合理的知识结构和能力结构，关系到整个社会医学人才的质量，以什么样的医学教育思想和教育观念实施教学，直接关系到医学教育改革的方向和成效，与我国医学人才的总体质量息息相关。因此，

21 世纪对医学生提出了新的、更高的要求。

（一）具有完整的知识结构

21 世纪的医学人才具有宽厚的基础知识、精湛的专业知识和相当的新兴学科知识。有人将这种知识比喻为一棵茂盛的大树，基础知识为根，专业知识为干，新兴的学科知识为树顶；也有人将这种知识结构形象地说成是"工"字形结构，其下横为基础知识，中间一竖为专业知识，上面一横为新兴学科知识。上述各种知识都将是自然科学、人文社会科学的高度综合，也就是对医学科学、社会政治经济学、预防保健、康复科学的全面博采，使自己具有相当的、精深的科学文化素养。

（二）具有较强的多种能力

21 世纪的新型医学人才要胜任工作、取得发展，需要具备较强的多种能力素质，包括临床实践中的动手操作能力、技术与管理并兼的能力、较强的社会与职业适应能力、调查研究和开拓创新能力等。从某种意义上讲，这些能力比知识更重要，医科大学生只有将合理的知识结构和适应社会需要的各种能力统一起来，才能在社会发展中取得成功。

（三）具有良好的政治素养和高尚的道德精神

这是人才成长的德育保障，也是医学生能力结构优化的保障和前提。21 世纪的医学人才要有为人类的健康事业献身的精神，只有具备了为崇高理想而献身的精神，才会真正具有一种历史使命感，一种责任与义务感，一种爱国、爱校、爱专业之心，一种为人民服务的思想意识，一种伟大信念和百折不挠的信心。医学工作者是直面"惨淡的人生"，医学科学上的每一点成就都是建立在千千万万个患者的痛苦基础之上的，"性命所系，健康相托"。因此，我们在医疗、预防、保健、康复工作中，不分贫贱，不分地域，不图享乐，不为自己，强化社会心理，担负起治病救人、救死扶伤的重任。

（四）具备合作共事的能力

敢于竞争和善于合作，是 21 世纪世界经济和科技发展对人才素质提出的要求。经济和科技的全球化竞争格局要求医科大学生必须增强竞争意识，掌握广博的科技知识，具有良好的人文素养，提升参与竞争的能力。与此同时，现代科学技术系统内容复杂，学科交叉，配合精密，又要求医科大学生必须具备健康的心态、团结协作的精神和组织协调能力。单靠个人奋斗而不善于与他人合作，在现代社会中是难有作为的。要具备合作共事能力，必须在学习和工作中正确处理竞争与合作的辩证关系。人类历史表明，在社会生活中始终存在着竞争与合作的矛盾。竞争离不开合作，竞争的胜利通常总是通过某一群体内部以及与社会各有关方面的通力合作获得的。合作离不开竞争，没有竞争的合作只能是死水一潭。竞争可以促进合作，合作有增强竞争的实力，正是这种竞争中的合作与合作中的竞争，推动着人类社会经济和科学技术的不断发展。

（五）具有较高的信息素养

当今世界，人类社会处于一个信息爆炸的时代，充满好奇心和求知欲的青年大学生更是每天被海量的信息包围着。因此，当代大学生有必要了解信息知识，识别信息需求，检索信息资源，分析评价信息，有效利用信息，遵守信息道德规范。这既是信息社会对高等教育特别是高等医学教育提出的新要求，又是现代信息社会人的精神诉求。医学生要形成"信息就是资源""信息就是效益""信息就是生存权"的价值观念；用一定的信息伦理与道德准则规范自身行为的能力；能够主动确定所需信息的种类、范围和价值的能力；建构和完善科学的信息策略，从而能够有效获取所需信息的能力；能够批判性地分析、评价信息资源的能力；能够独立、有效、准确地利用信息资源创造性地完成某一任务的能力；能够进行自我教育和终身教育的能力等。

同时，信息素养是创新活动的助推器和催化剂。信息素养的培育过程同时也是创新思维的培养过程，两者共存互动、相得益彰，对培养学生的科研能力、创新能力具有重要作用。从信息素养的定义看，具有信息素养的人是那些知道如何进行学习的人。信息素养作为终身学习的基础和促进因素，它是所有学科的学习都需要的。拥有信息素养不仅能使学习者更好地掌握学习内容，拓展研究范围，而且还能使学习者对自己的学习进行自我指导和自我控制，也就是终身学习所强调的"自我导向学习"。

（六）具有开拓创新的能力

21世纪是信息社会，是知识经济时代，技术创新将成为知识经济时代经济增长的最重要动力，创新人才将成为竞争和争夺的焦点。21世纪卫生事业的发展更是需要新技术，最新最好的技术用到医疗保健工作中就意味着效率。21世纪的新型医学人才要富有创新能力，不创新就要挨打，不创新就没有生存空间。

开拓创新能力是人们用已经积累的丰富知识，通过不断地探索和研究，在大脑中独立地创造出新形象，提出新见解和做出新发明的能力。开拓创新能力是人才素质的核心，包括发现问题、提出问题、发现规律的能力，创造性地分析问题、解决问题的能力，发明新技术、创造新产品的能力。创新人才就是具有强烈的创新意识和创新精神，具有很好的创新思维和很强的创新能力，从而做出创造性成果的人。

三、教育信息化

（一）教育信息化概念的提出

教育信息化的概念是在 20 世纪 90 年代伴随着信息高速公路的兴建而提出来的。美国克林顿政府于 1993 年 9 月正式提出"国家信息基础设施"（简称 NII），俗称"信息高速公路"的建设计划，其核心是发展以 Internet 为核心的综合化信息服务体系和推进信息技术（简称 IT）在社会各领域的广泛应用，特别是把 IT 在教育中的应用，作为实施面向 21 世纪教育改革的重要途径。美国的这一举动引起世界各国的积极反应，许多国家的政府相继制订了推进本国教育信息化的计划。其基本内涵可概括为在教育系统、教育、教学过程的每一个环节中，允分利用现代信息技术，针对教育、教学过程中对信息的获取、传递、加工再生和应用，以改善教育环境，培养师生的信息意识和信息能力，改革传统教学模式、教学方法、教学观念等，提高教育质量和教学效率，扩大教育规模，使之适应于信息化社会对教育提出的新要求，培养出适应 21 世纪社会发展需要的创新型人才，加速实现教育现代化。它包括下述四个方面的含义：一是信息资源是教育信息化的核心。二是信息资源和信息技术的广泛应用是教育信息化的目的。三是信息的网络是大范围有效传递信息的基础。四是信息化作为一个社会过程，必将受到人们在观念、理想、意志、技能及团体利益、社会组织结构等多方面因素的影响和制约。还要注意以下几个方面。

第一，教育信息化指的是信息与信息技术这两个方面在教育、教学中的应用与推广，而非仅仅指信息技术；第二，教育信息化在教育、教学中的应用与推广涉及教育、教学领域和教育、教学部门这两大范畴（前者侧重教育、教学领域的应用，后者侧重教育行政管理与教学管理的应用），而非仅仅涉及教育、教学领域或教育、教学部门；第三，教学活动是具有一定时空限制、一定组织形式并有教师参与的特定教育活动，教学是最重要也是最普遍的一种教育形式（教学活动的时间限制体现在课时安排，空间限制体现在教室授课，组织形式体现为小学、中学、大学、职业学校或短期培训等多种不同形式）。教育信息化在强调应将信息与信息技术在整个教育领域和教育部门中应用与推广的同时，必须把重点放在教学领域（其中又包括教学过程、教学资源、教学评价等几个方面）的应用与推广。不抓住这个重点，教育信息化就会本末倒置，就会迷失方向，就不会取得显著成效，就不会给教育带来革命性的变革。

（二）教育信息化的基本特征

1. 教育信息化的技术性特点

（1）数字化

数字化使得教育信息技术系统的设备简单、性能可靠和标准统一。

（2）网络化

网络化使得信息资源可共享、活动时空少限制、人际合作易实现。

（3）智能化

智能化使得系统能够做到教学行为人性化、人机通信自然化、繁杂任务代理化。

（4）多媒体化

多媒体化使得传媒设备一体化、信息表征多元化、复杂现象虚拟化。

2. 信息化教育具有的教育性特点

（1）教材多媒体化

教材多媒体化就是利用多媒体，特别是超媒体技术，建立教学内容的结构化、动态化、形象化表示。已经有越来越多的教材和工具书变成多媒体化，它们不但包含文字和图形，还能呈现声音、动画、录像以及模拟的三维景象。在这样的多媒体学习材料中，各画面之间好像有无形的链条互相串联，这种无形的链条被称为超链，这种带超链的多媒体又称为超媒体。俗话说，书是死的，人是活的。但有了超媒体"电子书"，活人读死书的时代将一去不返，因为多媒体教材本身就是活的书。如何把"活书"设计好？如何把"活书"学好？这是信息化时代的教师和学生面临的新问题。

（2）教学个性化、智能化

利用人工智能技术构建的智能导师系统能够根据学生的不同个性特点和需求进行教学和提供帮助，做到教学行为的人性化。为了做到这一点，学生个性的测定，特别是认知方式的检测，将成为教育研究的重要研究课题。

（3）资源全球化、网络化

利用网络，特别是Internet，可以使全世界的教育资源联成一个信息海洋，供广大教育用户共享。网上的教育资源有许多类型，包括教育网站、电子书刊、虚拟图书馆、虚拟软件库、新闻组等。对于我国教育来说，面临的一大问题是网上中文信息资源的严重不足。开发网上教育资源，不但是教育部门的任务，也是社会各部门以及知识者的义务，美国的网上基础教育资源体系就是依靠社会各界的协同努力建立起来的。

（4）管理自动化、科学化

利用计算机管理教学过程的系统叫作CMI（计算机管理教学）系统，包括计算机化测试与评分、学习问题诊断、学习任务分配以及建立网上电子学档（包含学生电子作品、学习活动记录、学习评价信息）等功能。最近的发展趋向是在网络上建立电子学习档案（learning portfolio），其中包含学生身份信息、活动记录、评价信息、电子作品等。利用电子学习档案可以支持教学评价的改革，实现面向学习过程的评价。利用电子文档可以支持教学评价改革，实现面向学习过程的评价。

（5）环境虚拟化

教育环境虚拟化意味着教学活动可以在很大程度上脱离物理空间、时间的限制，这是电子网络化教育的重要特征。现在已经涌现出一系列虚拟化的教育环境，包括虚拟教室、虚拟实验室、虚拟校园、虚拟学社、虚拟图书馆等，由此带来的必然是虚拟教育。虚拟教育可分为校内模式和校外模式。校内模式是利用局域网开展网上教育，校外模式是指利用广域网进行远程教育。在许多建设了校园网的学校，如果能够充分开发网络的虚拟教育功能，就可以做到虚拟教育与实在教育结合、校内教育与校外教育贯通，这是未来信息化学校的发展方向。

（6）学习自主化

由于以学生为主体的教育思想日益得到认同，利用信息技术支持自主学习成为必然发展趋向。事实上，超文本和（或）超媒体之类的电子教材已经为自主学习提供了极其便利的条件。利用信息技术支持自主学习成为必然发展趋向。同时，学生通过合作方式完成学习任务是21世纪教育的发展方向。

（7）活动合作化

信息技术在支持合作学习方面可以起到重要作用，通过合作方式进行学习活动也是当前国际教育的发展方向。信息技术在支持合作学习方面可以起重要作用，其形式包括通过计算机合作（网上合作学习）、在计算机面前合作（如小组作业）、与计算机合作（计算机扮演学生同伴角色）。

第三节 现代教育技术与医学教学改革

信息技术的发展对高等医学教育提出了前所未有的挑战，同时也为医学教育应对这些挑战提供了新的教育模式和方法。随着我国医学高等院校大量运用现代教育技术实施教育教学改革，必然带来教育观念、教学模式和手段的创新，并且将在医学教育中发挥更大更重要的作用。信息化教育是一种全新的模式，它可以突破时间和空间的限制，让更多的学习者共享优秀教育资源，学生的主体地位更加突出。

一、现代教育技术与医学课程整合

（一）现代教育技术与课程整合的目标

所谓现代教育技术与医学课程"整合"，不是把信息技术仅仅作为辅助教或学的工具手段，而是强调把教育技术作为新型的教学媒体，与各学科的教学进程密切结合，利用信息技术来营造信息化的教学环境，以利于支持情境创设、启发思考、信息获取、资源共享、多重交互、自主探究、协作学习等多方面要求的教学方式与学习方式。这样就可以有效地改进对课程的教学，并把学生的主动性、积极性、创造性较充分地发挥出来，从而使广大学生的创新精神与实践能力的培养（即创新人才的培养）真正落到实处。利用现代信息技术手段，通过信息技术与课程的有效整合来实现一种理想的学习环境和全新的、能充分体现学生主体作用的学习方式，从而彻底改变传统的教学结构和教育本质，培养大批创新人才。这正是我们所理解的现代教育技术与医学课程整合所要达到的目标。

（二）现代教育技术与课程整合的内涵

所谓信息技术与学科课程的整合，就是通过将信息技术有效地融合于各学科的教学过程来营造一种信息化教学环境，实现一种既能发挥教师主导作用又能充分体现学生主体地位的以"自主、探究、合作"为特征的教与学方式，从而把学生的主动性、积极性、创造性较充分地发挥出来，使传统的以教师为中心的课堂教学结构发生根本性变革。这就是我们给出的关于信息技术与课程整合的定义，即整合的内涵。这一定义包含三个基本属性：①营造信息化教学环境；②实现新型教与学方式；③变革传统教学结构。其中的"环境"这一概念含义很广（教学过程主体以外的一切人力因素与非人力因素都属于教学环境的范畴）。

（三）现代教育技术与课程整合体现的特征

第一，良好的交互性所提供的多种主动参与活动，为学生发挥学习的主动性、积极性创造了良好条件，有利于激发学生的学习兴趣和充分体现其学习的主体作用。

第二，多种媒体教学对多种感官的综合刺激，有利于学生对知识的获取与保持。

第三，多媒体系统的超文本特性可实现对教学信息最有效的组织与管理。例如，可按教学目标的要求，把包含不同媒体信息的各种教学内容整合成一个有机的整体；把包含不同教学特征的各种教学资料整合成一个有机的整体；可按学生的知识基础与水平把相关学科的预备知识及开阔视野所需要的扩展知识整合成一个有机的整体等。

第四，其网络特性有利于实现培养合作精神并促进高级认知能力发展的协作式学习和发现式学习。

（四）现代教育技术与课程整合的途径与方法

这是信息技术与课程整合理论中最核心、最关键、最难解决的问题，也是广大教师最为关注的问题。通常是首先确定教育目标，并将数字化内容与该目标联系起来。其次是确定课程整合应当达到的、可以被测量与评价的结果和标准。在此基础上，依据所确定的标准进行测量与评价，然后按评价结果对整合的方式做出相应的调整，以便更有效地达到目标。

（五）现代教育技术与课程整合必须遵循的指导思想与实施原则

要运用先进的教育理论（特别是建构主义理论）为指导；

要紧紧围绕"主导—主体相结合"新型教学结构的创建来进行整合；

要运用"学教并重教学设计"理论方法来进行课程整合的教学设计；

要重视各学科的教学资源建设，这是实现课程整合的必要前提；

要结合各门学科的特点建构易于实现学科课程整合的新型教学模式。

二、应用现代教育技术实现医学多元"学与教"方式改革

现代教育技术丰富了学生的学习方式和教师的教学方式，尤其是教与学的多时空、多样化互动方式。因此，信息技术在教学过程中的有效应用和学生的学习方式、教师的教学方式的变革使多元教学改革成为现实。

（一）多元"学与教"方式的内涵

现代信息化教学与电化教学的不同，首先是其教学效益既取决于教学方式，又取决于学习方式。单向的"以教为中心"或单独的"以学为中心"，都不能使信息化教学产生最大效益。因为信息技术的先进性是把"教"与"学"结合为"学与教"的共同体，使教育的本质属性"教"与"学"的双向交流及互动方式具有了密切加强和丰富多元的显明特征，从而促进二者相互作用产生一加一大于二的教学效益。所以信息化教学的多元"学与教"方式，既不是单纯的"学"或"教"的方式，也不是"学"的方式加"教"的方式，而是二者合一、缺一不可、丰富多元的"学与教"方式。

（二）多元"学与教"方式的构成要素

信息技术环境下的教学过程将更加关注学生的学习活动，任何一种"学与教"方式，都可以用学习内容的呈现方式（即学习内容的结构方式）、学习模式（及其相对应的教学模式）和学习活动的方式（与教学组织形式密切相关）三个维度来表示，每个维度又有四个不同的层面。根据不同的组合，形成"学与教"方式四阶立体结构图，推荐首选的模块色为白色、浅色，其次、深色不推荐，以便为有效选择信息化教学方式提供指导。

"学与教"方式的三维立体模型正是体现了"逐步实现教学内容的呈现方式、学生的学习方式、教师的教学方式和师生互动方式的变革"，对深入进行教学改革，促进信息技术与学科课程的整合有明显的指导意义。

三、应用现代教育技术促进医学教学方法改革

为适应高等医学教育迅速发展的形势和培养 21 世纪创新人才的需要，适应国家及区域医药卫生事业发展和经济建设的需要，培养创新型医学人才的需求，医学教学方法在不断发展和更新。国内外医学教学方法发展的总体趋势是医学教学方法的多样化。在这种多样化的发展趋势中，围绕培养终身学习者、培养创新思维和创造能力这个总体方向，医学理论教学和实践技能培训的目的、方式、内容、环节和技术等都在发生变化，并呈现下列发展趋势。

（一）课堂教学由单纯传授知识向传授知识和培养综合能力结合的方向发展

随着当代经济社会特别是科学技术的迅速发展，医学科学知识的更新越来越快，知识量也越来越大，医学生靠单纯从大学课堂学习到的知识很难适应临床工作的需要，为适应新世纪医学发展的挑战，培养出合格的、能适应医学发展需要的医学专门人才，医学教育在传授医学知识和技能的同时，必须注重获取知识能力的培养，加强自学能力的培养，加强对医学生综合素质和能力的培养，把医学生培养成整体素质高、综合能力强的终身学习者。这就需要大力学习、研究和改进医学教学方法，使医学生不仅能掌握系统的专业知识和技能，而且获得独立学习与更新知识的方法和能力。

（二）课堂教学方式由灌输式教学向启发式教学发展

随着现代教学思想、教育观念的不断更新以及医学教育模式的转变，以问题为中心的教学法、自主学习教学法、发现式教学法、学导式教学法等新的医学教学方法应运而生，这些方法特别注重以启发的方式向学生传授知识，培养学生的能力。在教学内容上，重视智力和非智力因素的综合培养、协调发展。在教与学的关系上，强调学生学习的主观能动性，在教学进行过程中，着眼于调动学生学习的主动性和积极性，把教学重点放在组织和指导学生的独立学习活动上等。由于启发式教学体现了当代教育思想和教育观念，非常适合于现代医学教育模式，因而是医学教学方法发展的主要趋势之一。

（三）教学方法由单纯专业知识传授向专业知识传授、技能培养与职业道德、心理素质培养并重的方向发展

教师在教授不同的教学内容时，总是要选用与其相适应的教学方法，才能取得满意的教学效果。传统医学教育注重专业知识的传授和技能培训，

忽视职业道德和心理素质的培养。随着社会的不断进步和医学的不断发展，这种医学教育状况越来越显示出其明显的弊端，因为医生的工作是面向患者的团队工作，他们必须要有很高的道德情操和心理素质，才能处理好各种关系。同时，他们还必须热爱自己的工作，同情和理解患者。这就要求在向医学生传授专业知识的同时，重视道德情操和心理素质的培养，重视智能开发，使学生不仅会学，更要想学。图示教学、暗示教学、愉快教学等教学方法，使学生感到学习是满足求知欲的一种欢乐，使教学成为一种充满活力的激情四溢的活动。

（四）教学环节由注重理论教学向加强实践教学方向发展

多年来的医学教学方法只注重理论课教学和理论知识的传授，对实验、实践教学重视不够。例如在基础医学教学中，其实实验课程的设计完全依赖于理论课，强调实验课为理论课服务，验证理论课所学习的知识，在内容上表现出简单、重复。这样的实验课不能真正达到基础医学基本技能训练的目的，更谈不上培养学生观察事物、分析问题、解决问题能力和创造能力、创新思维的训练。在临床教学中，由于实践教学需要更多的师资、患者的教学资源，需要较特殊的教学条件，教学成本高，常常造成实践技能教学严重不足。加强实践教学，不但能使教学方法体系结构趋向完善和完整，而且还会影响整个教学活动结构模式，能够增强对学生观察能力、动手能力、分析和解决问题能力的培养。

（五）出现更多的小组讨论式教学和自学方式

课堂教学在整个学校教育的建立和发展中发挥了重要作用，至今仍然是应用最广的教学方法之一。但在医学教育领域，课堂教学一个很大的不足就是其形式决定了它更可能是一种学生被动地接受教师讲授知识的教学方法。自学能力是现代医生最重要的能力之一，它将决定一名医生是否能够适应飞速发展的医学科学和医疗工作环境，实现继续教育及可持续学习。目前，采用以问题为基础的教学体系，减少教师课堂教学，增加小组讨论式教学和自学，已成为一些医学院校教学改革的发展趋势，这是现代医学教育观念的反映。掌握学习方法、提高学习能力远比占有知识更重要。

（六）教学中广泛采用计算机技术和现代信息技术

现代计算机技术和信息技术的发展，为医学教育技术的发展提供了条件，也大大推动了医学教学方法的创新与进步。医学教学方法现代化的一个重要特征，就是现代教学媒体技术的发展和普及。常规视听教学设备趋向自动化、智能化和综合化；教学软件趋向灵活、多样化、专门化和模块化，并应用到医学教学的各个环节。计算机辅助教学、信息高速公路、网络教学以及远程教学等的发展，将大大改变医学教育教学的面貌，使之更加多方位、更具有交互性和开放性。

四、应用现代教育技术建构新型的医学教育模式

（一）建构新型的医学教育模式的必要性

医学教学模式是在一定的教育思想、教学理论和学习理论的指导下，在某种教学环境和资源的支持下，反映教与学环境中各要素之间稳定的关系和活动进程的结构形式。21世纪的医学教育任务的重心在于培养高素质创新型医学人才。

长期以来，传统医学课堂教学方法比较固定，通常是教师在讲台上讲，学生在台下听，并以笔记的形式记下教师讲授的内容。在这种课堂教学方法中，教师的职责是组织好自己的讲稿，并把权威的医学各学科的知识在课堂上展示给学生。在课堂教学全部完成之后，考查学生对所传授知识的掌握情况，并给学生评定学习成绩。这是一种以"教"为中心，以课堂、教材和教师为中心，以传授课本知识为唯一目的，忽视学生创造能力的发展和个性的培养，忽视学生在学习中的主体地位，忽视学生认知能力的培养的模式。这种教学模式单纯、死板、低效率传授和重理论轻实践，已经滞后于社会的发展，与素质教育的原则背道而驰，不能适应科学技术和社会发展的需要。

21世纪的医学教育要求培养的临床医生具有更高的素质、更强的获取知识的能力，成为终身学习者。要求他们更具有创新思维和创造能力，能够创造性地解决临床实践中遇到的各种问题。素质教育要求建构新型的医学教学模式，即强调以学生为中心，在整个教学过程中教师只是作为学习的组织者、指导者、帮助者和促进者，为学习过程创建必要的学习情境，使学生在相互协作中充分发挥自己的主动性、积极性和创造精神，主动参与到学习过程中，达到对知识的深刻理解。培养医学生获取知识的能力、创新思维和创造能力，提高学生的综合素质，只有如此，才能适应医学科学的发展。在这种模式下，学生完全是认知的主体，学习强调的不再是对知识的记忆，而是

重视培养学生的创造性思维和创造能力。Internet 巨大的信息量，多媒体技术图、文、声、像并茂的特点以及它们所共同具备的人机交互能力，为创建这种以"学"为中心的新型教学模式提供了最好的技术上的支持。学生获取信息、分析信息、处理信息和利用信息的能力也要作为教育的培养目标。因此，构建新的教育模式，必须充分运用以计算机为核心的现代教育技术。

（二）利用现代教育技术建构新型的医学教育模式的方法

1. 把现代教育技术作为工具

在新的教育模式中，教学空间不再局限于黑板和讲台，借助于多媒体工具和平台，教学可以从视、听、触多个角度展开。不仅教师的授课、指导、辅助等要通过各类媒体进行，学生的学习和探索也要借助于各类媒体来实现。各类计算机网络还构成了师生之间、学生之间传递信息的工具，教师的指导与学生的反馈都要在此基础上进行。

2. 把现代教育技术作为资源

素质教育重视知识与能力，不再片面强调对知识的记忆，在这种基于"学"的环境中，必然要选择并应用大量的教与学的资源。现代教育技术能够提供多样化的学习资源，如磁带音像教材、多媒体教学软件、校园网等。而 Internet 网本身就是一座世界上最大的教学资源库。

3. 把现代教育技术作为环境

应用现代教育技术可以构造各种教学环境，如多媒体综合教室、多媒体计算机网络教室、电子阅览室、校园网、基于 Internet 网的远程学习系统等。在课堂教学中，应用多媒体技术、网络技术和虚拟现实技术等能够创造和展示各种趋于现实的学习情境，把抽象的学习与现实生活融合起来，激发学生的思维与探索。

4. 用现代教育技术实现合作学习

合作学习是通过两个或两个以上的主体在一起互促学习以提高学习成效的学习形式。合作学习能够发展学生的自信心，尤其可以使学业上暂时失败的学生在同伴帮助的过程中经历成功的体验，重塑自尊与自信。合作学习可以提高学生的学习积极性和主动性，发展学生的主体意识，合作学习消除了在应试教育竞争中造成的人与人之间的冷漠与孤立，形成和谐平等的师生关系、生生关系。因此，合作学习是以"学"为中心的教学模式的必然要求。

应用现代教育技术提供的各种网络环境可以有效地开展合作学习。

五、应用现代教育技术构建立体化医学教学资源和网络教学新模式

（一）立体化教学资源和网络教学新模式概述

立体化教学资源是建立在当前教学基础和信息技术水平上的一种新的理念，其体系结构包括以课程为单位的教学包、采用数据库技术在教学资源管理上发挥作用的教学资源库和以学科（或专业）为应用对象的网站。它可以提供一种优质医学教学资源的整体解决方案，最大限度地满足教学需求，促进教学改革。既具有整体性，包含的内容又非常灵活，可满足不同层次、不同接受教育的对象和教师个性化教学的需要，为教学的深层次改革服务。建设立体化医学教学资源要用先进的教学思想来指导，它需要通过策划、立项，有计划地进行，在建设过程中会涉及许多问题，需要不断吸纳先进的教育理念和教学设计方法，广泛采用教育改革的优秀成果，不断地摸索和实践。

构建网络教学新模式就是依靠信息化手段充分利用基于网络平台的网络教学体系等优质资源，大力推进现代信息技术与医学课程的整合，激发学生结合医学病例深入思考问题。通过新型的教育环境和创建新的教与学的方式，从根本上变革传统的以教师为中心的医学教学结构，实现既发挥教师的主导作用同时又充分体现学生主体地位的新型教学模式。

（二）构建立体化医学教学资源和网络教学新模式的方法

建设立体化医学教学资源应以培养适应 21 世纪科技发展需要的创新型人才的教育思想为指导，以培养学生实践能力为标准，通过策划、立项，有计划地进行。在建设过程中会涉及许多问题，需要不断吸纳先进的教育理念和教学设计方法，不断地摸索和实践，要组织专业人员研发不同类型的医学网络课件、CAI 课件、视听教材、教学软件，利用校园网建立和管理教学资源库，建立现代医学教育网络系统工程，不断总结经验并进行推广，最终达到医学教育资源的最优化，提高其产出率，为培养高素质的医学人才服务。

1.逐步完善现代医学教育环境

网络教学和强化教学过程分层次教学的两种教学模式中，对考核内容、考核方式也进行了改革，加大平时考核的比例，改变期末一张考卷定"终身"的做法，平时的考核内容有教学基本内容的测试、学习阶段总结、综合问题讨论、专题小论文、作业质量等一系列有利于引导学生提高实践能力和科学

素养方面的内容。这一做法增加了教学内容的深度和广度，引导学生把注意力集中到平时知识的掌握与积累、重视自学能力、创新意识方面的培养，提高了学生运用知识解决问题的能力，为实现课程教学中贯彻素质教育、能力培养营造了宽松的环境，开辟了教师讲得"自由"、学生学得主动的教学新局面。实验教学的考核是设计性实验，其做法是事先给学生一个题目，学生自己查阅资料，设计实验方案，自主实施实验，最后写出报告。

2. 尽快提高教师的信息化教育素质

医学教育服务的对象是人，研究的领域是生命，其学科性质决定了其人才培养过程的复杂性和严谨性，其教育的核心是培养具有创新思维的救死扶伤的医学人才，所以应尽快提高教师自身的业务技能、计算机水平及现代化教育素质，建设一支适应新世纪教改需要的、熟悉在网络环境下开展教学活动的教师队伍，造就一批适应时代需要的善于在网络环境下自主、协作交流学习的教师骨干队伍。高等医学院校的教师自身也应深刻认识现代教育技术在医学教育中的重要地位及其应用的必要性和紧迫性，有的放矢地不断学习现代教育的新知识，掌握并应用新方法，从医学教育改革的整体目标出发，对医学教育的环境、资源、人才需求等多方面进行综合分析，实现自我角色的转变，由原来知识的传授者转变为教学的指导者，尽快使自己具备利用现代教育技术获取先进知识的能力和运用现代信息技术对学生进行指导的能力，努力为培养高素质的医学人才服务。

3. 建立医学立体化教学资源库

（1）建设包括主教材、网络课程、多层次的辅助教材、教学课件和电子教案在内的立体化建设教材包

组织专家编写并出版一批医学精品课程教材和相关辅助教材，并同步出版优秀的电子版系列教材，电子教案实现开放式制作，不仅包括优秀教材的内容，还包括大量的相关教学资源，如动画、谱图、演示实验等。既可为教师组织个性化教案提供基础素材，也为学生的学习起到"向导"作用。以"面向21世纪的医学课程教材"的内容为蓝本，广泛收集网上的教学资源，研制相关的医学网络课程，要求具有以下教学特色：课程定位准确，学习目标明确；课程结构有利于学生学习，知识符合课程的内在逻辑体系和认知规律；能运用多种教学策略激发学生学习动力，引进交互式教学模式，强化教学效

果；教学设计有利于培养学生终身学习的能力和勇于实践的能力；建立学习评价功能，能及时指导远程学员学习。

（2）建立医学多媒体教学资源库

多媒体教学资源库可由多媒体素材库、多媒体课件库、视频点播系统、教学案例库和试题库组成。

①多媒体素材库

包括大量文字、图片、动画、声音、视频等资料，教师可以随时调用，也可以在上课时通过网络直接展示。学生也可以通过网络查阅、观看和下载。

②多媒体课件库

存放教师自己开发或购买的各专业各课程的多媒体教学软件，教师和学生可以根据需要和权限选用。

③视频点播系统

装有大量教学视频资料，包括教育教学电视片、各类经典影片、课程实验等。教师和学生可以随时进入系统进行预习、复习和观看。

④教学案例库

这里的案例既有大众媒体公布的案例、网络实例等，也有教师自己研制的。案例以课件和视频形式存放，供教师和学生使用。

⑤试题库

开放性和可扩展型的试题库，分门别类存放大量试题。教师或专管员可随时进行调整，可以利用试题库进行模拟考试、自我评判成绩等。

有了多媒体教学资源库后，教师可进行网上备课和授课；学生可通过网络进行在线学习和在线交流。

4.构建网络教学新模式

网络教学具有学习内容广泛、教学效率高、办学成本低的特点。不仅适于大面积集中学习，更适应分散的个体学习，是培养学生终身学习能力的有效途径，也是未来学习的主要方式。借助网络平台，把研制的网络课程、优秀网络课件、教学大纲、教学要求、教学安排、教学指导、网络教学资源链接等有关材料全部上网，学生分散或集中于网络教室自学。教师通过作业、答疑、E-mail发现问题，及时指导、解惑，建立开放式教学平台，拓宽教学渠道。构建和应用传统媒体与现代媒体相结合的"多媒体组合课堂教学模式"、基于计算机多媒体技术的"多媒体教学模式"、互联网技术的"网络教学模式"、计算机仿真技术的"虚拟现实教学模式"等新型教学模式,促使医学教学模式发生根本性的变化。

现在评价一所高等院校除了传统意义上的一些标准外,更要与计算机、国际互联网等联系在一起,特别要衡量其是否拥有获取现代教育信息的各种设备及技术,教师是否具备利用现代教育技术获取先进知识的能力和运用现代信息技术对学生进行指导的能力,以及是否可以通过计算机及其网络为学生提供高质量的教育教学服务。要实现高等医学教育的信息化和现代化,离不开现代教育技术的支持,只有不断发挥现代教育技术在高等医学教育中的重要作用,才能加快高等医学教育的改革步伐和呈现最优化的教学成果。

总之,教育观念的转变是医学教育教学改革顺利进行的关键,只有开阔视野、树立现代大教育的观念,明确目标、树立全面素质教育的观念,运用手段、树立现代教育技术的观念,才能使高等医学教育培养的人才,适应现代科技发展以综合为主流的趋势,满足未来社会发展和需求对跨学科合作的需要。努力把医学生培养成开拓、进取、具有广博丰富的知识基础、创新能力和身心健康和谐发展的一代新人,要深刻认识现代教育技术在医学教育中的重要地位及其应用的必要性和紧迫性,就要把推广现代教育技术列为教育教学改革和发展的一项重要任务,把现代教育技术在教学中的应用作为医学教育教学改革中能牵一发而动全身、促成改革全面推开的突破口,并以此推动整个教育的空前变革。

参考文献

[1] 孟群. 中华医学百科全书 医学教育学 [M]. 北京：中国协和医科大学出版社，2018.

[2] 王明强. 中国古代医学教育思想史 [M]. 北京：中国中医药出版社，2018.

[3] 魏镜，史丽丽. 国家级继续医学教育项目教材 综合医院精神卫生通用技能 [M]. 北京：中华医学电子音像出版社，2018.

[4] 丁震. 丁震医学教育系列考试丛书 药学（中级）应试指导及历年考点串讲 2019 版 [M]. 北京：北京航空航天大学出版社，2018.

[5] 钱丽冰，徐利云. 全国医学高等专科教育"十三五"规划教材 儿科护理学实训及学习指导 第 2 版 [M]. 南京：江苏凤凰科学技术出版社，2018.

[6] 章新友. 全国中医药行业高等教育"十三五"规划教材 医学图形图像处理 新世纪第 3 版 [M]. 北京：中国中医药出版社，2018.

[7] 梁荣，韩英. 全国高等教育五年制临床医学专业教材精编速览 内科学 [M]. 北京：中国医药科技出版社，2018.

[8] 孟繁英. 医学生人文素质教育与评价 [M]. 长春：吉林人民出版社，2018.

[9] 张福利，全国医学类院校创新创业教育基础指南 [M]. 西安：西安交通大学出版社，2018.

[10] 刘文君. 全国普通高等教育临床医学专业 5+3 "十三五"规划教材 儿科学 供临床医学、预防医学、口腔医学、医学影像学、医学检验学等专

业用 第 2 版 [M]. 南京：江苏凤凰科学技术出版社，2018.

[11] 孙立艳，李艳梅. 全国高职高专教育"十三五"规划教材 中医学基础 第 2 版 [M]. 南京：江苏凤凰科学技术出版社，2018.

[12] 沙琨. 智能医学教育 [M]. 武汉：湖北科学技术出版社，2019.

[13] 隋洪玉，李晶. 医学教育学概论 [M]. 北京：知识产权出版社，2019.

[14] 张锦英，陈权，杜英杰. 医学教育改革新探索 [M]. 北京：中国协和医科大学出版社，2019.

[15] 施榕编. 层林尽染 记我的五十载医学教育生涯 [M]. 上海：上海科学技术出版社，2019.

[16] 邱相君，李玉明. 全国高等医学教育课程创新"十三五"规划教材 医学机能学实验教程 [M]. 武汉：华中科技大学出版社，2019.

[17] 徐刚，闫国立. 全国中医药行业高等教育"十三五"创新教材 医学统计方法学 [M]. 北京：中国中医药出版社，2019.

[18] 李立安，胡凌云. 丁震医学教育系列考试丛书 妇产科学（中级）应试指导及历年考点串讲 [M]. 北京：北京航空航天大学出版社，2019.

[19] 邹义洲. 全国高等教育五年制临床医学专业教材同步习题集 医学免疫学 [M]. 北京：中国医药科技出版社，2019.

[20] 魏高文，魏歆然. 全国中医药行业高等教育"十三五"规划教材 医学科研方法与循证医学 [M]. 北京：中国中医药出版社，2019.

[21] 陈志敏，杜立中，龚方戚等. 儿科学 全国高等教育五年制临床医学专业教材精编速览 [M]. 北京：中国医药科技出版社，2019

[22] 刘敬文，刘凯军. 全国中医药行业高等教育"十三五"规划教材教学指导用书 中医基础理论学习指要 供中医学中西医临床医学中药学药学等专业用 第二版 [M]. 北京：中国中医药出版社，2020.

[23] 毛朝明. 核医学检验技术 [M]. 镇江：江苏大学出版社，2020.

[24] 于广会，肖成明. 医学影像诊断学 [M]. 北京：中国医药科技出版社，2020.

[25] 相霞. 基础医学实验指导 [M]. 上海：上海科学技术出版社，2020.

[26] 夏乾峰. 热带医学特色高等教育系列教材 热带医学概论 [M]. 广州：

中山大学出版社，2020.

[27] 邵永生.医学人文：交叉与基础 [M].南京：东南大学出版社，2020.

[28] 李晨.预防医学 [M].杭州：浙江大学出版社，2020.

[29] 朱晓霞.预防医学基本实践技能操作教程 [M].杭州：浙江大学出版社，2020.

[30] 田秦杰.中国医学临床百家 性发育异常田秦杰 2020 观点 [M].北京：科学技术文献出版社，2020.

[31] 闫磊，孙凯，李福娟.基础医学概论 [M].昆明：云南科技出版社，2020.